韩江英　潘玉芹　匡大林／主编

安全输液护理手册

北京师范大学出版集团
安徽大学出版社

图书在版编目(CIP)数据

安全输液护理手册/韩江英,潘玉芹,匡大林主编.—合肥:安徽大学出版社,2025.1
ISBN 978-7-5664-2776-2

Ⅰ.①安… Ⅱ.①韩… ②潘… ③匡… Ⅲ.①静脉注射—输液疗法—护理—手册 Ⅳ.①R457.2-62 ②R473.5-62

中国国家版本馆CIP数据核字(2024)第003673号

安全输液护理手册
AnQuan ShuYe HuLi ShouCe

韩江英 潘玉芹 匡大林 主编

出版发行	北京师范大学出版集团 安 徽 大 学 出 版 社 (安徽省合肥市肥西路3号 邮编230039) www.bnupg.com www.ahupress.com.cn
印 刷	安徽省人民印刷有限公司
经 销	全国新华书店
开 本	710 mm×1010 mm 1/16
印 张	23
字 数	327千字
版 次	2025年1月第1版
印 次	2025年1月第1次印刷
定 价	68.00元

ISBN 978-7-5664-2776-2

策划编辑:刘中飞 武溪溪	装帧设计:李伯骥 孟献辉
责任编辑:武溪溪	美术编辑:李 军
责任校对:陈玉婷	责任印制:赵明炎

版权所有 侵权必究
反盗版、侵权举报电话:0551-65106311
外埠邮购电话:0551-65107716
本书如有印装质量问题,请与印制管理部联系调换。
印制管理部电话:0551-65106311

本书编委会

顾　问　徐阿曼

主　编　韩江英　潘玉芹　匡大林

副主编　杜　华　芮红霞　丁金霞　申小侠

编　者　（按姓氏笔画排序）

马寒香　王小燕　王玉萍　王永荣　王守丽
王家红　王瑞琪　井　菁　方业香　孔德彬
左雪峰　申　邢　刘　凤　江　玲　李从贵
李竹君　杨　洁　杨婷婷　吴　芳　吴秀玲
谷一梅　汪锦芳　张　娟　张　梅　张小敏
张玉东　张莉莉　张晓艳　赵晓云　荣　宁
胡玉洁　胡安妮　段夏晴　费广梅　袁芳臻
董　莉　董云亚　鲁义玉　童　丹　谢欣欣
廖晨霞

前　言

静脉输液是临床治疗中一项重要而常见的手段,被广泛应用于各个医疗领域。它不仅可以提供药物和营养物质的补充,还能维持患者体液平衡、纠正电解质紊乱以及改善病情等。由于静脉输液是将药物直接注入患者的血液循环系统,因此,任何环节出现问题,都可能会给患者造成严重后果,甚至危及患者的生命。为了提高输液过程的安全性,减少可能发生的不良事件和意外情况,作者编写了《安全输液护理手册》,希望能为护理工作者在输液治疗领域提供专业指导和参考。

本手册由五篇组成,分别是总论篇、基础知识篇、规范操作篇、健康指导篇和专科进展篇。总论篇介绍输液的定义、意义和重要性,以及输液的相关管理制度、规范和措施。基础知识篇详细介绍与输液相关的解剖学、药理学和病理生理学等方面的基础知识,帮助读者建立起全面的理论基础。规范操作篇重点讲解正确的输液操作流程、消毒防护要求以及常见的输液设备和材料使用方法。健康指导篇提供一些与输液相关的健康保护和安全注意事项,帮助读者预防可能的职业伤害和感染风险。最后,专科进展篇探讨一些与特定科室相关的输液技术进展和新兴领域。

本书由经验丰富的医疗专家团队共同编写而成,汇集了他们在临床实践中积累的丰富经验和知识,也凝聚了其他临床一线人员的大量心血。本书作者借助系统的文献检索收集支持证据，参阅了大量文献，对书稿内容多次讨论，逐字斟酌，反复推敲直至最后定稿，确保了本书具有较强的指导性、科学性和实用性。作者力求用简明易懂的语言阐述复杂的理论知识，并通过实际案例和操作提示提供实用的参考。

无论您是初学者还是经验丰富的医务人员，我们相信本手册都能为您的实际工作提供有价值的信息。当然，在进行任何输液操作之前，请务必遵循相关的规范和安全要求，确保患者的安全与舒适。

最后，希望本手册能够成为您日常工作的有效帮手，为您提供可靠的支持。

由于时间紧张，编写人员水平有限，书中难免有不妥之处，敬请广大读者斧正！

徐阿曼

2024 年 5 月

目 录

总 论 篇

第一章 绪 论 ·· 003
    第一节 安全输液的概念 ··· 003
    第二节 输液治疗的发展史 ··· 003

第二章 安全输液相关法律法规和管理制度 ······················ 015
    第一节 相关法律法规 ··· 015
    第二节 相关管理制度 ··· 019

第三章 安全输液相关管理规范和流程 ······························ 028

第四章 静脉治疗相关应急预案 ·· 032

第五章 静脉输液相关职业暴露管理 ·································· 037
    第一节 针刺伤防护 ·· 037
    第二节 抗肿瘤药物防护 ··· 044

第六章 静脉输液相关医疗废物管理 ·································· 047

第七章　静脉输液相关感染管理 ······ 050

第一节　静脉输液相关感染类型 ······ 050
第二节　静脉输液相关感染并发症 ······ 051
第三节　静脉输液相关感染途径 ······ 058
第四节　静脉输液相关感染的预防要点及措施 ······ 061
第五节　静脉输液相关感染的处理 ······ 064

第八章　静脉治疗相关信息化管理 ······ 069

第一节　静脉治疗网络信息分级管理 ······ 069
第二节　静脉治疗护理信息平台的构建 ······ 071
第三节　静脉治疗信息管理软件的应用及展望 ······ 073

基础知识篇

第九章　解剖学基础知识 ······ 077

第一节　血管解剖基础知识 ······ 077
第二节　静脉的解剖结构及特点 ······ 081
第三节　皮肤组织结构与静脉输液治疗 ······ 092
第四节　周围神经与静脉输液治疗 ······ 095

第十章　药理学基础知识 ······ 098

第一节　药物理化性质对静脉的影响 ······ 098
第二节　临床常用静脉治疗药物的特性 ······ 100
第三节　药物相互作用 ······ 103

第十一章　病理生理学基础知识 ······ 109

规范操作篇

第十二章　静脉输液治疗操作技术 …… 133

- 第一节　一次性静脉输液钢针穿刺技术 …… 133
- 第二节　外周静脉留置针穿刺技术 …… 136
- 第三节　中长导管置入技术 …… 140
- 第四节　经外周静脉穿刺的中心静脉导管置入技术 …… 143
- 第五节　中心静脉导管置入技术 …… 147
- 第六节　植入式输液港植入技术 …… 155
- 第七节　输液泵操作技术 …… 164
- 第八节　微量注射泵操作技术 …… 167

第十三章　静脉输液治疗维护技术 …… 170

- 第一节　外周静脉留置针维护技术 …… 170
- 第二节　中心静脉导管维护技术 …… 172
- 第三节　输液港维护技术 …… 174

第十四章　静脉输液治疗相关并发症及处理 …… 181

- 第一节　外周静脉留置针相关并发症及处理 …… 181
- 第二节　中长导管相关并发症及处理 …… 184
- 第三节　经外周静脉穿刺的中心静脉导管相关并发症及处理 …… 187
- 第四节　中心静脉导管相关并发症及处理 …… 194
- 第五节　植入式输液港相关并发症及处理 …… 199

健康指导篇

第十五章　静脉输液健康教育 ……………………………………… 209
- 第一节　静脉输液健康教育概述 …………………………………… 209
- 第二节　静脉输液健康教育的内容和形式 ………………………… 211

第十六章　输液工具健康教育 ……………………………………… 215
- 第一节　一次性静脉输液钢针健康教育 …………………………… 215
- 第二节　外周静脉留置针健康教育 ………………………………… 216
- 第三节　中长导管健康教育 ………………………………………… 217
- 第四节　经外周静脉穿刺的中心静脉导管健康教育 ……………… 219
- 第五节　中心静脉导管健康教育 …………………………………… 221
- 第六节　植入式输液港健康教育 …………………………………… 223

第十七章　输注方式健康教育 ……………………………………… 227
- 第一节　输液泵健康教育 …………………………………………… 227
- 第二节　微量注射泵健康教育 ……………………………………… 228

第十八章　特殊药物治疗健康教育 ………………………………… 230
- 第一节　常用抗肿瘤药物输注健康教育 …………………………… 230
- 第二节　血管活性药物输注健康教育 ……………………………… 245
- 第三节　肠外营养药物输注健康教育 ……………………………… 252
- 第四节　抗菌药物输注健康教育 …………………………………… 257
- 第五节　碘对比剂输注健康教育 …………………………………… 264
- 第六节　血制品输注健康教育 ……………………………………… 265

第十九章　输液通路延伸护理健康教育 ... 267

第一节　经外周静脉穿刺的中心静脉导管居家护理健康教育 ... 267

第二节　植入式输液港居家护理健康教育 ... 270

第二十章　健康教育案例 ... 273

第一节　肿瘤科 PICC 化疗案例 ... 273

第二节　肿瘤科输液港化疗案例 ... 276

第三节　肠外营养药物输注案例 ... 278

第四节　生物制剂(英夫利西单抗)治疗案例 ... 281

第五节　血管活性药物输注案例 ... 283

第六节　静脉输血案例 ... 285

专科进展篇

第二十一章　专科静脉输液技术 ... 289

第一节　新生儿静脉输液治疗技术 ... 289

第二节　烧伤科静脉输液治疗技术 ... 299

第三节　影像科静脉输液护理技术 ... 304

第四节　手术室静脉输液护理技术 ... 308

第五节　急诊科静脉输液治疗技术 ... 310

第六节　ICU 静脉输液护理技术 ... 316

第二十二章 静脉输液治疗进展 ········· 321

第一节 穿刺辅助技术进展 ········· 321

第二节 输液辅助装置新产品 ········· 324

第三节 中长导管置入技术进展 ········· 327

第四节 PICC穿刺技术进展 ········· 329

第五节 下肢PICC置入技术进展 ········· 333

第六节 输液港植入技术进展 ········· 337

第七节 中心静脉血管通路装置尖端定位技术进展 ········· 341

第八节 静脉输液并发症护理措施进展 ········· 345

参考文献 ········· 353

总 论 篇

第一章 绪 论

第一节 安全输液的概念

静脉输液治疗是现代药物治疗的重要手段,在治疗某些疾病和挽救病人生命方面有着不可替代的作用。它是将一定量的无菌溶液或药液以及血液(包括血制品),通过输液装置直接注入血液循环的治疗方法,包括静脉注射、静脉输液和静脉输血。静脉输液属于有损操作,药物直接入血,与其他给药途径相比风险较高,存在一定的安全隐患。"安全输液"的理念亟待普及和推广,"安全输液"的范畴涵盖静脉输液治疗相关领域的内容,包括病人病情评估、液体性质的检查、输液用具的选择、输液部位的选择、护理人员操作的规范性、输液不良反应的预防识别和处理、对病人及家属在输液期间的健康教育等。此外,除了保障病人的安全,还应包括护士在输液过程中的安全,如预防针刺伤等。

第二节 输液治疗的发展史

静脉输液治疗始于17世纪,在医学发展史上扮演着重要角色,已经从一项单纯的护理技术操作逐渐发展成为涉及多学科的临床专科。1628年,英国医生哈维发现了血液循环,认识到血液的运输作用,从而奠定了输液治疗的基础;1931年,美国生产出世界上第一支输液产品——

5%葡萄糖注射液,该产品在第二次世界大战中大量应用于伤病员的抢救;20世纪40年代后,护士逐渐替代医生成为静脉治疗的主要执行者,输液治疗的护理实践得到了迅速发展。1999年,中华护理学会静脉输液治疗专业委员会在北京成立,代表我国输液治疗技术逐渐走向成熟;2001年后,各种材质和形式的经外周静脉穿刺的中心静脉导管(peripherally inserted central venous catheter,PICC)、植入式静脉输液港(implantable venous access port,IVAP)开始广泛应用于临床;2012年,临床护理中提出了安全输液及舒适护理的新理念。

一、静脉输液通路工具

(一)外周静脉通路工具

1. 一次性静脉输液钢针

一次性静脉输液钢针发明于1957年,1962年投入临床使用,属于国家第三类医疗管理器械,是目前最基础的外周静脉输液工具。它的优点是操作简单、易于穿刺、使用方便、价格便宜。其缺点是:反复穿刺,增加病人痛苦;血管损伤大,易发生渗漏;增加护士职业暴露的风险;病人输液时活动受限,影响使用满意度。使用原则为在满足静脉输液治疗需要的前提下,选择最小型号的一次性静脉输液钢针。

2. 外周静脉留置针

外周静脉留置针俗称套管针,属于外周静脉导管,作为一次性静脉输液钢针的替代品,是目前国内外重要的外周浅静脉输液治疗工具。由生物材料制成的外周静脉留置针于20世纪60年代初开始出现,1964年,德国贝朗公司发明了第一支留置针并应用于临床。20世纪80年代,外周静脉留置针进入部分国家和地区。20世纪90年代后,外周静脉留置针在我国临床上逐渐得到广泛应用,从最初的普通型开放式到目前临床应用较多的安全型密闭式,其在导管材质等方面都有很大改进,临床主要应用于静脉输液、静脉输血等。使用原则为根据治疗方案选择外管径最细、管腔数量最少、创伤性最小的血管通路装置。

3. 外周中等长度导管

外周中等长度导管是继外周静脉留置针后发展的外周静脉通路工具,其长度一般为 20～30 cm,适用于预期静脉治疗时间为 1～4 周的病人,经其输注渗透压＜900 mOsm/L、pH 为 5.0～9.0 的静脉液体和血制品。与留置针相比,其优势主要体现在留置时间长、对血管损伤小、感染率低、病人活动方便等。

(二) 中心静脉通路工具

1. 中心静脉导管(central venous catheter,CVC)

1929 年,德国医生 Forssmann 首次报道了中心静脉穿刺置管术。1952 年,Aubaniac 首创经锁骨下静脉穿刺置入中心静脉导管。1978 年,Hickman 等将导管内径 0.22 cm 增至 0.32 cm,用于多种静脉治疗及血标本采集。目前,CVC 广泛应用于病人的输液、输血、药物治疗、肠外营养、血流动力学监测及心血管疾病的介入诊疗,CVC 置管是由临床医生或麻醉科医生在严格无菌条件下进行的一项技术。

2. 经外周静脉穿刺的中心静脉导管(PICC)

1975 年 PICC 问世,导管材质最早使用的是硅胶。1978 年,肿瘤科医生 Leroy Groshong 发明了三向瓣膜式装置,减少了导管堵塞,使导管功能和病人舒适度得到较大改进。20 世纪 80 年代末,PICC 被欧美国家广泛用于各种疾病病人的治疗,成为安全静脉输液的伟大变革。1997 年,PICC 首次被引入我国。2008 年,我国引入增强式 PICC,2011 年引入耐高压 PICC(Power PICC),2016 年末端瓣膜式耐高压注射型 PICC(Power PICC SOLO)在我国上市应用。PICC 主要适用于中长期静脉输液治疗。

3. 植入式静脉输液港(IVAP)

植入式静脉输液港是一种埋藏于皮下组织中的植入式、可长期留置的中心静脉通路装置。1982年，Niederhuber等人首次报道了完全植入式静脉输液港的临床应用，他是第一个应用静脉输液港的外科医生。我国应用输液港的报道最早见于1985年，2001—2002年输液港正式被引入我国。前胸壁是最常见的植入部位，腹部或肘前区的手臂也可以使用。输液时，使用蝶翼无损伤针经皮肤穿刺进入注射座，形成输液通路，其使用年限可超过10年。

二、输液辅助装置

（一）输液器

1. 普通输液器

目前普通输液器仍是我国使用量最大、最广泛的输液器，其终端过滤膜为纤维膜，不能进行精确的孔径分级，孔径一般为10～12 μm，对6～10 μm的微粒几乎没有截留作用。当遇到大量输液或酸性、碱性药物时，纤维极易脱落，可产生微粒污染，堵塞血管，进而引起组织缺氧、水肿以及血小板减少症，对病人身体造成较大危害。

2. 一次性可调节精密输液器

一次性可调节精密输液器可以精密调节输液速度，在临床大多用于输注含钾溶液或有特殊输注速度要求的药物，如图1-1所示。

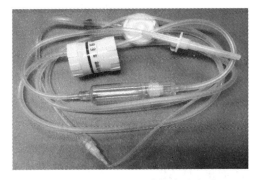

图1-1　一次性可调节精密输液器

3. 一次性使用输液器

一次性使用输液器是一种可以代替普通输液器的新型一次性医疗耗材,如图1-2所示。在使用过程中,止液阀滴斗内浮体借助其在药液中产生的浮力上浮而打开输液通道进行输液。在输液换瓶或结束时,浮体随液体表面下降而封闭输液通道,防止空气从输液通道进入人体或人体血液回流,从而实现自动止液。

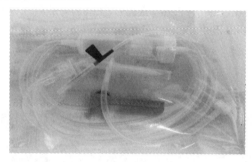

图1-2 一次性使用输液器

4. 一次性避光输液器

传统一次性避光输液器为单层结构,避光剂与药物直接接触,输液过程中避光剂的移动可能造成药液的污染;新型一次性避光输液器的避光率达99%,采用三层复合工艺,其避光层不与药液直接接触,能有效地避免原料中避光成分对人体产生的潜在危险,更具安全性、可靠性和稳定性。

5. 非聚氯乙烯输液器

聚氯乙烯(polyvinyl chloride,PVC)输液器中的增塑剂主要为邻苯二甲酸二(2-乙基己基)酯[di(2-ethylhexyl) phthalate,DEHP],含量约为30%。DEHP对人体的危害主要体现在急性毒性、致癌、致畸、致突变、生殖发育毒性等。非PVC输液器不含增塑剂(如DEHP)和黏合剂等有害物质,具有稳定性好、药物相容性好、污染性低等诸多优点。

6. 一次性使用输血器

一次性使用输血器是用于将容器内的血液或血液成分通过插入静

脉的针头输入病人血管的器械,其与血液或血液成分以及静脉器具相适应,是可供临床输血使用的一次性输注器具。它的工作原理一般是:将静脉输液针刺入病人的血管内,输血器的瓶塞穿刺器刺入输血容器内,连成一个密闭的输血通路,在重力作用下,血液或血液成分通过一次性使用输血器进入病人的静脉内,实现临床输血的目的。一次性使用输血器的主要部件材料为医用高分子材料(如 PVC)、丙烯腈-丁二烯-苯乙烯(acrylonitrile-butadiene-styrene,ABS)塑料、尼龙等。

(二)输液接头

1. 肝素帽

肝素帽由乳胶塞、收缩膜、接头和端帽组成,与各种输液导管和延长管连接,可反复穿刺。

2. 三通接头

三通接头由三通管、单向活瓣和弹性堵头组成。外观透明,可 360°旋转,箭头指示液体流向,转换时不中断液流、不产生漩涡,操作方便。但《输液治疗实践标准》(2016 年版)提出:为降低感染风险,应减少三通接头的使用。

3. 无针输液接头

无针输液接头发明于 20 世纪 90 年代。2000 年美国政府签署《针刺安全预防法》后,其在全美得到飞速普及。无针输液接头进入我国市场后,经过约 20 年的发展,其种类不断更新换代。无针输液接头按内部机制可分为分隔膜接头和机械阀接头;按功能可分为正压接头(适用于连接静脉留置针、PICC、CVC 等,可以防止输液装置移除后血液在导管内残留)、平衡压接头(适用于无须使用注射针或穿刺器与输液器、输液瓶、输血袋和溶液袋之间建立连接通路,可降低针刺伤风险)和负压接头(适用于连接静脉留置针、PICC、CVC 等,断开连接的瞬间,液体移动的方向与正压接头相反,使用时应采用正压封管的手法,以避免血液回流);另外,还有新型抗菌涂层接头,如带有纳米银涂层的无针输液接头。应根据无针输液接头的功能和种类决定冲管、夹闭及断开注射的顺序。

(三)血液和液体加温装置

血液和液体加温装置是一种用于血液或液体加温的电热装置,设有导热体、电热芯和保温壳,解决了静脉输液治疗时血液或液体温度低、无法加热的问题。

(四)流速调节装置

流速调节装置是指通过对输液管道或液体数量的控制,达到治疗目的的机械或电子装置。20世纪80年代前,主要使用输液夹螺旋式或滚动式夹放在输液管上,控制输液速度。20世纪80年代后,随着医疗技术、药学及科学的不断发展,临床逐渐开始使用微量注射泵和输液泵,实现在正压下精准输液。

微量注射泵于20世纪80年代被研发出来,其主要优势是可以控制少量液体精确、微量、均匀、持续的输出,使药物在病人体内维持合适的血药浓度,从而确保用药效果与安全。微量注射泵可分为单道泵、双道泵和多道泵,临床上常用于输注血管活性药物、镇静镇痛药物等。微量注射泵(双道泵)如图1-3所示。

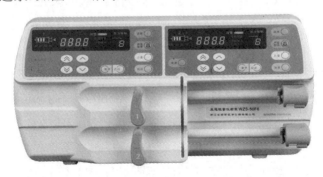

图1-3 微量注射泵(双道泵)

(五)消毒剂

常用的皮肤消毒剂可分为氧化剂类、表面活性剂类和醇类。静脉输液常用的皮肤消毒剂为氧化剂类和醇类,其中碘伏以其高效、低致敏性的优点成为临床的首选。输液钢针穿刺消毒直径≥5 cm,套管针穿刺消毒直径≥8 cm,PICC 穿刺消毒直径≥15 cm,深静脉置管消毒范围同手术野。

(六)敷料

在 20 世纪 80 年代前,普遍使用的敷料是普通白色卷胶布和纱布。20 世纪 80 年代末到 90 年代初,较细的卷胶布出现了。此后,尤其是近 5~10 年,敷料得到快速发展,现已发展出种类繁多的透气、抗过敏、抗炎的透明敷料。

三、安全输液相关技术

(一)塞丁格技术

输液钢针、静脉留置针等外周短导管多凭护士依靠经验,如目视法、触摸法等进行穿刺。近年来,随着静脉显像技术的发展,血管显像仪用于儿科病人、困难置管病人已有报道,其优势主要表现在可以提高外周静脉穿刺成功率,缩短操作时间,提高护士工作效率。

PICC 穿刺作为必须由取得资质的护士独立完成的技术,经历了盲穿、塞丁格技术(也称微插管鞘技术,modified Seldinger technique,MST)、超声引导下塞丁格技术的发展。1953 年,瑞典放射科医生塞丁格(Seldinger)发明了一种经皮血管穿刺的方法,即塞丁格技术,该技术运用套管针、导管、导丝,通过带有针芯的穿刺针穿透血管前后壁,退出针芯,再缓慢向外拔针,直至血液从针尾喷出,迅速地插入导丝,拔出穿刺针,通过导丝引入导管,从而将导管置入血管中。1974 年,Driscoll 对该方法进行了改良,改良后的技术称为改良塞丁格技术。随着超声技术的发展,超声引导下塞丁格技术因具有显著提高一次性置管成功率、降低并发症的发生率、提升病人满意度等优势而迅速得到普及。

(二)中心静脉导管尖端定位技术

目前,中心静脉导管尖端定位技术有胸部 X 线定位法、腔内心电图定位技术和超声心动图定位法等。1992 年,德国首例 X 线辅助 PICC 定位获得成功,胸部 X 线摄片定位成为 PICC 置管后确定导管尖端位置的金标准。据调查,PICC 置管后可发生导管异位或未达到理想位置,一旦发现需要重新置管,反复使用 X 线不仅增加成本,还会增加辐射暴露的机会,并且禁用于孕妇。腔内心电图辅助下 PICC 导管尖端定位是以 PICC 内导丝为电极,通过监测置管过程中出现的心电图 P 波变化来判断导管尖端位置。由于该方法可以实时监测导管位置并随时调整,因此能有效提高置管成功率。国内大量的研究也证实腔内心电图引导定位具有较高的准确性。对于基础心电图有 P 波的病人来说,心电图定位可作为一种替代性方法。近年来,国外兴起一种新的定位技术,将电磁传感器置于病人胸部,传感器可以监测 PICC 导管内探针产生的磁场,当导管从鞘内置入时,操作者即可在监测器上看到导管的走向。Lelkes 等通过回顾性调查发现,该方法的定位准确率高达 97.7%。

(三)静脉血管显像仪辅助下穿刺术

1997 年,美国华盛顿医学中心的静脉治疗专科护士首次尝试应用超声引导静脉穿刺,从而提高穿刺成功率,减少组织损伤。现在静脉血管显影装置已广泛应用于静脉穿刺置管术,主要适用于婴幼儿、儿童以及肥胖、浮肿、多次化疗、血管弹性差、急救、休克、血容量急剧减少、血管塌陷等。该装置的工作原理是:人体血液中的血红蛋白与周围浅表组织对仪器投射出的红外光吸收较强,将采集的血管图像数据通过图像的加强算法,使其显示得更加清楚,使用方式可以为投影,亦可以为显示屏。目前,国内部分医院的门诊已配备便携式血管显像仪,该仪器能清晰地显示静脉位置,使护士能直观地看到皮下静脉的走向和粗细,可协助护士合理选择静脉,提高静脉抽血的一次性成功率,同时也能使门诊病人获得良好的就诊体验,并提高医院的服务质量。

四、安全输液团队

(一)安全输液团队简介

安全输液团队在降低静脉治疗护理风险、保障病人静脉治疗安全及提高静脉治疗质量等方面具有重要意义。美国静脉输液护理学会(Infusion Nurses Society, INS)成立于1972年。北京朝阳医院于2002年成立国内第一个静脉输液小组;2009年,浙江医科大学附属邵逸夫医院成立了国内第一个静脉治疗护理专科;之后各大医院相继成立静脉治疗专业小组或专业团队。调查发现,2008年北京地区47所医院中仅有17所建立了静脉治疗专业小组,占北京地区医院总数的36.2%;2013年,孙红等对全国27个省市147所三级甲等医院的调查发现,135所医院成立了静脉治疗小组,占医院总数的91.8%。

安徽省医疗机构的安全输液意识也在不断加强。2003年起,安徽省内某三甲医院率先设置静脉治疗专职护士并开展PICC置管,2006年组建静脉输液小组,2012年开设静脉治疗特色门诊,2016年组建静脉治疗多学科诊疗(multi-disciplinary treatment)团队,2019年成功获批院内重点护理亚专科,2020年开设互联网血管通路门诊。作为医院重点发展的优势学科,静脉治疗亚专科聚集了人才、技术、设备、科研等优势资源,具有明显的专业特色和专科优势,在科学配置治疗资源、开展优质护理服务、搭建合理的人才梯队等方面具有核心竞争力。

(二)团队职责

结合静脉治疗亚专科护理工作特点,静脉治疗团队的主要职责包括:制定精细化专科的核心制度;建立静脉治疗专科护理质量标准;优化静脉输液工具使用和操作标准流程;构建静脉治疗相关敏感指标,开展相关数据的采集、汇总、分析、反馈工作,并针对出现的问题开展护理科研;合理评估及选择输液工具,定期进行静脉导管维护质量的巡查,正确识别并及时处理并发症,规范书写护理记录,积极参与感染控制及家属的健康教育;针对不同层级护士(新入职护士、静脉治疗护士、专科护士、科研护士)实施分层次培训,提供静脉血管通路线上、线下咨询服务,为疑难血管通路病人提供多学科会诊等。

(三)人员组成及工作职责

1. 一级梯队

一级梯队主要由各科护士长和静脉治疗专科护士组成,输液大厅和儿科护士长为队长、副队长,作为静脉治疗专业人才主力军,其主要职责包括:①血管通路门诊置管和导管维护;②院内外会诊;③部分专家承担护理网络门诊工作;④专科护士带教;⑤院内外教学培训;⑥科研创新。

2. 二级梯队

二级梯队主要由各科静脉治疗质控护士组成,作为静脉治疗专业人才助力军,其主要职责包括:①辅助血管通路门诊置管和导管维护;②协助参与院内外会诊;③协助参与院内外教学培训;④积极参与科研创新。

3. 三级梯队

全院所有护士均应作为静脉治疗专业人才储备军,其主要职责包括:①辅助血管通路门诊置管和导管维护;②协助参与院内外会诊;③协助参与院内外教学培训;④积极参与科研创新。

(四)专科护士的基本要求及核心能力

1. 基本要求

在注册护士(registered nurse,RN)限定的实践范围内开展实践活动,实践基于相关的知识和能力,遵守实践标准;使用护理程序,参与专业教育、科研、发展新技术,参与技术规范、标准的制定与完善,具有责任感、主动性、可靠的判断能力、有效的沟通能力和科学严谨的逻辑思维。

2. 核心能力

核心能力包括:沟通能力,宣教能力,静脉治疗护理能力,并发症判断和处理能力,解决临床疑难复杂问题的能力,执行相关法律法规的能力,接受继续教育的能力,开展静脉治疗护理相关科研的能力,循证实践及新技术的开展和技术创新的能力,提供咨询服务的能力,临床管理能力,预算管理能力等。

第二章　安全输液相关法律法规和管理制度

第一节　相关法律法规

卫生法是指由国家制定或认可,并由国家强制力保证实施的,在保护人体健康活动中具有普遍约束力的社会规范的总和。静脉输液治疗是我国临床护理工作中应用最广泛的治疗手段之一,是抢救危急重症病人方便、快捷、有效的一种给药途径,也是护理人员日常工作中必须掌握的一门技术。近年来,静脉输液治疗技术迅速发展,尤其是新的输液技术以及设备快速发展,给临床的安全性带来了巨大的挑战。作为一项侵入性操作,静脉治疗护理必须遵守相关法律法规,包括宪法、卫生法律、卫生行政法规、卫生规章和技术性法规等。

从事静脉治疗相关的护理人员应该遵守的法律法规有《中华人民共和国刑法》《中华人民共和国民法典》《中华人民共和国药品管理法》《中华人民共和国传染病防治法》《医院感染管理办法》《护士条例》《医疗事故处理条例》等。

一、《中华人民共和国刑法》

刑法是我国的基本法律。《中华人民共和国刑法》第三百三十五条规定:医务人员由于严重不负责任,造成就诊人死亡或者严重损害就诊人身体健康的,处三年以下有期徒刑或者拘役。

二、《中华人民共和国民法典》

《中华人民共和国民法典》是新中国第一部以"法典"命名的法律,在法律体系中居于基础性地位。

《中华人民共和国民法典》第七编侵权责任第六章医疗损害责任第一千二百一十九条规定:医务人员在诊疗活动中应当向患者说明病情和医疗措施。需要实施手术、特殊检查、特殊治疗的,医务人员应当及时向患者具体说明医疗风险、替代医疗方案等情况,并取得其明确同意;不能或者不宜向患者说明的,应当向患者的近亲属说明,并取得其明确同意。医务人员未尽到前款义务,造成患者损害的,医疗机构应当承担赔偿责任。

第一千二百二十二条规定:患者在诊疗活动中受到损害,有下列情形之一的,推定医疗机构有过错:(一)违反法律、行政法规、规章以及其他有关诊疗规范的规定;(二)隐匿或者拒绝提供与纠纷有关的病历资料;(三)遗失、伪造、篡改或者违法销毁病历资料。

三、《中华人民共和国药品管理法》

《中华人民共和国药品管理法》旨在加强药品监督管理,保证药品质量,保障人体用药安全,维护人民身体健康和用药的合法权益。根据该法第十章第九十八条规定,变质的药品按假药处理;被污染的药品、未标明或者更改有效期的药品、超过有效期的药品按劣药处理。

四、《中华人民共和国传染病防治法》

《中华人民共和国传染病防治法》旨在预防、控制和消除传染病的发生与流行,保障人体健康和公共卫生。

该法第五章第五十一条规定:医疗机构应当按照规定对使用的医疗器械进行消毒;对按照规定一次使用的医疗器具,应当在使用后予以销毁。

第八章第六十九条规定:医疗机构违反本法规定,有下列情形之一的,由县级以上人民政府卫生行政部门责令改正,通报批评,给予警告;造成传染病传播、流行或者其他严重后果的,对负有责任的主管人员和其他直接责任人员,依法给予降级、撤职、开除的处分,并可以依法吊销有关责任人员的执业证书;构成犯罪的,依法追究刑事责任[注:第(一)～(四)未列出]:(五)未按照规定对医疗器械进行消毒,或者对按照规定一次使用的医疗器具未予销毁,再次使用的;(六)在医疗救治过程中未按照规定保管医学记录资料的;(七)故意泄露传染病病人、病原携带者、疑似传染病病人、密切接触者涉及个人隐私的有关信息、资料的。

五、《医院感染管理办法》

《医院感染管理办法》旨在加强医院感染管理,有效预防和控制医院感染,提高医疗质量,保证医疗安全。

该办法第三章第十二条规定:医疗机构应当按照《消毒管理办法》,严格执行医疗器械、器具的消毒工作技术规范,并达到以下要求:(一)进入人体组织、无菌器官的医疗器械、器具和物品必须达到灭菌水平;(二)接触皮肤、黏膜的医疗器械、器具和物品必须达到消毒水平;(三)各种用于注射、穿刺、采血等有创操作的医疗器具必须一用一灭菌。医疗机构使用的消毒药械、一次性医疗器械和器具应当符合国家有关规定。一次性使用的医疗器械、器具不得重复使用。

第十三条规定:医疗机构应当制定具体措施,保证医务人员的手卫生、诊疗环境条件、无菌操作技术和职业卫生防护工作符合规定要求,对医院感染的危险因素进行控制。

第十五条规定:医疗机构应当制定医务人员职业卫生防护工作的具体措施,提供必要的防护物品,保障医务人员的职业健康。

第十六条规定:医疗机构应当严格按照《抗菌药物临床应用指导原则》,加强抗菌药物临床使用和耐药菌监测管理。

六、《护士条例》

《护士条例》旨在维护护士的合法权益,规范护理行为,促进护理事业发展，保障医疗安全和人民群众的健康。

该条例第十六条规定：护士执业，应当遵守法律、法规、规章和诊疗技术规范的规定。

第十七条规定：护士在执业活动中，发现患者病情危急，应当立即通知医师；在紧急情况下为抢救垂危患者生命，应当先行实施必要的紧急救护。护士发现医嘱违反法律、法规、规章或者诊疗技术规范规定的，应当及时向开具医嘱的医师提出；必要时，应当向该医师所在科室的负责人或者医疗卫生机构负责医疗服务管理的人员报告。

七、《医疗事故处理条例》

《医疗事故处理条例》旨在正确处理医疗事故，保护患者和医疗机构及其医务人员的合法权益，维护医疗秩序，保障医疗安全，促进医学科学的发展。

该条例第十七条规定：疑似输液、输血、注射、药物等引起不良后果的，医患双方应当共同对现场实物进行封存和启封，封存的现场实物由医疗机构保管；需要检验的，应当由双方共同指定的、依法具有检验资格的检验机构进行检验；双方无法共同指定时，由卫生行政部门指定。

八、《医疗器械监督管理条例》

《医疗器械监督管理条例》旨在保证医疗器械的安全、有效，保障人体健康和生命安全，促进医疗器械产业发展。

该条例第三十五条规定：医疗器械使用单位对重复使用的医疗器械，应当按照国务院卫生计生主管部门制定的消毒和管理的规定进行处理。一次性使用的医疗器械不得重复使用，对使用过的应当按照国家有关规定销毁并记录。

护士在执行静脉治疗护理的操作过程中，应该熟知各项法律条款，严格遵守规章制度和操作规程，了解和尊重病人的权利，避免在工作中发生侵权行为，避免因疏忽而发生医疗纠纷与事故。

第二节 相关管理制度

一、输液查对制度

(1)病区接到静脉药物调配中心(Pharmacy Intravenous Admixture Services,PIVAS)配置好的输液后,应立即核对输液卡上的药剂信息(如病区、床号、姓名、溶剂、药品名称、给药方式等)与配送来的输液是否一致,仔细核对有无配置人员签名及配置时间,检查瓶身有无破损,药瓶内有无细小颗粒、混浊、变色等,经双人核对无误并签字后,方可执行输液治疗。

(2)认真查对输液卡和药品,确认配置药物名称、剂型等完全正确,特殊药品需双人核对。

(3)配药前检查药液瓶口有无松动、瓶身有无裂痕、药液有无变质,同时检查批号和有效期,如不符合要求、标签不清,则不得使用。

(4)应用两种及以上药物时要注意配伍禁忌,配液后检查药瓶内有无细小颗粒、混浊、变色等,确认无误后签名并注明配置时间,字迹清晰。

(5)易致过敏药物给药前应询问病人有无过敏史,使用前应做过敏试验。

(6)输液严格执行"三查八对",应用个人数字助理(personal digital assistant,PDA)扫描病人腕带上的二维码,确认信息无误后方可执行,并在治疗单上签名,填写执行时间。

(7)输液时如病人提出疑问,应及时查对,核实无误后方可执行。

(8)输液过程中注意观察输液速度以及有无局部和全身反应。

二、安全用药管理制度

1. 病区药品管理

(1)病区急救药品应做到"五定",即定数量、定点安置、定专人管理、定期消毒灭菌和定期检查维修,班班交接、签名,护士长每周检查一次并签名。

(2)病区原则上不留备用药,确有需要的,需列出备用药目录,交护理部、医务处、药剂科审核后,病区严格根据目录上的药名及数量备用。规范存放管理,注射药、内服药与外用药严格分开,各专科用药、抢救药、麻醉药和一般性用药分开。设立病区备用药品交班簿,常规备用药品每日清点检查登记,大型输液每月清点检查登记,确保药品质量和用药安全。

(3)高浓度电解质注射液(10% KCl、10% NaCl 等)、肌肉松弛剂、细胞毒性药品、胰岛素等高危险药品必须单独存放,并有警示标记。

(4)毒麻药品应做到专人保管、专人负责、专柜加锁、专用处方、专用登记本、班班交接。毒麻药品使用后应由医师开具专用处方,及时领回。

(5)科室建立冷藏药品目录,需冷藏药品放入冰箱,使用冰箱温度检测仪持续监测冰箱温度,确保冷藏药品储存于合适温度。

(6)病区原则上不使用病人自带药品,确需使用的病人,经主管医生同意,并签署"住院患者外购药品使用知情同意书"后方可使用。有特殊储存条件要求的药品,如病区具备这些条件,可由护士按要求代为保管,并在药品外包装上注明自带药、病人床号和姓名。

(7)不得使用变质、过期、标签模糊的药品,保证药品安全有效。

2. 重点用药环节管理

(1)护士应熟练掌握医嘱信息系统中药品执行和查询流程,确保病人领取和使用的药品名称、浓度、剂量、数量等完全正确。

(2)严格遵守药品管理规定和用药原则,建立重点药品使用后观察制度和程序,护士应熟练掌握并执行。

(3)严格遵照医嘱及时、准确给药,除抢救外,不得执行口头医嘱,不得不执行口头医嘱时,须复述一遍药物名称、剂量和用法,并保留药瓶,抢救结束 6 h 内及时补充医嘱。对有疑问的医嘱,经核对确认无误后执行。

(4)规范护理操作规程,严格执行护理查对制度,用药时统一采用 PDA 扫描病人腕带上的二维码,确认病人信息无误后方可执行,执行后在治疗单上签名，并注明执行时间。

（5）科学、合理地配药和溶药，注意配伍禁忌，严格执行无菌操作，静脉用药现配现用，防止药品效价降低，防止医源性感染发生。

（6）加强输液安全管理，按照医嘱要求准确调节输液速度，注意观察药物不良反应，发现不良反应及时处置并按流程上报。

（7）使用抗生素前应询问有无过敏史，注意给药间隔时间，维持血液中药物浓度。

（8）护士应熟练掌握本科室常用药和特殊药的作用、适应证、不良反应及观察要点，尤其是新药，必须组织学习，严格按照说明书规定的给药途径用药。需要重点监测的药物记录在科室安全告知栏，确保值班护士人人知晓并做好监管。

（9）发药或注射时，如病人提出疑问，应及时查清，双人核对无误并向病人解释后方可执行，必要时与医生联系。

（10）输液过程中加强巡视，及时发现有无药物外渗，护士应熟练掌握并向病人及家属交代药物外渗的发生原因及防范措施，如有药物外渗，需按相应流程给予处理。

（11）对各种原因引起的病人未能及时用药的情况，应及时报告医生，根据医嘱做好处理，并做好记录。

3. 高危险药品管理

（1）高危险药品包括高浓度电解质注射液、肌肉松弛剂、细胞毒性药品、胰岛素等。

（2）高危险药品不得与其他药品混合存放，存放地点应标识醒目，设置警示标记提醒护理人员注意。

（3）高危险药品配制要实行双人复核，确保准确无误。

（4）加强高危险药品的效期管理，保持安全有效。

（5）加强高危险药品的不良反应监测，及时反馈给药剂科和护理部。

（6）使用新引进高危险药品前要仔细阅读说明书，组织科内学习，护士应掌握药品性能和使用注意事项，确保用药安全。

4. 药物不良反应管理

(1)护士应熟练掌握本科室常用药和特殊药的作用、适应证、不良反应及观察要点。做好病人和家属的用药知识教育,使其了解药物的作用和不良反应,指导正确用药。

(2)定时巡视病房,根据病情和药物性质调整输液滴速,观察有无发热、皮疹、呕吐等不良反应,发现异常及时通知医生并协助进行处理。填写《药物不良反应/事件报告表》并按流程上报。

(3)应用输液泵、微量泵或特殊药品时应加强巡视,密切观察用药效果和不良反应,发现问题及时停止用药,及时报告医生处理,并上报护理部和药剂科,确保用药安全。

(4)对易发生过敏的药物和特殊人群(婴幼儿、儿童、老年人、孕产妇、心功能或肾功能不全的病人)应密切观察,督促病人在用药期间及用药后一段时间内不得离开病房。必要时床边备齐急救物品,如有过敏、中毒反应,应立即停止用药,并报告医生,做好记录,必要时封存实物,协助完成检验工作。

(5)发现给药错误时,应通过护理管理系统填写《护理不良事件报告表》并按流程及时上报,积极采取补救措施,向病人做好解释工作,同时上报主管部门。

三、安全输血制度

(1)临床医师根据病人病情需要,认真填写输血申请单,与病人或近亲属充分沟通后,签署《输血治疗知情同意书》。

(2)确定输血后,医护人员持输血申请单及贴好标签的试管,床边核对病人姓名、性别、年龄、床号、住院号、血型等信息,询问病人输血史,既往有无输血不良反应。一次只能采集一名病人的血标本,保证准确无误并符合配血要求。采集血标本后,由医护人员或专门人员将受血者血标本及输血申请单送至输血科备血。

(3)取血时,与输血科人员认真核对输血信息:①病人姓名、科室、性别、年龄、床号、住院号和血型;②献血者姓名、血液编号和血型;③血液成分、血量、采集日期和有效期;④血液外观检查,包括标签完整性、供血单位、条形码、血袋完整性、有无明显凝块、血液颜色有无异常、有无溶血等;⑤交叉配血试验结果。以上内容核对完成后,配血人员及取血人员共同签字后取血。

(4)血液自输血科取出后,运输过程中使用取血专用箱,勿剧烈震动,以免破坏红细胞而引起溶血。库存血不得加温,以免血浆蛋白凝固变形,根据情况可在室温下放置15~20 min,放置时间不能过长,以免引起污染。

(5)血液为特殊制品,如不立即输注,应及时送回输血科保存,不能保存在临床科室,血液出库30 min不能退回。血液一经开封,不能退换。

(6)输血前,由两名护士对以上第3条核对内容再次核对无误后,在输血单上签名、签日期和时间。

(7)输血时,由两名医护人员携带病历、输血单、输血用具和血制品至病人床边,再次核对上述内容,呼唤病人姓名并运用PDA扫描病人腕带上的二维码,确认受血者信息无误。如果病人昏迷、意识模糊或出现语言障碍,则与其近亲属共同进行身份确认。

(8)遵照医嘱,给予输血前用药,将血液轻轻混匀后,严格按照无菌操作用符合标准的输血器将血液输注给病人。

(9)输血通道应为独立通道,不得加入任何药物同时输注。如需稀释,只能用静脉注射用生理盐水。输血前后用生理盐水冲洗输血管道。连续输用不同供血者的血液时,前一袋血液输完后,用生理盐水冲洗输血器,再接下一袋血继续输注。

(10)输血时应遵循先慢后快的原则,输血前15 min要慢,每分钟约20滴,并严密观察病情变化,若无不良反应,一般成人每分钟40~60滴,休克病人适当加快,儿童、年老者、体弱者、心肺疾病病人速度宜慢。

(11)输血过程中严密观察受血者有无输血不良反应,如出现异常情况,应及时处理:①减慢或停止输血,用生理盐水维持静脉通路;②立即通知值班医师和血库值班人员,及时检查、治疗和抢救,并查找原因,做好记录。

(12)若疑为溶血性或细菌污染性输血反应,应立即停止输血,用生理盐水维持静脉通路,及时向上级医师汇报,在积极配合治疗抢救的同时,保留输血器和血袋,封存送检,做好记录,并做以下核查:①核对用血申请单、血袋标签和交叉配血试验结果;②核对受血者和供血者ABO血型、Rh(D)血型、不规则抗体筛选结果;③遵医嘱抽取病人血液,加肝素抗凝剂,分离血浆,观察血浆颜色,测定血浆游离血红蛋白含量;④遵医嘱抽取病人血液,检测血清胆红素含量、血浆游离血红蛋白含量,做血浆结合珠蛋白测定、直接抗人球蛋白试验并检测相关抗体效价,如发现特殊抗体,应做进一步鉴定;⑤如怀疑细菌污染性输血反应,应抽取血袋中血液做细菌菌种检测;⑥遵医嘱尽早检测血常规、尿常规及尿血红蛋白;⑦必要时,溶血反应发生后5～7 h遵医嘱检测血清胆红素含量。

(13)输血结束后,对有输血不良反应的,应在处理不良反应的同时填写反应卡反馈给输血科,由输血科按照《临床输血技术规范》处理;若无不良反应,将有关输血记录、输血报告单、输血治疗知情同意书存入病历保存。输血完毕后,将血袋及输血装置按《医疗废物管理条例》相关规定保存24 h,由专人回收并进行毁形和消毒处理。

(14)开始输血、输血后15 min及输血结束时,至少在护理记录单中记录3次输血情况。

四、静脉治疗职业防护制度

(1)加强护士的职业安全教育,提高安全防护意识。

(2)遵照标准预防原则,对所有病原物采取以下防护措施:①在护理操作过程中,有可能发生疾病感染时,护理人员应戴手套、口罩、防护眼镜或防护面罩;有可能发生身体污染时,还应穿防渗透隔离衣或防护服。②手部皮肤有破损时,在治疗和护理过程中必须戴双层手套。

(3)尽量选择带自动激活装置的安全型针具、无针输液接头等具有安全性能的医疗器具。在护理操作过程中,要保证光线充足,并特别注意防止被针头等锐器刺伤或划伤。

(4)禁止将使用后的一次性针头重新套上针头套,禁止徒手直接接触使用后的针头等锐器,使用后的锐器直接放入锐器盒中。

(5)配制化疗药物时的防护:要穿防护服,戴口罩、帽子、两副手套(内层为聚氯乙烯手套,外层为乳胶手套)、护目镜或防护面罩。使用生物安全柜,尽可能减少护士在操作时与化疗药物的接触机会。及时对化疗废物进行妥善处理。

(6)学会自我心理调适,减轻护理工作的压力(心理压力、工作负荷及工作危险等),保持心理健康。

五、安全输液相关不良事件上报制度

(1)用药治疗前做好健康教育,帮助病人积极配合治疗。特殊用药与治疗需签署知情同意书。

(2)规范护理操作规程,严格执行护理查对制度,严格执行无菌操作。

(3)科学、合理配药,注意配伍禁忌,静脉用药现配现用。

(4)使用抗生素前询问有无过敏史,注意给药间隔时间,维持有效给药浓度。

(5)护士应熟练掌握本科室常用药物与治疗的作用、适应证、不良反应及观察要点。特殊药物与治疗及时记录,班班交接。

(6)加强用药与治疗安全管理,遵医嘱准确调节输液速度,注意观察用药与治疗反应,预防毒副反应发生。发现不良反应及时填写《药物不良反应/事件报告表》并按流程上报,及时处理。

(7)用药及治疗过程中加强巡视,静脉用药时及时发现有无药物外渗,出现药物外渗按相关流程处理。

(8)如出现各种原因引起的病人未能及时用药与治疗的情况,及时报告医生,根据医嘱做好处理并及时记录。

(9)疑因用药与治疗反应引起不良后果而出现医疗事故争议时,护患双方当场对实物进行封存,并及时上报相关部门,妥善处理。

(10)发生护理不良事件后,要及时评估事件发生后的影响,并积极采取抢救或紧急处理措施,尽量减少或消除不良后果。

(11)发生护理不良事件后,科室人员认真填写《护理不良事件报告表》,由本人登记发生不良事件的经过、分析原因和后果,护士长应负责组织对事件发生的过程进行调查研究,组织科内讨论,确定事件的真实原因并提出改进意见及方案,如实上报。

(12)上报程序:

①一般不良事件:当事人应口头报告护士长,并采取相应措施,将损害减少到最低程度,当事人 24 h 内填报《护理不良事件报告表》,上报护理部。

②严重不良事件:当事人应立即报告护士长、科主任或总值班人员,及时采取措施,将损害减少到最低程度,必要时组织全院多科室进行抢救会诊等,同时上报护理部、医务处及院分管领导,重大事件报告时限不超过 6 h,当事人应在 6 h 内填报《护理不良事件报告表》,护理部在抢救或紧急处理结束后,立即组织人员进行调查核实。

(13)结果分析:不良事件上报后,护理部组织护理质量委员会定期对上报的案例进行分析讨论,制定整改措施,并组织全院护理人员认真学习,严格实施,消除护理隐患。

六、静脉治疗专科门诊管理制度

1. 静脉治疗专科门诊工作制度

(1)严格遵守医院及门诊各项规章制度,坚守岗位,不得迟到、早退。

(2)当班工作人员须穿工作服,戴口罩、帽子,着装整齐,保持环境安静。

(3)热情接待就诊病人,耐心做好解释和宣教工作,维持良好的候诊秩序,保护病人隐私,做到一医一患,对老弱病重者给予照顾。

(4)诊室应保持环境清洁、整齐,陈设及物品按规定摆放。

(5)严格执行操作规程,遵循无菌操作原则,认真落实各项核心制度,严防差错事故发生。

(6)备好急救药品和器械,保持完好备用状态,每班清点,班班交接。

(7)严格执行消毒隔离制度,每日下班前进行环境终末消毒,正确处置医疗废弃物。

(8)做好物品管理,建立账目登记,由专人保管、清点,保证使用物品在有效期内。

(9)根据病人病情合理安排院内及院外护理会诊。

(10)做好登记统计,认真填写门诊日志,做好交接工作。

2. 静脉治疗专科门诊消毒隔离制度

(1)医务人员进入门诊应穿工作服、戴口罩,保持衣服整洁,严格执行《医务人员手卫生规范》和《医院消毒隔离管理规范》。

(2)室内布局合理,分区明确,标识清楚,配备足够的手卫生设施。

(3)一次性用品应做到一人一用一丢弃。非一次性无菌用品应注明有效日期,超过失效期重新灭菌,做到一人一用一灭菌。

(4)碘伏、75%乙醇溶液等消毒剂应密闭保存,无菌溶液(如生理盐水)一经打开,使用时间不得超过24 h。

(5)保持地面无尘和清洁,地面湿式清扫,使用动态空气消毒器,每日2次,每次2 h,室内环境应达到Ⅲ类环境卫生学标准。

(6)对换药台、置管床及办公桌面每天用500 mg/L次氯酸溶液擦拭消毒,血管超声仪、监护仪等仪器使用后用75%乙醇溶液擦拭消毒。

(7)医疗废弃物按照《医疗废物分类目录》分类放置,由专人收集管理。

(8)特殊感染病人使用后的物品严格按医院感染防控要求处置。

(9)对于有导管相关性并发症的病人要进行追踪和记录,做好相关知识宣教。

第三章 安全输液相关管理规范和流程

一、静脉输液治疗护士资质管理规范

执行静脉治疗的护士必须具有相应的资质,具体规定如下:

(1)静脉治疗必须由注册护士执行。

(2)PICC 置管必须由经过 PICC 专业知识与技能培训、考核合格且有 5 年及以上临床工作经验的操作者完成,维护应由经过培训、考核合格的护士执行。

(3)CVC、PORT 置管必须由医生操作,维护应由经过培训、考核合格的护士执行。

(4)各医疗机构应定期进行静脉治疗所必需的专业知识与技能培训。

(5)静脉治疗专业委员会有权、有责任对管辖范围内从事静脉治疗的工作人员进行培训和监控。

二、消毒剂使用规范

(1)中心静脉导管置入及维护时,消毒皮肤首选浓度不低于 0.5% 的氯己定乙醇溶液(早产儿及 2 个月以下的婴儿应慎用),对氯己定乙醇溶液使用禁忌者,可使用碘酊、0.5% 碘伏或 75% 乙醇溶液。

(2)在外周静脉短导管置入时保持无菌操作,使用一副新的无菌手套并结合无接触技术进行置管;皮肤消毒后不能接触穿刺部位。

(3)无针输液接头。

①在每次连接装置前对无针输液接头进行消毒,使用无菌非接触技术更换无针输液接头,无针输液接头只可与无菌装置连接。

②每次输液前用机械法强力擦拭无针输液接头进行消毒,并待干。

③合适的消毒剂:浓度不低于0.5%的葡萄糖酸氯己定溶液、碘伏。

④消毒和待干的时间根据无针输液接头的设计和消毒剂的性质决定。

⑤消毒擦拭时间范围:5~60 s。

⑥使用含消毒剂的被动式消毒帽,取下消毒帽后,在每次连接前均需进行额外消毒,可在每次进入血管通路装置前用力擦拭5~15 s。

(4)消毒方法:消毒时应以穿刺点为中心进行擦拭,至少消毒2遍或参照消毒剂使用说明书,待自然干燥后方可穿刺。

三、静脉治疗相关知情同意书管理规范

(1)中心静脉置管前由病人本人签署相关知情同意书,如果家属代签,则同时要签署委托同意书。

(2)知情同意书上要贴有相关产品的条形码,操作者签字,随同病历一同归入档案。

四、静脉治疗风险管理流程

(1)加强护理人员风险防控培训,提升风险管理能力。

(2)加强静脉输液过程风险管理。

1)药品管理环节:按要求对配药工作环境进行定期清洁和消毒,限制人员进入。

2)告知环节:正确告知可能存在的风险,如自行调节滴速可导致急性左心衰竭,活动可导致液体注入皮下组织,引起局部皮肤肿胀,部分药物易导致静脉炎等。

3)操作环节。

①执行查对制度:严格落实双人核对制度,做好药品及器具的"三查八对"。

②器具选择:评估病人状况及药品,合理选择输液工具和附加装置。

③并发症管理:预防并处理全身并发症,如发热、空气栓塞、急性肺水肿等;局部并发症,如皮肤红肿热痛、渗血渗液、静脉炎等;管路并发症,如堵管、断管、管路打折等。

(3)严格遵守无菌操作规程,规范操作流程,加强巡视,做好各种并发症的预防和处理工作。

(4)做好静脉输液相关不良事件的监测和上报工作。

五、输液泵(微量泵)管理和操作流程

1. 输液泵(微量泵)管理流程

(1)定位放置:输液泵定位放置、标识明显,不得随意挪动位置。

(2)定人保管:各抢救仪器有专人负责保管。

(3)定期检查:①每班由专人清点记录,保持性能良好,呈备用状态;②护士长每周检查一次。

(4)定期消毒:每次使用后,输液泵表面及开关旋钮由治疗班次人员用75%乙醇溶液擦拭。

(5)仪器不得随意外借,经相关领导同意后方可出借。

(6)定期保养:①每周清洁保养一次并记录;②设备科定期检修。

(7)若输液泵使用中出现报警等故障,应立即检查报警原因,必要时更换输液泵,同时通知设备科检修,已坏或有故障的仪器不得出现在仪器柜。

2. 输液泵(微量泵)操作流程

(1)评估:评估静脉穿刺部位的皮肤是否完好及静脉通路是否通畅(铺无菌巾,戴无菌手套,抽回血,冲管)。

(2)准备。

1)护士准备:着装整齐,洗手、戴口罩。

2)用物准备:输液泵、输液器、消毒剂、无菌棉签、弯盘、输液卡、药液、无菌手套、无菌巾、20 mL(或5 mL)生理盐水注射器、封管接头、20 mL(或5 mL)封管液注射器等。

3)病人准备:协助病人取舒适卧位,与病人交流,取得合作。

4)环境准备:保持环境清洁、安静,温湿度适宜。

5)输液前准备:①携用物至床边并核对,与病人交流,解除其顾虑。②接通电源,启动开关,输液泵自检。③将配好的液体贴输液卡并悬挂于输液架上,将输液泵皮条插入输液瓶内,排气,关上输液器开关。④将墨菲管环扣于猫眼,将硅胶管置于输液泵内,将输液泵门关上,打开输液泵开关。

(3)操作要点。

1)调节按钮,设置参数:根据医嘱及病情,按数字键调节输液速度,试运行,运行正常后按"STOP"键停止。

2)连接静脉通道:消毒静脉通道输液接头,将输液泵皮条与病人静脉通道相连,如无静脉通道,需建立静脉通道后再连接,打开输液器开关。

3)核对:①操作中核对,按"START"键,开始输液。②观察病人反应、输液通畅情况,倾听病人主诉。③操作后核对,并向病人交代注意事项。

4)封管:输液结束,按"STOP"键停止输液,按需归零,封管,关闭输液泵开关及电源。

5)整理与记录:协助病人取舒适卧位,整理床单位,处理用物,洗手,记录。

六、保护性约束病人静脉输液安全管理流程

(1)约束前:①确认医嘱,签署保护性约束告知书;②核对病人身份,评估病人需固定肢体的活动度、皮肤情况、情绪等,评估病人及家属的理解与合作度;③评估用物、环境、人力(参与人数、个人技能)、病人的约束风险。

(2)约束中:加强巡视,每2h更换一次体位,并评估输液情况、关节位置、活动度、病情变化、周围皮肤情况等,及时做好护理记录。

(3)约束后:再次评估输液情况、关节位置、活动度、周围皮肤情况和病人心理、情绪等。

第四章　静脉治疗相关应急预案

一、病人晕针的应急预案

1. 预防

(1) 置管前认真询问病人有无过敏史、晕针及晕血史,饥饿者嘱其适当进食,疲劳者适当休息后再进行置管。

(2) 做好心理预防,进针前向病人耐心讲解穿刺的具体方法,消除其紧张、恐惧情绪,加强沟通,给病人创造一个轻松的环境,以转移其注意力,尽量减轻不适感。

(3) 穿刺时病人取舒适体位,如平卧位或半卧位,以利于机体放松。

(4) 掌握熟练的操作技术,动作轻柔,尽量减少刺激和疼痛,合理使用麻醉药。

(5) 对老年人或有心脑血管疾病的病人,操作前需进行充分评估,操作中严密观察病情变化,防止发生意外。

2. 处理

(1) 一旦发生晕针,应立即停止穿刺,使病人平卧,头部稍低,以增加脑部供血及供氧,注意保暖,保持呼吸道通畅。

(2) 按压或针刺人中穴、合谷穴,解开衣领及腰带,指导病人深呼吸,数分钟后病人可自行缓解。

(3) 按压太冲穴有降低神经兴奋性、松弛肌肉痉挛的作用,是预防因疼痛刺激而诱发晕针的重要措施。

(4) 虚脱、出汗者适当饮用温热开水或温热糖水(糖尿病病人禁用),适当保暖。

(5)对于重度反应、经上述处理仍未能缓解者,应立即通知医生,快速建立静脉通道、给予吸氧、监测生命指征,遵医嘱积极对症处理。

二、病人突发躁动的应急预案

1. 预防

(1)评估病人对置管知识的知晓程度,做好心理干预,安抚病人的情绪,缓解其焦虑与紧张情绪。

(2)保持环境安全、安静,维持适宜的温湿度,以便操作。

(3)置管前嘱病人排空大小便,以免操作过程中有便意感而影响操作的进行。

(4)对于配合程度低、沟通不畅的病人,可选择能稳定病人情绪的家属陪同,同时选择技术娴熟、应变能力强的操作人员,尽可能缩短操作时间,确保置管顺利完成。

(5)针对行为难以预测的病人,如有精神障碍史或精神病史等,置管前给予必要的约束,防止置管过程中无菌物品和无菌区域被病人污染,必要时遵医嘱给予镇静处理。

(6)精神病病人易受外界的刺激而躁动,置管前对插管部位酌情涂抹复方利多卡因乳膏,缓解进针时的疼痛感。

2. 处理

(1)当置管过程中病人突然躁动时,对于意识清醒的病人,应耐心说服解释;对于意识不清者,遵医嘱给予药物镇静、约束制动,必要时请家属陪同。

(2)对于难以控制的躁动病人,应立即停止操作,迅速用无菌包布包裹置管器械,待病人情绪稳定后,重新建立无菌区,完成置管操作。如导管已置入体内,应严格遵守无菌原则快速固定包扎,防止导管与外界相通而引起空气栓塞。

(3)置管后安排专人看护,加强巡视和心理干预,保持病人情绪稳定,争取病人的配合,防止导管抓脱或意外拔管。

三、病人发生急性空气栓塞的应急预案

1. 预防

(1)严格执行静脉导管置管和维护的操作规范,在静脉输液前一次性排尽输液器内空气,在与导管连接前确保输液器和附加装置中充满液体。在放置中心静脉导管时,可采用塞林格技术进行操作,降低空气栓塞的危险性。

(2)输液过程中加强巡视,及时更换输液瓶,发现问题立即处理。

(3)输液结束及时拔针。中心静脉导管拔管后,应使用无菌敷料覆盖穿刺点,并密封穿刺部位24~48 h,防止空气进入。

2. 处理

(1)发生空气栓塞时,立即找出空气栓塞的原因,采取措施阻止气体继续进入静脉内。如立即夹闭静脉管道,夹闭可能开放的中心静脉导管等;如果接头已断开或导管已损坏,则关闭导管;如果导管装置已拔出,则封闭穿刺点。

(2)立即通知医生。如无疾病禁忌,则采取头低足高左侧卧位,持续监测生命体征,根据医嘱进行干预和治疗。

(3)遵医嘱给予病人高流量氧气吸入,必要时及时采取高压氧治疗。

(4)密切观察病人生命体征情况,如有异常及时对症处理,并做好护理记录。

(5)做好病人及家属的安抚工作,给予心理支持,缓解紧张情绪。

(6)上报护士长,填写不良事件报告表上报护理部。

(7)组织科室人员认真讨论发生空气栓塞的原因,不断改进操作流程。

四、病人发生过敏性休克的应急预案

1. 预防

(1)用药前仔细询问既往史,包括家族史、用药史、过敏史等,对有过

敏史者禁用该类药物,高敏体质者慎用易过敏药物。

(2)遵医嘱做药敏性试验,规范皮试液的配制方法,正确判断阳性指征。凡初次用药、停药3天后再用,以及在应用中更换药物生产批号者,均须常规做过敏试验。确认病人进食情况,不宜在病人空腹时进行皮试。

(3)配药前严格检查液体/药物的有效期、透明度、瓶盖有无松动等。药物现配现用,防止和减少过敏反应的发生。

(4)易过敏药物和中成药制剂应使用精密输液器输液,滤去易引起过敏的杂质。在使用新的产品前,应仔细阅读产品说明书,并提前做好预防过敏的准备工作。

(5)静脉滴注开始速度要慢,严密观察10 min后,无不良反应时再调节至正常速度,用药后必须严密观察半小时以上,以防发生迟发型过敏反应。

2. 处理

一旦出现过敏性休克,应立即采取以下抢救措施:

(1)立即停药,协助病人平卧,报告医生,就地抢救。

(2)遵医嘱立即皮下注射或深部肌内注射0.1%盐酸肾上腺素0.5 mL,小儿按0.01 mg/kg体重计算(单次最大剂量0.3 mL)。若症状没有缓解,每隔15 min可重复皮下注射或深部肌内注射该药0.5 mL,直至脱离危险期。

(3)在救治过程中,严密监控心率、血压、呼吸及血氧饱和度。

(4)保持气道通畅,给予氧气吸入。呼吸受抑制时,按医嘱肌内注射尼可刹米、洛贝林等呼吸兴奋剂。有条件者可插入气管导管,借助人工呼吸机辅助或控制呼吸。喉头水肿导致窒息时,应尽快施行气管切开。

(5)建立静脉通道,静脉滴注10%葡萄糖注射液或平衡溶液扩充血容量。如血压仍不回升,可按医嘱加入多巴胺或去甲肾上腺素静脉滴注。

(6)根据医嘱静脉注射地塞米松5~10 mg,或将氢化可的松琥珀酸钠200~400 mg加入5%~10%葡萄糖溶液500 mL内静脉滴注,应用抗组胺类药物,如肌内注射盐酸异丙嗪25~50 mg或苯海拉明40 mg。

(7)若发生心跳呼吸骤停,立即进行心肺复苏术。

(8)病人经救治脱离危险后,应留院观察至少 12 h。密切观察病情,记录病人生命体征、神志和尿量等的变化;不断评价治疗与护理的效果,为进一步处置提供依据。

五、病人发生心搏骤停的应急预案

1. 预防

(1)置入中心静脉导管时,应充分考虑病人的体重和体型,预判导管置入长度,如进行体外测量,则量尺贴皮肤,尽量减少误差。

(2)操作者在置管操作过程中送管要轻柔,避免导管置入过深、过快,随时询问病人感受。发现异常时,尽快采取抢救措施。

(3)操作前连接好心电监护仪,穿刺时密切注意心电监护的变化,若出现因导管置入过深而引起的心律失常,应立即退出少许,再行观察。

(4)其余预防措施见上文"过敏性休克"的预防。

2. 处理

一旦发生心搏骤停,应立即采取以下抢救措施:

(1)迅速作出准确判断,呼叫其他医务人员,立即行胸外心脏按压,实施有效的心肺复苏。

(2)增援人员迅速到达,立即配合医生采取各项抢救措施。

(3)备齐急救药品和仪器,医护人员须熟练掌握急救知识与技能,遵医嘱使用肾上腺素和阿托品等血管活性药物。

(4)确保静脉通路通畅,给予补液,必要时开放两条静脉通路。

(5)抢救仪器(呼吸机、除颤仪等)应合理摆放,以利于抢救。

(6)参加抢救的人员应分工明确、紧密配合,严格执行查对制度,并做好家属的沟通安慰工作。

(7)抢救中注意病人的隐私保护。

(8)在病人抢救结束后 6 h 内,医护人员应据实准确地记录抢救过程。

第五章　静脉输液相关职业暴露管理

在静脉输液过程中存在各种风险,这些风险不仅危害病人的健康,也会对护士的健康构成严重威胁。护士在静脉输液过程中承担的职业风险来自多个方面,突出表现在生物和化学两方面,即由针刺伤引起的生物性感染和由化疗药物暴露引起的职业损伤,因此,必须重视静脉输液过程中相关职业暴露的管理。

第一节　针刺伤防护

一、定义

（一）针刺伤

针刺伤是指由注射针、刺针、手术刀、剪刀等医疗锐器造成的皮肤损伤。

（二）职业暴露

职业暴露是指工作人员在从事医疗护理等工作过程中意外被感染性病原体携带者或病人的血液、体液等污染了皮肤、黏膜,或者被含有感染性病原体的血液、体液污染了的针头及其他锐器刺破皮肤有可能被感染的情况。

(三)血源性职业暴露

血源性职业暴露是指工作人员在从事疾病的诊疗、护理等工作过程中,暴露于被病毒感染的血液、体液,污染了皮肤、黏膜等非肠道黏膜,被污染的针头及其他锐器刺破皮肤,工作中被实验动物或病人抓伤等,导致血源性病原菌感染的危险。

二、针刺伤的危害

(一)感染血源性传播疾病

针刺伤与多种血源性病原体的传播密切相关。目前,已证实20多种病原体可经针刺伤感染医务人员,其中最为常见的是乙型肝炎病毒(hepatitis B virus,HBV)、丙型肝炎病毒(hepatitis C virus,HCV)和人类免疫缺陷病毒(human immunodeficiency virus,HIV),其他病原体,如梅毒螺旋体、淋球菌等病原体也可经针刺伤进入体内,引起局部或全身感染。

(二)心理危害

发生针刺伤后,医务人员可能产生害怕、焦虑、恐惧、悲伤等心理反应,其程度取决于引起针刺伤的锐器来源。如果明确刺伤的针来源于病毒(主要的几种经血液传播的病毒)检测均为阴性的病人,被刺者的心理状况就不会受太大影响;如果被不明来源的针刺伤,被刺者就会有较重的思想负担,甚至影响其生活质量;如果明确造成针刺伤的锐器被病毒等经血液传播的病原体所污染,被刺者的情绪反应就会很大,心理状况极差,这种心理压力和情绪反应通常会持续多年,即使经过既定的观察期血液中病毒检测呈阴性,其精神心理状态仍然不能恢复到之前的健康状态。

(三)经济负担

由针刺伤带来的经济负担包括对发生暴露的医务人员进行初始及

随访治疗的直接医疗成本,与药物毒性作用和误工损失相关的费用,暴露后担心被感染的紧张心理反应所导致的治疗费用以及与 HBV、HCV 或 HIV 血清阳转有关的治疗费用。针刺伤会给医务人员带来身体上的痛苦,造成情感上的创伤,由此引起的费用实际上很难准确量化。

（四）卫生人力资源的流失

针刺伤可能影响卫生服务队伍的稳定。医务人员一旦被感染,就可能导致他们离开自己的岗位,从而减少医务人员的数量。

三、针刺伤易发生的环节

(1)抽吸药液与拔开针帽是(相对)无菌针刺伤发生的最高危环节。
(2)整理用毕的锐器物是污染针刺伤发生的最高危环节。
(3)回套针帽是(相对)无菌针刺伤和污染针刺伤的共同高危环节。
(4)将针头插入输液瓶、拔针与抽血等是引起针刺伤的主要环节。
(5)其他,如用手捡取注射针头、针具不适当放置、被他人碰撞、一次性静脉输液钢针无针帽或针帽松动等。

四、针刺伤发生的原因

（一）人员因素

对针刺伤的危害认识不足,自我防护意识差,操作不熟练,违反操作规范,如双手回套针帽、将拔出的一次性静脉输液钢针挂在输液架上或插入瓶塞中、将注射针头弃于治疗盘内进行二次处理;手拿锐器做其他工作;手术过程中接锐器方法错误等。

（二）管理因素

职业防护教育体系不够完善,日常操作缺乏监督,静脉治疗量大,缺乏预防针刺伤的标准化规范操作流程。

(三)环境因素

锐器盒摆放位置不合理,工作量大,为节约时间而对锐器集中进行二次处理。

(四)操作因素

未使用安全型密闭式血管通路工具;未使用手套等防护用具;使用后的锐器未及时弃于锐器盒中而误伤他人;锐器盒口径小,不易投入。

五、针刺伤的预防

(一)实施标准预防

在静脉输液过程中实施标准预防,包括重视手卫生;遇到血液、血性分泌物、体液或带血的微粒外溅时,应戴口罩、护目镜和面罩等防护用具,以减少经黏膜感染病毒的危险,如有大量的血液、体液外溅,还需穿隔离衣、防护服等;进行中心静脉插管时,操作人员需戴无菌手套、穿手术衣和铺大无菌巾;加强安全注射管理。

(二)完善制度

加强健康教育,建立职业暴露防护和预防针刺伤发生的管理制度、应急预案以及不良事件上报流程,定期分析反馈结果。加强职业暴露防护意识培训,针对不同工种开展分层健康教育,尤其对新入职的护理人员,应进行预防针刺伤的安全教育培训,护理风险管理与控制计划中应包含针刺伤和血源性病原体感染的预防,提供新产品安全使用的相关培训。

(三)严格执行各项穿刺操作规范

进行侵入性操作时应戴手套;禁止徒手接触使用过的刀片、针头等锐器,在手术中可放于弯盘中进行无接触式传递;使用过的针具应单手或借助辅助工具回套针帽；锐器盒应放置于治疗车下层，在护理人员操作可及区域内，并且保证数量充足，所有锐器在就近的治疗车立即处理。

不能故意折断、弯曲、分离使用过的注射器针头及各类穿刺针，严禁双手回套针帽、直接用手二次分拣或分离使用过的注射器针头等锐器；使用过的穿刺针操作结束后应立即放入锐器盒中，并按医疗废物防护标准处理；在更换和转运锐器盒的过程中，将其盖子盖严，防止出现内容物的溢出和外露；应在充分评估后再移出存放污染锐器的容器，若出现穿透和泄漏，应将其放入第二层密闭、防穿刺、防渗漏的容器中。

（四）改变危险行为

操作环境应保持光线充足、明亮，并在操作者的可及范围内合理有序摆放物品，避免远距离手持锐器移动。使用安全型密闭式血管通路工具，可选用安全型采血针、无针输液接头、安全型外周静脉留置针等。严禁双手回套针帽，严禁锐器集中二次处理，锐器使用后应立即弃于锐器盒中，为不合作的病人做治疗时必须有他人的协助。

（五）加强人员配备

医务人员配备合理，根据各时段工作量实行弹性排班，保证诊疗、操作时间充足。

六、针刺伤的处理

（一）局部处理

（1）用肥皂水和流动水清洗被污染的皮肤，用生理盐水冲洗被污染的黏膜。

（2）如有伤口，应立即从伤口近心端向远心端轻轻挤压，避免挤压伤口局部，尽可能挤出损伤处的血液，再用肥皂水和流动水进行冲洗，持续5 min以上。

(3)受伤部位伤口冲洗后,应用消毒剂,如75%乙醇溶液或者0.5%聚维酮碘溶液进行消毒,并包扎伤口;被接触的黏膜应当反复用生理盐水冲洗干净。

(二)根据现有信息评估被传染的风险

(1)发生针刺伤后,及时上报护士长、护理部及医院感染管理部门,24 h内填报针刺伤发生报告记录表。

(2)对已知源病人进行乙型肝炎表面抗原、丙型肝炎病毒抗体和人类免疫缺陷病毒检测。

(3)对于未知源病人,要评估接触者被HBV、HCV、梅毒螺旋体及HIV等污染的风险。

(4)不应检测被废弃锐器的病毒污染情况。

(三)评价接触者

通过乙型肝炎疫苗接种史和接种效果评估接触者HBV感染的免疫状况。

(四)采取接触后预防措施

1. HBV

(1)对接种过乙型肝炎疫苗并有应答,且已知抗-HBs阳性(抗-HBs≥10 mIU/mL)者,可不再注射乙肝免疫球蛋白或乙型肝炎疫苗。

(2)对未接种过乙型肝炎疫苗,或虽接种过乙型肝炎疫苗,但抗-HBs<10 mIU/mL或抗-HBs水平不详者,应立即注射乙肝免疫球蛋白200~400 IU,同时在不同部位接种1剂乙型肝炎疫苗(20 μg),于1个月和6个月后分别接种第2剂和第3剂乙型肝炎疫苗(20 μg)。

(3)对HBV感染状况不明确者,应注射乙肝免疫球蛋白和接种乙型肝炎疫苗,同时进行HBV血清检测,根据结果确认是否接种第2针和第3针乙型肝炎疫苗。

2. 梅毒螺旋体

应尽早接受长效青霉素治疗,每周1次,连续3次。暴露后当天进行快速血浆反应素(rapid plasma reagin,RPR)试验检查,1个月后检查梅毒螺旋体抗体和RPR。

3. HIV

预防性用药应当在发生HIV职业接触后4 h内实施,最迟不得超过24 h;即使超过24 h,也应实施预防性用药。对所有不知是否怀孕的育龄妇女进行妊娠检测。育龄妇女在预防性用药期间,应避免或终止妊娠。

预防性用药应做到:①如果存在用药指征,应当在接触后尽快开始接触后预防;②接触后72 h内应当考虑对接触者进行重新评估,尤其是在获得了新的接触情况或源病人资料时;③在接触者可耐受的前提下,给予4周的接触后预防性用药;④如果证实源病人未感染血源性病原体,应当立即中断接触后预防性用药。

(五)接触后的随访与咨询

(1)建议接触者在随访期间发生任何急症都应进行医学评估。

(2)HBV接触:对接种乙型肝炎疫苗的接触者开展跟踪检测,在最后1剂疫苗接种1~2个月之后进行病毒抗体追踪检测,如果3~4个月前注射过乙肝免疫球蛋白,则抗原抗体反应不能确定为接种疫苗后产生的免疫反应。

(3)HCV接触:接触4~6个月之后进行丙型肝炎抗体和谷丙转氨酶基线检测和追踪检测;若要早期诊断HCV感染,应在接触4~6周后检测HCV核糖核酸;通过补充检测,反复确认HCV抗体酶免疫水平。

(4)HIV接触:接触后应于6个月内开展HIV追踪检测,包括在接触后的第4周、第8周、第12周及6个月时对HIV抗体进行检测,对服用药物的毒性进行监测和处理,观察并记录HIV感染的早期症状等。如果疾病伴随反复出现的急性症状,则开展HIV抗体检测。接触者应采取预防措施防止随访期间的再次传染。在接触后72 h内评估接触者的接触后预防水平,并进行至少2周的药品毒性监测。

（六）上报不良事件

(1)发生职业暴露后,尽快落实紧急处理措施,并在30 min内向护士长报告,护士长在2 h内上报预防保健科,若暴露源为HIV阳性或疑似病人,应当在暴露发生后1 h内上报。

(2)向上级部门报告的内容包括刺伤时间、地点、被何物刺伤、伤口大小和深度、现场处理措施、医疗处理措施、处理记录及用药记录。

(3)进行职业暴露后登记,要求当事人立即向科室主任和护士长报告,并填写职业暴露登记表,一式三份(分别由所在科室、医院感染控制中心、医务科或护理部保存)。

(4)检验科接到相应项目检验单后进行急查,迅速报告检验结果,并注意保存样本和资料。

第二节 抗肿瘤药物防护

抗肿瘤药物目前在临床上使用得比较广泛,但其在杀死肿瘤细胞的同时,也可杀伤和抑制人体正常细胞。除此之外,抗肿瘤药物还具有致突变、致癌和致畸等不良作用。护士在职业接触过程中,如操作不慎或防护不当,则会对护士自身及其所处环境产生不利的影响。因此,护士在配制、接触、使用、处理抗肿瘤药物的过程中如何采取正确的防护措施,加强对化疗高危险药品各环节的管控,已经成为必须重视的问题。

一、抗肿瘤药物配制中的防护

(1)抗肿瘤药物应在相对独立的空间区域内配制,宜在Ⅱ级垂直层流生物安全柜内配制。应设置抗肿瘤药物配制专用空间,并有醒目标识,由专人在生物安全柜内集中配制。

(2)经过专业培训的医护人员才可以进行抗肿瘤药物的配制,工作1年内的医护人员不可单独进行抗肿瘤药物的配制,实习生禁止配制抗肿瘤药物。

(3)配制抗肿瘤药物时,操作者应戴一次性口罩和双层手套(内层为聚氯乙烯手套,外层为乳胶手套),穿防水、由无絮状物材料制成、前部完全封闭的隔离衣,必要时戴护目镜,不宜戴隐形眼镜。配药操作台面应垫以防渗透吸水垫,污染或操作结束时应及时更换。

(4)配制冷冻粉剂抗肿瘤药物时,应使附着的粉剂降至瓶底,先轻弹安瓿颈部,再用纱布包裹后掰开,沿瓶壁缓慢注入溶媒,防止粉末溢出。

(5)使用一次性注射器抽吸抗肿瘤药物时,应确保各部件连接紧密,抽取的药物不应超过注射器的3/4,防止针栓脱出,药液外溢。

(6)瓶装药物稀释后,为防止针栓脱出造成污染,应立即抽出瓶内气体。

(7)为了避免药液外流,配制抗肿瘤药物的注射器应垫以无菌纱布或者带针帽排气。

(8)抗肿瘤药物配制结束后应放在铺有防渗透无菌巾的无菌盘内,使用后按细胞毒性废弃物处理。

(9)抗肿瘤药物集中配制结束后,操作柜内部和操作台面应用75%乙醇溶液擦拭。操作结束脱手套后应用肥皂水和流动水彻底清洗双手。

(10)备孕、怀孕或哺乳期人员可以考虑免于暴露于抗肿瘤药物环境。

二、抗肿瘤药物使用中的防护

(1)使用抗肿瘤药物的环境中可配备溢出包,内含防水隔离衣、防护服、口罩、手套、面罩、护目镜、鞋套、吸水垫、垃圾袋等。给药时,操作者应做好个人防护,宜戴一次性口罩和双层手套(内层为聚氯乙烯手套,外层为乳胶手套);静脉给药时,宜采用全密闭式输注系统。

(2)静脉给药时,若需从莫菲滴管给药,则推注速度切忌过猛,以免压力过大,拔针时造成药液喷溅。

(3)更换抗肿瘤药物时,应戴聚氯乙烯手套,瓶口向上。

(4)所有被抗肿瘤药物污染的物品应丢弃在有毒性药物标识的容器中。

三、抗肿瘤药物外溢处理

药物外溢是指在配制及使用药物过程中,药物意外溢出暴露于外在环境中,如皮肤表面、台面、地面等。当发生抗肿瘤药物外溢时,应及时处理。

(1)储存、配制、转运、使用抗肿瘤药物的科室或部门均应配备溢出包。

(2)抗肿瘤药物发生外溢时,为避免其他人接触,应立即标明污染范围。清除外溢的抗肿瘤药物的人员应做好防护,需要戴双层手套、口罩和帽子,穿防护服,必要时戴护目镜。

(3)抗肿瘤药物外溢后易发生气化,必须佩戴面罩;粉剂药物外溢应使用湿纱布垫擦拭;水剂药物外溅应使用吸水纱布垫吸附,并使用清水清洗被污染的表面。

(4)当抗肿瘤药物被完全除去后,先用清水冲洗被污染的地方,再用清洁剂清洗3遍,最后用75%乙醇溶液擦拭3遍。清理溢出的抗肿瘤药物时,应从污染区域周围向中心反复冲洗和擦拭。

(5)如果抗肿瘤药物不慎溅到眼睛里或皮肤上,应立刻用0.9%氯化钠注射液或清水持续冲洗5 min。

(6)被溢出的抗肿瘤药物污染的物品和废弃物的处理同细胞毒性废弃物的处理。

(7)记录外溢药物的名称、外溢时间、溢出量、处理过程以及受污染的人员。

第六章　静脉输液相关医疗废物管理

医疗废物是指医疗卫生机构在医疗、预防、保健以及其他相关活动中产生的具有直接或间接感染性、毒性以及其他危害性的废物。医疗废物分为感染性废物、病理性废物、损伤性废物、药物性废物和化学性废物。静脉治疗废物主要为损伤性废物（锐器）、感染性废物和药物性废物。

一、细胞毒性废弃物的废弃与存放

（1）细胞毒性废弃物属于药物性废物，应按规定收集，使用专用容器收集且标识清楚。

（2）细胞毒性废弃物必须放置于密闭、防渗漏、专用容器中，使用过程中容器应加盖管理。

（3）所有锐器和易碎的细胞毒性废弃物应置于锐器盒中，建议针头与注射器完整丢弃。

（4）化疗病人的废弃物应分开放置，用双层医用垃圾袋封闭包装，同细胞毒性废弃物的处理。

（5）存放细胞毒性废弃物的容器不能过满，达到容积的3/4时就应封口，按规定处理。

（6）细胞毒性废弃物应每天清理，存放时间最多不应超过2天，每日工作结束后对运送工具进行消毒。废弃物由专人处理、登记并签名，资料至少保存3年。

（7）细胞毒性废弃物运送时不可流失、泄露、扩散和直接接触身体。发生流失、泄露、扩散和意外事故时，应在48 h内上报卫生行政主管部门。

（8）不可机械压缩处理细胞毒性废弃物，必须高温焚烧。

二、损伤性废物(锐器)的废弃与存放

(1)医疗废物的处理采取三联单制度,资料保存3年。

(2)所有生物危险性材料、废弃物和药品应丢弃于恰当的容器内,受血液污染的感染性废物放入专用黄色垃圾袋中。

(3)将锐器物容器放置在易于获得和使用的位置,应贴有医疗废弃物警示标识,并标明"损伤性废物"。

(4)静脉输液治疗操作时应携带锐器盒。

(5)严禁故意折断、弯曲、分离使用过的注射器针头及各类穿刺针,严禁双手回套针帽、直接用手二次分拣或分离使用过的注射器针头等锐器。

(6)临床操作过程中,所有受血液污染的一次性物品和锐器,包括但不局限于探针、手术刀、注射器和针头,应尽快丢弃至密闭、防刺破和防泄漏的容器中,在使用过程中应加盖管理。

(7)存放污染锐器的容器应尽可能放在靠近工作场所的醒目位置上,以方便安全使用;使用时应竖放,容量不可超过3/4,使用有效的封口方式,使封口紧实严密并做标识,使用后将用具整体丢弃。

(8)更换存放污染锐器的容器或将其移出使用区时,应先盖好容器,防止在处理、储存和运输过程中发生内容物的溢出和外露,严禁将锐器转存入或倒入另一容器。

(9)严禁徒手打开、清空或清洗重复性使用的容器,避免操作时损伤皮肤。

三、其他废物的管理

(1)直接焚烧的特殊医疗废物应存放在密闭的容器中,容器应能分类容纳各类废物,且在处理、储存和运输过程中能防止液体泄漏,传染病病人或疑似传染病病人的生活垃圾处理同感染性废物的处理。将容器移出使用区时,应先盖好容器,防止在处理、储存和运输过程中发生内容

物的溢出和外露；若容器外发生污染，应将其放入第二层容器中，第二层容器的要求同第一层。

（2）处理医疗废弃物前，应妥善穿戴手套和其他个人防护装置。

（3）将医疗废弃物放置在有生物危害标识的红色袋子中。

（4）将医疗废弃物运输到暂时收集或存放的指定区域。如果用车辆运输医疗废弃物（如在居家治疗环境中），应保证医疗废弃物已被妥善收纳，并与清洁的设备和用品隔离开来。

（5）医疗废弃物储存区域只向经授权的特定人员开放准入。

（6）医疗废弃物的处理应按国家有关标准或规定执行。

第七章　静脉输液相关感染管理

第一节　静脉输液相关感染类型

一、定义

静脉输液相关感染是指静脉输液留置血管导管期间及拔除血管导管后 48 h 内发生的，与其他部位感染无关的感染，包括血管导管相关局部感染和血流感染。病人局部感染时出现红、肿、热、痛、渗出等炎症表现，血流感染除有局部表现外，还会出现发热（体温＞38 ℃）、寒战或低血压等全身感染表现。发生血流感染时，实验室微生物学检查结果表现为外周静脉血培养细菌或真菌阳性，或者从导管尖端和外周血培养出相同种类、相同药敏结果的致病菌。

二、静脉输液相关感染的分类及常见类型的诊断

外周静脉通路和中心静脉通路是静脉输液治疗中主要的两类输液工具。临床中常见的外周静脉通路包括留置针和中长导管。临床中常见的中心静脉通路包括中心静脉导管（CVC）、经外周静脉穿刺的中心静脉导管（PICC）和植入式静脉输液港（IVAP）。有关资料统计显示，静脉导管感染占医院感染的 13％，仅次于尿路感染。而 90％的静脉导管感染发生于中心静脉置管。静脉输液相关性感染的发生将增加医院的成本，延长住院天数。

美国疾病预防控制中心对导管相关性感染的临床定义如下:

(1)导管微生物定植:插管部位无临床感染征象,而导管末端半定量培养发现微生物≥15 CFU/平板。

(2)局部感染:穿刺部位2 cm内局部皮肤出现红、肿、热、痛,有硬块,穿刺口有炎性分泌物;导管尖端细菌培养阳性,血培养阴性。

(3)小室感染:完全置入式输液工具(输液港)表面的皮肤有红肿、坏死,或包容皮下输液港的软组织腔室产生脓性分泌物。

(4)隧道感染:覆盖导管表面组织和穿刺部位>2 cm、沿置管的皮下途径出现红、肿、压痛,伴有或不伴有全身感染的表现。

(5)输液相关的血液感染:输液和经其他部位静脉抽取的血液中分离出相同病原体,且无其他感染源。

(6)导管相关性血液感染:导管定量或半定量培养和其他静脉抽取的血液培养分离到相同病原体,并且病人有血液感染的临床表现(如发热、寒战和/或低血压),而无明显的其他感染来源。

(7)导管败血症:导管定量或半定量培养阳性,同时在其他部位静脉抽取的血液培养分离到相同病原体,并且病人有血液感染的临床表现而无明显的其他感染来源。对继续留置导管的病人,经导管采取的血液,定量培养的细菌浓度是从其他部位采取静脉血同种细菌浓度的5倍以上。

第二节 静脉输液相关感染并发症

一、外周静脉输液相关感染并发症

(一)静脉炎

1. 发生原因

(1)无菌操作不严格。

(2)药液过酸或过碱,引起血浆 pH 改变,可以干扰血管内膜的正常代谢功能而发生静脉炎。

(3)输入高渗液体使血浆渗透压升高,导致血管内皮细胞脱水发生萎缩、坏死,进而造成局部血小板凝集,形成血栓并释放前列腺素,使静脉壁通透性增高,静脉中膜层出现白细胞浸润的炎症改变,同时释放组胺,使静脉收缩、变硬。例如,甘露醇进入皮下间隙后,可破坏细胞的渗透平衡,导致组织细胞因严重脱水而坏死;另外,因血浆渗透压升高,组织渗透压升高,血管内皮细胞脱水,局部血小板凝集,形成血栓并释放组胺,使静脉收缩而引起无菌性静脉炎。

(4)较长时间在同一部位输液使微生物由穿刺点进入,短时间内反复多次在同一血管周围穿刺,静脉内放置刺激性大的塑料管或静脉留置针放置时间过长,各种输液微粒(如玻璃屑、橡皮屑和各种结晶物质)的输入等,均可以因机械性刺激和损伤而发生静脉炎。

(5)刺激性较大的药液(如抗癌药物)多系化学及生物碱类制剂,在短时间内大量进入血管,超出了其缓冲和应激的能力,或在血管受损处堆积,均可使血管内膜受刺激而发生静脉炎。

(6)高浓度刺激性强的药物,如青霉素,可使局部抗原抗体结合,释放大量的过敏毒素,最终引起以围绕在毛细血管周围的淋巴细胞和单核巨噬细胞浸润为主的渗出性炎症,长期使用会引起血管扩张,通透性增加,形成红肿型静脉炎。尤其是老年人的肝肾功能下降,青霉素半衰期为 7~10 h(正常人为 3~4 h),血管的弹性差、脆性大,易引起静脉炎。

2. 静脉炎分级

按《输液治疗实践标准》,静脉炎分为五级:

(1)0 级:没有症状。

(2)1 级:输液部位发红,伴有或不伴有疼痛。

(3)2 级:输液部位疼痛,伴有发红和/或水肿。

(4)3 级:输液部位疼痛,伴有发红和/或水肿、条索样物形成,可触摸到条索状的静脉。

(5)4级:输液部位疼痛,伴有发红和/或水肿、条索样物形成,可触摸到条索状的静脉,长度超过 2.5 cm,有脓液渗出。

3. 临床分型

临床上静脉炎可分为四种类型:

(1)红肿型:沿静脉走行的皮肤出现红肿、疼痛、触痛。

(2)硬结型:沿给药静脉局部出现疼痛、触痛、静脉变硬,触之有条索状感。

(3)坏死型:沿血管周围有较大范围肿胀,形成瘀斑至皮肌层。

(4)闭锁型:静脉不通,逐步形成机化。

4. 症状

(1)沿着静脉血管走向的疼痛。

(2)沿着静脉血管走向的压痛。

(3)注射部位周围的皮肤颜色改变。

(4)沿着静脉血管的走向可以看到红色的条痕。

(5)触摸时感到温热。

(6)可有体温上升的情况。

(7)肢体肿胀。

(二)注射部位的感染

1. 发生原因

(1)无菌操作不严格。

(2)使用非无菌的物品。

2. 症状

病人体温突然上升,注射部位有脓性分泌物并有炎症的表现,出现疼痛、肿胀、局部变红或局部皮肤颜色改变等。

3. 预防及处理

(1)严格执行手卫生。

(2)检查所使用的物品是否无菌。
(3)严格执行无菌操作。
(4)保持所使用物品处于无菌状态。
(5)做好皮肤消毒处理。
(6)适当地固定针柄或蝶翼。
(7)在注射部位上覆盖无菌敷料。
(8)发生感染时收集渗液并送检。拔针前用无菌干棉球擦干注射部位表面上的渗液,在注射部位上涂消毒剂,等候 2 min 后再拔针。

(三)蜂窝织炎

1. 发生原因

(1)未遵守无菌操作流程。
(2)所使用的物品遭到污染。

2. 症状

病人体温上升,患部出现疼痛、肿胀、发热等炎症表现。

3. 预防及处理

(1)严格执行无菌操作。
(2)若对所使用物品的无菌性有任何怀疑,应立即更换新的无菌用品。
(3)若发现局部出现蜂窝织炎,需更换输液部位。定期测量生命体征,经常检查患部的情形,并予以局部湿热敷。遵医嘱给予药物。

(四)发热反应

1. 发生原因

发热反应为静脉输液常见的并发症,常由输入致热物质(致热原、细菌、游离的菌体蛋白或药物中的其他成分),输液瓶清洁消毒不完善或再次被污染,输入液体消毒保管不善而变质,输液管表层附着硫化物等所致。

(1)与输入液体和加入药物的质量有关:药液不纯、变质或被污染,直接把致热原输入静脉;配药后液体放置时间过长也易增加污染的机会,而且输液时间越长,被污染的机会也就越大;在联合用药及药物配伍方面,若液体中加入多种药物,则容易发生配伍不当,使配伍后药液发生变化而影响药液质量,而且当配伍剂量大、品种多,所含致热原加到一定量时,将药液输入体内会发生热原反应。

(2)输液器具受到污染:带空气过滤装置及终端滤器的一次性输液器虽然已被广泛应用于临床,对减少输液发热反应起到了一定的作用,但目前的终端滤器对 $5~\mu m$ 以下的微粒滤除率较低,不能全部滤过细菌,而塑料管中未塑化的高分子异物,或因生产过程中切割、组装等摩擦工艺带入的机械微粒也能成为热原,如输液前未认真检查而使用包装袋破损、密闭不严、漏气污染和超过使用期的输液器,亦会引起发热反应。

(3)配液加药操作中受到污染:在切割安瓿时用无菌持物钳直接将安瓿敲开,是玻璃微粒污染药液最严重的安瓿切割方法。安瓿的切割及消毒不当,使玻璃微粒进入液体的机会增加,造成液体污染。加药时,针头穿刺瓶塞,可将橡皮塞碎屑带入液体中,如果反复多次穿刺瓶塞,污染机会就会增加。操作前不注意洗手或洗手后用不洁毛巾擦手会造成二次污染。

(4)静脉穿刺不成功未更换针头,也可直接把针头中滞留的微粒引入静脉。

(5)环境空气的污染:在进行输液处置时,治疗室和病室环境的清洁状态和空气的洁净程度对静脉输液质量有直接影响。加药时,治疗室的空气不洁,可将空气中的细菌和尘粒带入药液而造成污染。

(6)输液速度过快:输液发热反应与输液速度有密切关系。当输液速度过快时,在短时间内输入的热原总量就会增加,当其超过一定量时,即可产生热原反应。

2. 症状

发热反应临床表现为畏寒、寒战和发热。轻者体温 38 ℃左右,并伴有头痛、恶心、呕吐、心悸；重者出现高热、呼吸困难、烦躁不安、血压下降、抽搐、昏迷等症状，甚至会危及生命。

3. 预防及处理

(1) 液体使用前要认真查看瓶签是否清晰，是否过期。检查瓶盖有无松动及缺损，瓶身、瓶底及瓶签处有无裂纹，药液有无变色、沉淀、杂质及透明度的改变。输液器具及药品按有效期先后使用。输液器使用前要认真查看包装袋有无破损，用手轻轻挤压塑料袋查看有无漏气现象。禁止使用不合格的输液器具。

(2) 用消毒棉签消毒安瓿锯痕后再折断，能达到减少玻璃微粒污染的目的。

(3) 将液体加药时习惯的垂直进针改为斜角进针，使针头斜面向上与瓶塞成75°角刺入，并轻轻向针头斜面的反方向用力，可减少胶塞碎屑和其他杂质落入瓶中的机会；避免加药时使用大针头及多次穿刺瓶塞。液体中需加多种药物时，避免使用大针头抽吸和在瓶塞同一部位反复穿刺，插入瓶塞固定使用一枚针头，抽吸药液时用另一枚针头，可减少瓶塞穿刺次数，以减少瓶塞微粒污染。

(4) 加药注射器要严格执行一人一具，不得重复使用。提倡采用一次性注射器加药，这是目前预防注射器污染的有效措施。静脉输入过程要严格遵守无菌操作原则。瓶塞、皮肤穿刺部位的消毒要彻底。重复穿刺要更换针头。

(5) 精湛的穿刺技术及穿刺后的良好固定可避免反复穿刺静脉增加的污染。输液中经常巡视观察可避免输液速度过快而发生的热原反应。

(6) 合理用药，注意药物配伍禁忌。液体中应严格控制加药种类，多种药物联用时尽量采用小包装溶液分类输入。两种以上药物配伍时，应注意配伍禁忌，配制后要观察药液是否变色及出现沉淀和浑浊。配制粉剂药品要充分振摇，待药物完全溶解后方可使用。药液配制好后，检查无可见微粒方可加入液体中。液体现用现配可避免毒性反应及溶液污染。

(7)对于发热反应轻者,减慢输液速度,注意保暖,配合针刺合谷、内关等穴位。

(8)对高热者给予物理降温,观察生命体征,并按医嘱给予抗过敏药物及激素治疗。

(9)对严重发热反应者,除应停止输液并给予对症处理外,还应保留输液器具和溶液进行检查。如仍需继续输液,则应重新更换液体及输液器和针头,更换注射部位。

二、中心静脉相关感染

1. 发生原因

(1)穿刺部位及皮下损伤部位的微生物定居是导管感染的最大原因。一种可能是微生物沿着皮下隧道定居在导管的皮下部分,最后定居在导管尖端;另一种可能是定居在导管内表面的微生物逐渐下移,最后定居在导管尖端。微生物定居可能是由对导管及连接部位的操作引起的,定居的微生物通常来自医护人员的手,少数来自病人的皮肤。

(2)穿刺包消毒不彻底或使用了过期的穿刺包。

(3)穿刺处的敷料、输液接头及输液管未及时更换。

(4)病人抵抗力下降,使不致病菌成为致病菌,皮肤寄生菌沿导管的软组织隧道生长,侵入血液循环,引起感染。

(5)导管留置时间过长,未及时拔管。

(6)穿刺部位被汗液、尿液或粪便污染。

2. 临床表现

局部表现为穿刺部位有红、肿、热、痛等炎症表现;全身表现包括寒战、高热,呈稽留热或弛张热型,脉速、呼吸急促、头痛、烦躁不安等。白细胞计数明显增高伴核左移,血细菌培养可呈阳性。

3. 预防及处理

(1)选择一次性的CVC;对于长期留置者,尽量使用抗感染导管。

(2)穿刺之前对穿刺包的密封度、有效期进行仔细检查。选择在可控制的环境下进行插管,可降低危险性,选择皮肤表面细菌定居数少的部位进行穿刺置管(细菌定居数比较:股静脉多于颈内静脉,锁骨下静脉多于肘静脉)。

(3)注意穿刺部位周围皮肤的消毒,严格执行无菌操作,减少穿刺损伤,及时更换穿刺部位的敷料,定时更换输液接头和输液管。

(4)在病情允许的情况下,留置时间越短越好,若病情需要,最长留置7~10日拔管,或更换部位重新进行穿刺置管。

(5)对于抵抗力低下的病人,可给予丙种球蛋白、氨基酸等营养药液,以提高机体抵抗力。

(6)注意病人的体温变化及其他感染征兆,出现高热时,如果找不到解释高热的其他原因,则拔除 CVC,剪下导管尖端常规送培养及做药物敏感试验,根据血培养结果明确感染的细菌及敏感的药物后,全身应用抗菌药物。

第三节　静脉输液相关感染途径

导致静脉导管相关感染的常见微生物包括葡萄球菌、链球菌、肠球菌等革兰氏阳性菌和大肠埃希菌、沙雷菌等革兰氏阴性菌。常见的感染途径包括以下4种。

1. 通过输液感染

输液相关的污染是导致感染的主要原因之一,可以出现局部或全身症状,所导致的后果可以仅仅是局部的疼痛或不适,也可能是致死。这些导致感染的微生物可能数量庞大且仍旧不易以肉眼观察到。因此,应密切检查相关输液产品的质量。例如,检查安瓿或塑料袋是否有缝隙或渗液，检查液体的颜色和透明度。静脉输液包括输注常规液体、药物、血制品等。输液产品还没有被输入人体前，就已有微生物驻入，称为固有污染；而在临床使用过程中所产生的污染，称为外在污染，如药物或液体配制过程中有问题、药物或液体储存有问题、操作过程没有严格遵守无菌原则、药物运输过程中出现破损、输液过程不密闭等。

2. 通过给药设备感染

静脉输液的辅助给药装置，如肝素帽、输液皮条、输液接头或三通开关，必须采用无菌包装。这些装置在生产运输过程中、治疗开始时或治疗过程中，均可能受到污染。例如，生产的输液接头与导管或皮条不配套时，即可能因输液系统不密闭而成为污染源；在治疗过程中，对使用的肝素帽或其他接头消毒不够或无菌技术掌握不充分，均可能造成污染。所有这些给药的辅助装置一旦受到污染，均可能使污染物进入输液系统而导致导管相关的感染。

3. 通过穿刺部位皮肤感染

使用套管针经皮穿刺的过程是一个重要的潜在感染源。皮肤是静脉输液相关细菌感染的主要来源和途径，穿刺部位的微生物定植是导管相关感染发生率最高的因素。病人的皮肤为细菌生长提供了极好的温床，正常皮肤每平方厘米至少有1万个微生物。皮肤表面的微生物分为常驻菌和暂驻菌两种。

常驻菌是指可以长久驻在皮肤表面的微生物，数量一般较为恒定，如表皮葡萄球菌、金黄色葡萄球菌、棒状杆菌等。机械性摩擦（如刷手）不能完全除去这些微生物，因此操作的时候必须谨慎，以免污染无菌设备和区域。暂驻菌是指不能长久存在于人体皮肤表面的微生物。例如，大肠埃希菌很难在人体皮肤表面上生存，被称为暂驻菌。暂驻菌松散地附着在皮肤表面，数量经常会变化，很容易发生人与人之间的传播，特别是医护人员需要频繁地接触病人和医疗仪器、在医疗环境内走动。因此,医护人员接触污染源的概率极高,从而导致潜在的感染风险很大。使用正确的洗手用品和洗手方法,可以去除暂驻菌。因此,频繁洗手是必需的,也是强制性的要求。

4. 通过相关导管感染

在整个输液系统中,静脉导管是潜在的外来污染源。有报道显示,外周静脉导管(包括输液钢针、聚四氟乙烯或聚氨酯材料等)的感染率很低,CVC发生导管相关感染的风险则较大。然而,由于病人疾病的严重度、所使用的导管材料、导管插入的长度以及感染的定义标准等差异很大,对于导管相关性感染的发生率很难进行适当的比较。导管的设计和合成材料是导致感染并发症的危险因素之一,另外,导管的尺寸也是主要因素。导管越粗,穿刺时对皮肤和血管的损伤就越大;同时,较粗的导管很难用敷料完整地固定好。

有很多专业人士认为,所有静脉导管在穿刺数小时后都会形成纤维蛋白鞘。这种蛋白鞘也可能促使导管外细菌的黏附并增加细菌增生的机会。

显微镜下显示,在感染的导管中,微生物主要附着在导管外径的表面。葡萄球菌是一种皮肤表面的常驻菌,是导致 2/3 的静脉导管相关性感染的微生物。它是最常见的导致菌血症的革兰氏阳性菌。研究显示,凝固酶阴性葡萄球菌在静脉导管内外表面生长和增殖并不需要任何营养物质的供给。附着在导管表面后,凝固酶阴性葡萄球菌会产生一种黏多糖,此物质可以抵抗免疫机制甚至可以延缓大剂量抗生素的作用。有很多文献显示,多腔导管比单腔导管更容易引起导管相关的感染,导管的接头是发生导管相关性感染的危险因素之一。但也有一些文献显示,一般需要多腔导管的病人,其本身疾病的严重度可能就较高,可能需要肠外营养或自身免疫状况不佳或需要更长的住院时间等,所以很难给出定论,即一定是由导管的接头引起的感染。

第四节　静脉输液相关感染的预防要点及措施

本节主要介绍血管导管相关感染的预防要点和预防措施。

一、血管导管相关感染预防要点

(1) 医疗机构应当健全预防血管导管相关感染的规章制度,制定并落实预防与控制血管导管相关感染的工作规范和操作规程,明确相关责任部门和人员职责。

(2) 应当由取得医师、护士执业资格,并经过相应技术培训的医师、护士执行血管导管留置、维护与使用。

(3) 相关医务人员应当接受各类血管导管使用指征、置管方法、使用与维护、血管导管相关感染预防与控制措施等方面的培训和教育,熟练掌握相关操作规程,并对病人及家属进行相关知识的宣教。

(4) 医务人员应当评估病人发生血管导管相关感染的风险因素,实施预防和控制血管导管相关感染的工作措施。

(5) 中心导管置管环境应当符合《医院消毒卫生标准》中医疗机构Ⅰ类环境要求。

(6) 医疗机构应当建立血管导管相关感染的主动监测和报告体系,开展血管导管相关感染的监测,定期进行分析反馈,持续质量改进,预防感染,有效降低感染率。

二、血管导管相关感染预防措施

1. 置管前预防措施

(1) 严格掌握置管指征,减少不必要的置管。

(2) 对病人置管部位和全身状况进行评估,选择能够满足病情和诊疗需要的管腔最少、管径最小的导管。选择合适的留置部位,中心静脉置管成人建议首选锁骨下静脉,其次选颈内静脉,不建议选择股静脉;连续肾脏替代治疗时建议首选颈内静脉。

(3)置管使用的医疗器械、器具、各种敷料等医疗用品应当符合医疗器械管理相关规定的要求,必须保证无菌。

(4)患疖肿、湿疹等皮肤病或感冒、流感等呼吸道疾病的医务人员,在未治愈前不应进行置管操作。

(5)当为血管条件较差的病人进行中心静脉置管或经外周静脉穿刺的中心静脉导管置管有困难时,有条件的医院可使用超声引导穿刺。

2. 置管中预防措施

(1)严格执行无菌操作规程。置入中心静脉导管、PICC、中长导管、完全植入式静脉输液港时,必须遵照最大无菌屏障要求,戴工作圆帽和医用外科口罩,按照《医务人员手卫生规范》有关要求执行手卫生并戴无菌手套,穿无菌手术衣或无菌隔离衣,铺覆盖病人全身的大无菌单。置管过程中手套污染或破损时应立即更换。置管操作辅助人员应戴工作圆帽和医用外科口罩,执行手卫生。完全植入式静脉输液港的植入与取出应在手术室进行。

(2)采用符合国家相关规定的皮肤消毒剂,建议采用含氯已定乙醇浓度不低于0.5%的消毒剂进行皮肤局部消毒。

(3)中心静脉导管置管后,应当记录置管日期、时间、部位和置管长度,导管名称和类型、尖端位置等,并签名。

3. 置管后预防措施

(1)应当尽量使用无菌透明、透气性好的敷料覆盖穿刺点,对高热、出汗、穿刺点出血和渗出的病人可使用无菌纱布覆盖。

(2)应当定期更换置管穿刺点处覆盖的敷料。无菌纱布至少每日更换一次,无菌透明敷料至少每周更换一次,敷料出现潮湿、松动、可见污染时,应当及时更换。

(3)医务人员接触置管穿刺点或更换敷料前,应当严格按照《医务人员手卫生规范》有关要求执行手卫生。

(4)中心静脉导管及 PICC 尽量减少三通等附加装置的使用。保持导管连接端口清洁。每次连接及注射药物前,应当采用符合国家相关规定的消毒剂,按照消毒剂使用说明书对端口周边进行消毒,待干后方可连接及注射药物;当端口内有血迹等污染时,应当立即更换。

(5)应当告知置管病人在沐浴或擦身时注意保护导管,避免导管淋湿或浸入水中。

(6)输液 1 天或者停止输液后,应当及时更换输液管路。输血时,应在完成每个单位输血后或每隔 4 h 更换一次给药装置和过滤器;单独输注静脉内脂肪剂时,应每隔 12 h 更换一次输液装置。

(7)外周及中心静脉置管后,应当用不含防腐剂的生理盐水或肝素盐水进行常规冲封管,预防导管堵塞。严格保证输注液体无菌。

(8)紧急状态下的置管,若不能保证有效的无菌原则,应当在 2 天内尽快拔除导管,病情需要时更换穿刺部位重新置管。

(9)应当每天观察病人导管穿刺点及全身有无感染征象。当病人穿刺部位出现局部炎症表现或全身感染表现,怀疑发生血管导管相关感染时,建议通过综合评估决定是否需要拔管。如怀疑发生中心静脉导管相关血流感染,拔管时建议进行导管尖端培养、经导管取血培养及经对侧静脉穿刺取血培养。

(10)医务人员应当每天对保留导管的必要性进行评估,不需要时应当尽早拔除导管。若无感染征象,血管导管不宜常规更换,不应当为预防感染而定期更换中心静脉导管、肺动脉导管和脐带血管导管。成人外周静脉导管每 3~4 天更换一次;儿童及婴幼儿使用前评估导管功能正常且无感染时可不更换。外周动脉导管的压力转换器及系统内其他组件应当每 4 天更换一次。不宜在血管导管局部使用抗菌软膏或乳剂。

第五节 静脉输液相关感染的处理

一、常规处理方法

遵照《输液治疗护理实践指南与实施细则》，按照静脉输液导管维护流程，严格遵守无菌操作原则，加强局部换药。局部有脓性分泌物者，换药前使用无菌棉签从近心端向远心端挤压，直至脓性分泌物完全排尽。

二、药物处理方法

(一) 碘伏处理

使用0.5%碘伏在穿刺点湿敷，再用无菌纱布覆盖和固定；使用碘伏稀释液（用生理盐水与碘伏原液按1:1配制）棉球按压穿刺点后，用透明敷料固定。轻度感染者每2天更换一次，中重度感染者每天更换一次。碘伏消毒剂在与皮肤、黏膜接触后，可形成一层极薄的水溶性杀菌膜，通过释放游离碘，使蛋白质变性，从而使微生物死亡，但文献报道使用的碘伏浓度和时限不同。也有研究表明，直接应用碘伏原液会造成局部灼伤，表现为皮肤色素沉着、皮温升高，甚至出现水泡。但此类灼伤使用的是5%聚维酮碘，且由局部皮肤长时间浸于消毒剂中所致。使用碘伏处理的弊端在于无论是碘伏湿敷后固定，还是碘伏稀释液棉球或纱布直接敷于穿刺点后固定，均需频繁换药，会给病人带来不便，也增加护士的工作量；透明敷料的频繁更换也有可能会导致部分病人出现医用黏胶相关性皮损。同时，使用纱布敷料固定可增加导管滑脱的风险。使用碘伏处理的优势在于碘伏取材方便且价格低廉，因此碘伏的应用较广，需要注意的是，碘伏过敏者无法使用此方法处理。

(二)莫匹罗星软膏处理

使用莫匹罗星软膏以穿刺点为中心均匀涂抹,直径约 10 cm,用 8 层灭菌纱布覆盖后再予以透明敷料固定。莫匹罗星软膏是一种局部外用抗生素,通过抑制蛋白质及 RNA 合成,起到抑制细菌生长的作用,但是可诱导细菌对莫匹罗星产生耐药性。莫匹罗星软膏为膏状,涂抹于皮肤后,透明敷料无法与皮肤紧密粘贴,导管容易移位。如涂抹莫匹罗星软膏并覆盖无菌纱布后再粘贴透明敷料,根据《输液治疗实践标准》,透明敷料下使用纱布敷料应视为纱布敷料,需要每 2 天更换一次。此法会给病人带来不便,同时也增加护士的工作量。

(三)甲硝唑处理

使用甲硝唑注射液湿敷穿刺点 30 min,每天 2 次。甲硝唑注射液的主要成分对革兰氏阴性菌和阳性菌均有抑制作用,同时能减轻炎性反应,促进伤口愈合。目前此种方法的临床证据仍然较少,不作为优先推荐。

(四)氯己定处理

使用氯己定溶液浸湿无菌纱布湿敷穿刺点 20 min,待干后用透明敷料固定。轻度感染 3~5 日维护一次,重度感染每日维护一次。氯己定为双胍类高效、广谱杀菌剂,通过改变细胞浆膜通透性起到杀菌作用,且无耐药性。同时氯己定也是《输液治疗实践标准》中明确推荐使用的消毒剂,需要注意的是,2 个月内婴幼儿及对氯己定过敏者禁止使用。

(五)氯霉素乙醇溶液处理

对于患儿穿刺点感染,使用氯霉素乙醇溶液(每100 mL 75%乙醇溶液加入氯霉素 0.5 g,摇晃混匀,置入冰箱冷藏保存,有效期 6 个月)湿敷穿刺点 5 min,每日 1 次,重度感染患儿每日 2 次。氯霉素为广谱抑菌抗生素,能润湿皮肤角质层,医用乙醇具有渗透溶解作用,从而使氯霉素乙醇溶液产生较强的皮肤消毒杀菌作用。此法可用于2个月内的婴幼儿。此种方法文献报道较少,且研究对象只限于小儿,不能普遍用于临床。

(六)中药处理

使用无菌复方紫草煎剂(自制复方紫草煎剂)湿敷穿刺点及周围红肿部位,用3层敷料,再用无菌纱布固定。但自制中药过程复杂,中药取材不易。

药物处理方法中,使用碘伏和氯己定溶液消毒或湿敷穿刺点后,再予以纱布、敷料固定的文献报道较多,且效果显著,临床可借鉴。虽然有文献报道莫匹罗星和甲硝唑用于穿刺点有效,但二者引起的耐药性不容忽视,此种方法逊于碘伏和氯己定溶液。使用氯霉素乙醇溶液湿敷穿刺点只在小儿病人群体有文献报道,且报道较少,临床使用应谨慎。中药处理中的自制中药过程复杂,只适用于中药易取处。而以上各种药物处理方法均存在的不足是需频繁换药,会给病人和护士带来不便,且只适用于住院病人。

三、敷料处理方法

(一)葡萄糖酸氯己定抗菌透明敷料

使用5%碘伏湿敷穿刺点20 min后待干,用葡萄糖酸氯己定(chlorhexidine gluconate,CHG)抗菌透明敷料外贴于穿刺点,按照透明敷料使用要求,常规更换。葡萄糖酸氯己定抗菌透明敷料由透明黏性敷料和一块含有葡萄糖酸氯己定的凝胶垫组成,覆盖穿刺点后,其抗菌作用持续释放至皮肤及导管下方。该方法便捷有效,已在国内外感染预防及感染治疗中广泛应用,但会增加病人费用。

(二)泡沫敷料

在常规消毒后使用泡沫敷料固定导管,至少每7日更换一次。泡沫敷料能加速创面上皮化、肉芽形成及坏死物质的降解,达到抑制细菌的作用,从而缩短创面愈合时间,降低穿刺点及全身感染率,并且不粘连创面,可减少更换敷料时对创面的损伤,减轻疼痛。

(三)水胶体敷料

使用0.5%碘伏湿敷穿刺点15～20 min后待干,予以水胶体敷料固定。水胶体敷料是由亲水性高分子颗粒与橡胶弹性体混合加工而成的,能够吸收感染部位的渗出液和脓性分泌物,同时提供密闭环境,有利于巨噬细胞清除坏死组织。

(四)银离子敷料

使用生理盐水喷湿后的银离子敷料覆盖穿刺点感染处,再用水胶体敷料固定。轻度感染每7日更换一次,中度至重度感染每3日更换一次。银离子敷料能与创面紧密接触,形成湿性修复环境,加快创面愈合,同时形成抗菌屏障。银离子是广谱抗菌剂,可杀灭创面感染致病菌,且不易产生耐药性和二重感染。

各种新型敷料不但具有透气、透明、粘贴牢固等特点,还具有抑菌、抗菌、促进伤口愈合等功能,这些新型敷料与各种药物湿敷穿刺点治疗感染的功效相仿,同时还可以明显减少换药次数,给门诊医务人员以及PICC维护不便的病人带来很大的便利,也大大减轻了护理工作量。有文献报道证实,此类方法对住院和带管回家病人均适用,但其价格较普通透明敷料高,不能被所有病人接受。

四、物理方法

(一)红外线照射

使用红外线照射穿刺点感染处,每日2～3次,每次20～30 min,距离25～35 cm,照射温度以病人感觉适宜为准,皮肤表面温度为38～42 ℃,

照射中密切观察局部皮肤情况,防止皮肤烫伤。红外线是一种电磁波,人体吸收红外线后,部分红外线转化为热效应,起到抑菌、灭菌和清除致病自由基的作用,继而产生临床效应。照射期间应限制病人的肢体活动,部分药物在输注时不能进行照射,对昏迷及感觉障碍病人进行照射易导致烫伤。

(二)紫外线灯照射

在常规消毒待干后,用无菌纱布遮盖周围正常皮肤,使用紫外线灯进行照射,照射灯管距离穿刺点感染处约5 cm,每日一次。短波紫外线具有消炎、镇痛、促进伤口愈合及增强机体抵抗力等作用。但紫外线对眼角膜有损伤,应采取措施避免紫外线损伤眼角膜。

由于需要使用物理工具,物理方法只适用于住院病人,且其可能带来物理射线所导致的其他并发症,因此,紫外线灯使用期间,更需要增加护士的观察频次,会增加护理工作量。

第八章 静脉治疗相关信息化管理

第一节 静脉治疗网络信息分级管理

随着计算机技术的飞速发展,数字化医院成为医疗发展的新趋势。静脉治疗是住院病人的重要治疗方式,也是临床最常见的技术操作。据统计,中国每年输液约50亿次,90%以上的住院病人接受静脉治疗,85%的护士用于静脉治疗工作的时间超过总工作时间的75%。随着疾病复杂化,医嘱给药种类和形式多样化,静脉治疗出现多途径、速度快、留置时间长的趋势。为了减少输液风险的发生,需要加强治疗过程中用药安全的防护意识。数字化医院利用信息技术,能够帮助医护人员正确实施静脉治疗并严格监管,提高工作效率,保证数据采集的真实完整性,保障病人输液安全;同时又能为静脉治疗质量控制管理提供数据,并有针对性地制定改进措施,真正在静脉治疗的多个环节实现信息化管理;信息化技术应用在静脉治疗系统中,能够减少病人静脉治疗并发症的发生率,提高病人满意度。

一、护士工作系统模块

护士工作系统模块是在原有门诊医生工作站子系统的基础上,依据静脉治疗护理门诊基本工作需求,由软件设计人员系统地构建、研发而成的。该系统能实现预约、挂号、联机显示病人信息、接诊、处置、网上开具诊疗检查项目、查看化验检查报告、联机收费等环节的无缝链接。医院内具有中心静脉置管和维护资质的人员设定本人专用口令和密码,以满足日常工作所需。

二、护理会诊预约管理系统模块

该模块基于医院信息管理系统,依据静脉治疗护理门诊及各临床科室工作需求研发而成。申请人员填写完成会诊预约表格后,自动进入流转程序,并详细记录每一步流转完成时限及相关内容,确保医院管理部门对护理会诊的质量和时效性的有效监督与管理。该系统功能包括:网上填写申请护理会诊报告单,联机自动生成会诊单,电脑终端提示,网盘存储护理会诊意见表、PICC置管知情同意书、收费单、质量评价确认等。

三、中心静脉置管档案和血管病历管理模块

国内各医院充分利用网络信息管理系统,建立电子的中心静脉管理档案和病人的血管病历,从置管、导管维护、血管情况到拔管记录、并发症的处理等信息均实时进行完整记录,确定合理的编码,便于查阅,可提高工作效率。系统记录的内容包括:

(1)置管档案:主要包括病人基本信息,置管的长度、固定情况、血管情况及其质量控制。

(2)知情同意书:内容包括置管的优点、适应证、置管后的不良反应和并发症等,操作前告知病人并征得病人及家属的同意,签署置管知情同意书后,方能进行操作。

(3)导管维护记录:主要包括导管维护时间、导管有无损坏、留置长度、穿刺点有无异常、导管通畅度、拔管记录等。

(4)质量查房表:内容主要包括中心静脉置管前、后的质量,维护的合格标准及导管相关性问题。由专职质控小组按计划对住院留置中心静脉病人的导管使用情况进行检查。上述表单要求设计简洁,采用打钩的方式,便于填写评价和分析。采用手持PDA进行现场数据录入。

(5)置管数据库:在上述信息录入完整的情况下,医院网络后台自动整

合形成完整的中心静脉置管数据库,实现院前、院中、院后资源共享,采用一体化医疗服务模式,使病人随时得到科学、专业、便捷的服务和指导。

第二节 静脉治疗护理信息平台的构建

一、建立研发小组

抽取静脉治疗学组护理骨干、信息科工程师等人员,成立静脉治疗管理信息系统攻关小组;静脉治疗学组组长任项目攻关组组长,制订进度计划,定期组织小组成员开会,进行系统研发。

二、依据关键技术建立各模块

结合静脉治疗的业务特点和处理流程,依托医院内网,基于最新的数据库技术建立系统。该系统具备医院信息系统(hospital information system,HIS)、电子病历系统等的接口,数据存储在后台服务器的数据库中,可以方便、快捷地对信息进行复合条件下的综合查询与统计。

三、设立系统的模块与功能

通过问卷调查、谈话调研、开会讨论等方式汇总临床静脉治疗管理中存在的问题和需求,对问题进行汇总、分析、归类,提出问题,设立静脉治疗管理信息系统的主要模块,确定各模块的功能。随后设计网页,抽取科室进行试运行,发现问题及时整改和完善。在院内进行推广使用,在本院内网设立网站,供全院护理人员浏览、查询和使用。静脉治疗学组成员定期对网站内容进行更新,并负责回答在交流栏目中临床科室提出的问题。

四、静脉治疗制度规范模块

此模块主要介绍静脉治疗指南、国家卫生健康委下发的静脉治疗护理技术操作规范,以及医院下发的与静脉治疗相关的制度规范等,如静脉治疗操作准入制度,静脉治疗操作流程及评分标准,静脉治疗操作知情同意书,毒麻药、急救药品、高危险药品和避光药的目录及使用说明等内容。此模块定期更新,设置快速查找功能,其目的是方便临床护士查找各种与静脉治疗相关的规章制度和操作流程,保证静脉治疗实施的合法性和安全性。

五、管理信息系统模块

此模块为静脉治疗管理信息系统的核心部分,用于静脉治疗门诊和各临床科室的信息沟通,实现静脉治疗的全面管理,主要包括以下子模块:静脉置管登记及置管结果、并发症的申请及处理结果、系统查询等。进入该模块,通过科室端提出置管或会诊的申请,静脉治疗门诊端接受科室申请,并填写置管或会诊的时间,临床科室做相应的物品准备,置管或会诊结束后,门诊通过系统向临床科室书写置管过程或会诊结果。置管或会诊过的病人信息在系统内留存,科室可通过性别、年龄、置管部位及导管类型等分类查询所需的病人,有利于临床科室和静脉治疗门诊总结经验、管理病人。

六、静脉治疗质量管理模块

此模块主要用于发布静脉治疗的检查时间、检查项目和检查标准,反馈静脉治疗的检查结果。制作横向和纵向比较图表,定期从工具的合理选择、导管的维护、并发症的发生、药物的合理使用、护士职业暴露等方面对各临床科室和全院静脉治疗质量进行重点分析,提出指导性建议,实现静脉治疗质量的持续改进。

七、交流园地模块

此模块搭建临床科室与静脉治疗学组之间的知识传递系统,通过此系统实现专家咨询、疑难问题讨论、专家授课课件上传、教学通知发布及学组活动开展情况反馈等,并对静脉治疗的新进展、新动态进行上传。针对临床科室提出的问题,静脉治疗学组安排成员组织讨论并解答。所有提出过的问题均在系统内留存,系统具有检索功能,临床科室如果遇到问题,可以先检索历史答案,再提问,防止重复提问。此模块使用方便、快捷,内容图文并茂,简洁易懂,便于临床科室的医护人员在线学习和提问,持续使用,可以逐步提高全院的静脉治疗水平。

第三节　静脉治疗信息管理软件的应用及展望

一、静脉治疗信息管理软件的应用

(1)住院置管:包括置管医嘱、置管知情同意书、置管申请单、置管评估、置管备物单、置管记录单6个项目。在此模块中,后台接口程序从HIS数据库中获得置管医嘱数据。系统根据不同类型的输液工具提供不同色块标记的置管知情同意书、置管申请单、置管备物单,方便护士确认和打印。静脉治疗专科护士在置管记录单中录入对病人穿刺时的各种参数,如导管信息、穿刺过程、穿刺后导管情况、异常处理信息、并发症的情况等。

(2)住院维护:护士通过住院病人一览表,选择今天需要维护的病人,在对病人进行导管维护操作后,将维护信息录入导管维护界面内,系统将信息自动保存到数据库内。

(3)住院拔管:包括拔管医嘱、拔管知情同意书、拔管申请单、直接拔管记录单、非计划性拔管记录单5个项目。拔管医嘱自动从HIS数据库中获得,护士可从病人一览表中选择拔管病人,打印拔管同意书,进行拔管申请,如果是病人自行要求拔除,则填写非计划性拔管记录单,否则,填写直接拔管记录单。

(4)维护提醒:提供不同色块标记的维护提醒一览表,系统自动提醒护士对病人进行导管维护,防止遗漏。

(5)并发症上报:在置管、维护、每日观察、拔管等环节设置并发症管理模块,可以录入并发症名称、发生部位、临床症状、处理方法、并发症图片,并可以对并发症进行时间排序,管理员可以对各个科室的各种并发症按照不同的检索条件进行统计分析。

(6)病人随访:在此模块中,可制订随访计划,到期自动提醒。

(7)会诊:在置管、维护、观察、拔管中向专家申请会诊,凝血检验数据自动获取,自动提醒相应的专家会诊。

(8)统计查询:显示目前科室带管量、维护量、计划维护量等。管理员还可进行权限管理,根据科室、时间段,按照日报表、周报表、月报表、季报表和年报表详细展示数据。

二、展望

静脉治疗护理信息平台可减少护士的工作量,提高工作效率,减少人为差错,实现全院静脉治疗护理管理一体化,应用计算机软件技术,通过设计和实际应用全院静脉治疗管理系统平台,可提高医院静脉治疗护理管理的规范性,保证静脉输液安全,降低静脉治疗并发症发生率,实现静脉治疗管理的信息化和数字化。在实际运行中,智慧静脉治疗管理信息系统还存在一定的局限性,如缺少分时段预约排队叫号功能,不支持置管、维护的排队,病区护士不能在线预约住院病人导管维护等。随着大数据技术和人工智能技术的发展,今后将对该系统进一步完善并拓展其功能,未来着眼于建立静脉治疗大数据平台,为临床数据分析提供基础;开展人工智能与循证医学在静脉治疗领域的应用;建立以质控为特色、以病人为中心的区域质控平台。

基础知识篇

第九章 解剖学基础知识

第一节 血管解剖基础知识

一、血管分类

血管是连于心室和心房之间密闭的管道系统,也是临床输液治疗的穿刺部位,根据构造及功能不同分为动脉、静脉和毛细血管三种。

(一)动脉

动脉起自心室,止于微动脉,是运送血液离开心脏的血管,管壁较厚,管腔呈圆形,具有一定的弹性,可随心脏的舒缩而搏动。动脉在行程中不断分支为大、中、小动脉和微动脉,微动脉最后移行为毛细血管。

(二)静脉

静脉起始于毛细血管,止于心房,是运送血液回心脏的血管,与伴行的动脉相比,管腔大、管壁薄而柔软、弹性小,管腔在外界压力下易改变。静脉属支多,在回心过程中不断有属支汇入,汇合成小、中、大静脉,最后注入心房。

(三)毛细血管

毛细血管是连于微动脉和微静脉之间呈网状的微细血管,管壁主要由内皮细胞和基膜组成,呈网状,是连接动脉和静脉末梢的管道,管径较小,管壁较薄,有一定通透性,是血液与组织和细胞物质交换的场所。

二、静脉分类及其特点

(一)肺循环静脉

肺静脉起自肺门,向内侧穿过纤维心包,注入左心房后部。肺静脉每侧2条,左肺上、下静脉分别收集左肺上、下叶的血液,右肺上静脉收集右肺上、中叶的血液,右肺下静脉收集右肺下叶的血液。

(二)体循环静脉

体循环静脉分为浅静脉和深静脉。浅静脉又称皮下静脉,位于皮下浅筋膜内,无动脉伴行。深静脉又称伴行静脉,位于深筋膜深面,常与动脉伴行。体循环静脉包括上腔静脉系、下腔静脉系和心静脉系。上腔静脉系由上腔静脉及其属支构成,主要收集头颈部、上肢和胸部(心和肺除外)等上半身的静脉血。下腔静脉系由下腔静脉及其属支构成,主要收集下半身的静脉血。

三、血管壁

除毛细血管外,动脉壁和静脉壁的结构基本相同,均有三层结构,从管腔面向外依次为内膜、中膜和外膜(图9-1)。

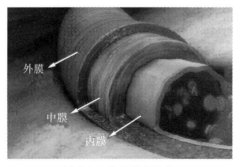

图 9-1 静脉壁的结构

（一）内膜

内膜为血管壁最内层，较薄，由内皮细胞与内膜下层组成，内皮游离面光滑，可减少血液流动的阻力，保证血液正常流动。在静脉治疗过程中，血管的内膜很容易受损，如静脉穿刺时导管与血管内膜的机械性摩擦，是导致机械性静脉炎及血栓形成的主要因素之一。此外，在输注高渗液体时，血管内皮细胞可因血浆渗透压升高而脱水、萎缩，而输注低渗液体时，血管内皮细胞肿胀、破裂，均会导致血管内膜受损而发生炎性改变。同时，液体过酸或过碱也会影响上皮细胞吸收水分，增加血管通透性，出现局部红肿、循环障碍、组织缺血缺氧，从而引起静脉炎或药物外渗。

（二）中膜

中膜为血管壁中层，是血管壁最主要的组成部分，由弹性纤维、胶原纤维和平滑肌细胞组成，中膜所含的平滑肌细胞和结缔组织网，与静脉壁的弹性及收缩功能相关。在静脉穿刺、置管过程中，血管中膜易受寒冷、疼痛、情绪紧张等因素影响而使血管痉挛，导致穿刺失败或送管困难。

（三）外膜

外膜为血管壁最外层，由弹性纤维和疏松组织组成，对血管起支持和保护作用，提供血管自身营养，保持血管舒缩的紧张性。管壁中结缔组织较多，平滑肌细胞及弹性纤维少，但富含胶原纤维，对维持静脉壁的强度起着重要的作用。脆性大、失去弹性（高龄病人）的静脉会影响穿刺成功率，血管硬化穿刺时可感到静脉随针尖活动，而造成穿刺困难；静脉穿刺过程中如损伤淋巴管，可导致穿刺点渗液。

四、静脉血管壁的特点

静脉壁薄，管腔大而不规则；深静脉多与同名动脉伴行；浅静脉数目多,多不与动脉伴行,有单独的名称及行径,对寒冷能作出反应性收缩;静脉管径较相应动脉粗,属支繁杂;静脉血流缓慢,压力低。

静脉之间有很多吻合,浅静脉吻合成静脉网,深静脉吻合成静脉丛。较大的静脉(特别是四肢的静脉)的管腔内有静脉瓣。静脉瓣形成于静脉内膜皱襞,由两层内皮细胞折叠形成,形似半月状小袋,内有弹性纤维。正常瓣膜为双叶瓣,每一瓣包括瓣叶、游离缘、附着缘和交会点,游离缘朝向心脏,与静脉壁构成的间隙为瓣窦。瓣膜顺血流方向打开,逆血流方向关闭,有防止血液倒流的作用,以维持血液由浅至深、由远心向近心单向流动;受重力影响,在静脉回流困难的部位(如四肢)静脉瓣较多,反之,则无瓣膜或瓣膜较少(如躯干)。静脉输液或置管时,应选择静脉瓣较少的部位,成人尽量避免下肢静脉输液,以预防血栓或静脉炎发生。

五、静脉输液治疗与静脉损伤

(一)引起血管内膜损伤的因素

静脉输液治疗对静脉的三层结构均有损伤,尤其对内膜的损伤较大。静脉输液治疗时,静脉内皮细胞层受损或异物入侵常诱发炎性反应,导致静脉炎或血栓形成。在静脉输液治疗中,下列因子与静脉内膜损伤有关。

1. 机械刺激因子

在同一静脉上反复穿刺;迅速插入导管或粗暴送管;静脉留置导管型号大于静脉内腔 45%;留置导管邻近关节屈曲区域,没有妥善固定和支持,以致导管尖端移位;导管尖端对静脉内膜的直接损伤;快速输液引起静脉内膜压力骤增,引起内膜受损。

2. 微生物因子

在静脉穿刺时,微生物入侵可引起静脉内膜的炎性反应。

3. 药物因子

静脉输入特殊的药物(如强刺激性的抗肿瘤药物)、pH<5.0 或>9.0 的溶液、渗透压>600 mOsm/L 的药物均可引起静脉内膜损伤。

(二)影响穿刺的静脉解剖因素

静脉的三层结构中,内膜和中膜对静脉穿刺结果的影响较大。

(1)静脉穿刺通过中膜时有突破感,能看到回血,此时送管可能会出现送管困难,应压低穿刺角度再进针 0.2 cm 后送管。

(2)静脉内膜和中膜硬化引起血管弹性下降和脆性增大,穿刺时静脉容易滚动,穿刺困难。

(3)静脉壁平滑肌可以保持较长时间收缩或紧张状态,且平滑肌收缩时静脉管腔可以缩小 2/3,从而影响静脉的充盈度,导致穿刺失败。在静脉穿刺时,扎止血带时间过长使静脉过度膨胀,引起静脉挛缩而导致静脉血管充盈差,因此,静脉输液时止血带的绑扎时间应小于 2 min。

(4)静脉穿刺处皮肤富含神经,因而静脉穿刺时引起疼痛明显,婴幼儿、儿童因难以忍受疼痛而摆动肢体,易导致穿刺失败。因此,静脉穿刺前应妥善固定肢体。

第二节　静脉的解剖结构及特点

一、头颈部静脉

头颈部浅静脉主要包括面静脉、颞浅静脉、颈前静脉和颈外静脉,深静脉主要包括颈内静脉、锁骨下静脉、颅内静脉等(图 9-2)。颈内静脉和锁骨下静脉通常作为胸壁式输液港的穿刺部位。

（一）颈外静脉

1. 解剖特点

颈外静脉（图9-2）是头颈部最大的浅静脉，由下颌后静脉的后支和耳后静脉、枕静脉在下颌角附近腮腺内或紧邻腮腺的下方汇合而成，主要收集头皮、面部以及部分深层组织的静脉血。该静脉沿胸锁乳突肌表面下行，注入锁骨下静脉。管径自上而下渐粗，以下1/3段最粗，平均管径为4.10～6.29 mm。颈外静脉末端的管腔内有一对瓣膜，但功能不全，不能防止血液回流。正常人站立或处于坐位时，颈外静脉常不显露，平卧时可稍见充盈，但仅限于下颌角与锁骨上缘之间的下2/3段内。

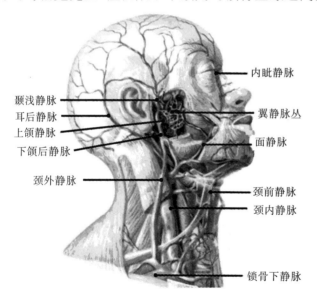

图9-2（彩色）

图 9-2　头颈部静脉

2. 颈外静脉与静脉穿刺的关系

颈外静脉行径表浅，位置恒定，易于穿刺，临床适用于需长期输液而周围静脉不宜穿刺者，周围循环衰竭而需测中心静脉压者，长期静脉内滴注高浓度、刺激性强的药物者，以及行静脉内高营养治疗的病人。颈外静脉是小儿静脉穿刺常用部位之一,亦是内、外科进行诊断和治疗的常用穿刺置管部位之一。

3. 穿刺点

下颌角与锁骨上缘中点连线的上、中 1/3 交点;或锁骨上方 6 cm 处胸锁乳突肌浅面至肌后缘一段。

(二)颈内静脉

1. 解剖特点

颈内静脉是头颈部最粗大的深静脉,自颈静脉孔处续于乙状窦,在颈动脉鞘内沿颈内动脉和颈总动脉外侧下行,至胸锁关节后方与锁骨下静脉汇合成头臂静脉。管径约 1.3 cm,最粗可达 2.4 cm。

2. 颈内静脉与静脉穿刺的关系

由于颈内静脉壁附着于颈动脉鞘,并通过此鞘与颈深筋膜和肩胛舌骨肌中间腱相连,故管腔经常处于开放状态,有利于头颈部静脉血的回流。但一旦损伤,由于管腔不能闭锁,同时胸腔负压对静脉血有吸引力,可能导致空气栓塞。因此,进行颈内静脉穿刺置管或拔管、更换输液通道时,要防止空气进入形成空气栓塞。右颈内静脉与右头臂静脉、上腔静脉几乎呈垂直位,因此,选择右颈内静脉置管的安全性大于左颈内静脉,易于成功。

3. 穿刺点

甲状软骨(上缘)水平线、胸锁乳突肌内侧缘、颈动脉搏动外侧(前路);胸锁乳突肌的胸骨头和锁骨头与锁骨所形成的三角(即锁骨上小窝)的顶点(中路);或锁骨上 3 cm 与正中线旁 3 cm 的连线交叉点(后路)。临床上常选择右颈内静脉中段为穿刺点置入中心静脉导管。

(三)锁骨下静脉

1. 解剖特点

锁骨下静脉自第一肋外侧缘处续于腋静脉,位于锁骨后下方,向内至胸锁关节后方与颈内静脉汇合成头臂静脉,左、右头臂静脉汇合成上腔静脉入右心房。此静脉较粗大,成人的管腔直径可达 2 cm。

2. 锁骨下静脉与静脉穿刺的关系

锁骨下静脉常处于充盈状态,周围有结缔组织固定,血管不易塌陷,较易穿刺,用硅胶管插入后可以保留较长时间,临床上常用于锁骨下静脉置管。左头臂静脉行径较右头臂静脉长且位置较水平,置入中心静脉导管或 PICC 时易发生送管困难、导管异位、穿破血管等问题,因此,中心静脉置管一般选择右头臂静脉。锁骨下静脉距离右心房较近,血量多,当输入大量高浓度或刺激性较强的药物时,可迅速将药物稀释,使其对血管壁的刺激性减小。临床上锁骨下静脉穿刺适用于需迅速大量补液者、测量中心静脉压者以及紧急放置心内起搏导管者。

3. 穿刺点

穿刺点位于胸锁乳突肌外侧缘与锁骨所形成的夹角的平分线上,距顶点 0.5~1 cm。

(四)面静脉

面静脉位置表浅,起自内眦静脉,在面动脉的后方下行;在下颌角下方跨过颈内、外动脉的表面,下行至舌骨大角附近与下颌后静脉前支汇合成面总静脉,注入颈内静脉。面静脉收集面部组织的静脉血。面静脉通过眼上静脉和眼下静脉与颅内的海绵窦交通,并通过面深静脉与翼静脉丛交通,继而与海绵窦交通。面静脉无静脉瓣,故面部尤其是鼻根至两侧口角间的三角区(临床上称此区为危险三角)发生化脓性感染时,若处理不当(如挤压等),可导致颅内感染。

二、胸腹部静脉

常见的胸腹部静脉主要有头臂静脉、上腔静脉、下腔静脉等(图9-3)。

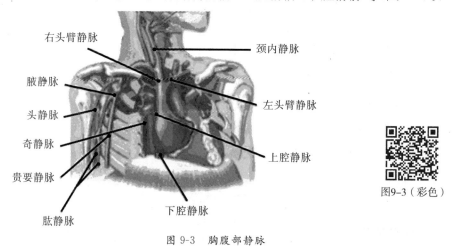

图 9-3　胸腹部静脉

图9-3（彩色）

（一）头臂静脉

头臂静脉由同侧颈内静脉和锁骨下静脉在胸锁关节后方汇合而成，汇合处的夹角称为静脉角，是淋巴导管的注入部位。头臂静脉左、右各一，左头臂静脉较长，横过主动脉弓上缘斜向右下，右头臂静脉较短，几乎垂直下降，两侧头臂静脉汇合成上腔静脉。头臂静脉除收集颈内静脉和锁骨下静脉的血液外，还收集甲状腺静脉、椎静脉、胸廓内静脉的血液。

（二）上腔静脉

1. 解剖特点

上腔静脉是一条粗短的静脉干，由左、右头臂静脉在右侧第1肋软骨与胸骨结合处的后方汇合而成，在升主动脉右侧下行，至右侧第2胸肋关节后方穿纤维心包，至右侧第3胸肋关节的下缘处注入右心房，入心前尚有奇静脉注入。上腔静脉主要收集头颈部、上肢、胸壁和部分胸部脏器的静脉血。

2. 上腔静脉与静脉穿刺的关系

置入的中心静脉导管尖端的理想位置是上腔静脉的中下 1/3 段，以上腔静脉与右心房交汇处上方 2~3 cm 为最佳，此位置静脉的内径为 2~3 cm，有充分的空间容纳导管，导管可与血管壁成平行状态，且顺血流在血管内自由漂浮，从而降低导管相关性静脉炎、血栓、导管堵塞、导管异位等并发症的发生率。

3. 穿刺点

通常选择右颈内静脉作为最佳位置，具体穿刺点可定位在锁骨中线第 2 肋间和胸骨剑突连线的中外 1/3 交界处。

(三) 下腔静脉

1. 解剖特点

下腔静脉是人体最大的静脉，位于腹膜后，由左、右髂总静脉在第 4 或第 5 腰椎椎体前方汇合而成，沿腹主动脉的右侧上行，先后经肝脏的腔静脉沟和膈肌的腔静脉孔进入胸腔后，穿纤维心包进入右心房。下腔静脉主要收集下肢、盆腔和腹部的静脉血。其属支可分为壁支和脏支两种，多数与同名动脉伴行。

2. 下腔静脉与静脉穿刺的关系

下腔静脉穿刺可用于各种临床诊断和治疗操作，如中心静脉压监测、血液透析、营养支持等。穿刺时需注意避免损伤邻近的血管、神经和器官。

3. 穿刺点

一般来说，穿刺点会选择在下腔静脉的体表投影处或其附近，如腹股沟韧带下方二横指、股动脉搏动内侧 0.5~1.0 cm 处等。

三、上肢静脉

上肢静脉分浅、深两组，两组间有广泛的交通，都具有静脉瓣。上肢浅静脉(图9-4)主要有头静脉、贵要静脉、肘正中静脉及其属支。上肢深静脉常与动脉伴行,多为2条,上肢深静脉主要有肱静脉和腋静脉。临床上常用手背静脉网、前臂和肘部前面的浅静脉采血、输液和注射药物;贵要静脉、头静脉、肘正中静脉和肱静脉可作为PICC、手臂式输液港的穿刺部位。

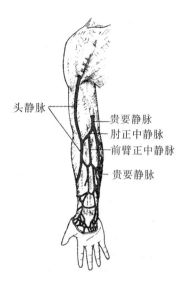

图9-4 上肢浅静脉

(一)贵要静脉

1. 解剖特点

贵要静脉起自手背静脉网的尺侧,在前臂后面尺侧上行,至肘窝部转向前面,在此部接受肘正中静脉。向上经肱二头肌内侧缘上行至臂中点稍下方穿深筋膜,与肱静脉伴行,在大圆肌的下缘汇入腋静脉或上行汇入肱静脉。贵要静脉在肘窝以下有1~3对静脉瓣,在肘窝以上一般无静脉瓣。

2. 贵要静脉与静脉穿刺的关系

贵要静脉是PICC、手臂式输液港置管的首选穿刺部位。该静脉是上臂最粗、最直的静脉,静脉瓣较少、属支少,位置表浅、恒定。当上臂与身体成90°角时,贵要静脉是导管置入最直、最短的路径,更易穿刺。尤其是右侧贵要静脉,其穿刺路径最短,损伤概率最小。

(二)肘正中静脉

1. 解剖特点

肘正中静脉位于肘前皮下,是头静脉与贵要静脉之间的吻合支,变异较多。肘正中静脉主要斜行或横行跨过肘窝,是肘部最粗、最突出的血管。肘前区皮肤薄而柔软,浅筋膜疏松,浅静脉粗大、浅表、比较恒定,但个体差异较大,静脉瓣较多。理想情况下,肘正中静脉汇入贵要静脉,形成最直接的途径,经腋静脉、锁骨下静脉、头臂静脉,到达上腔静脉。该静脉通过一交通支与深静脉相连。

2. 肘正中静脉与静脉穿刺的关系

临床常通过肘正中静脉进行药物注射、输血或采血,但经肘正中静脉置入 PICC 的送管困难发生率高于贵要静脉,肘正中静脉是 PICC、手臂式输液港置管的次选穿刺部位。

(三)头静脉

1. 解剖特点

头静脉起于手背静脉网的桡侧,绕前臂桡侧上行至肘窝,在肘窝位于肘正中静脉桡侧,再沿肱二头肌外侧上行经三角胸大肌沟,穿深筋膜注入腋静脉或锁骨下静脉,末端可有吻合支连于颈外静脉。头静脉收集手部和前臂桡侧浅层的静脉血。

2. 头静脉与静脉穿刺的关系

头静脉位置表浅、固定,临床常用于前臂浅静脉置管。当贵要静脉和肘正中静脉不能作为 PICC、手臂式输液港置管的穿刺部位时,可考虑头静脉置管。因头静脉属支多,管腔由下而上逐渐变细,静脉瓣较多,在锁骨下方汇入腋静脉,汇入处有较大角度(还可能直接汇入锁骨下静脉),不利于导管顺利通过,易损伤血管内膜。因此,经头静脉置管时,导管送入难度较大,导管反折异位和机械性静脉炎发生的概率较高。

(四)肱静脉

1. 解剖特点

肱静脉有 2 条,分为内侧支和外侧支,沿肱动脉的内、外侧上行,在肩胛下肌下缘与外侧支汇合并移行为腋静脉。在肱二头肌内侧缘中点,贵要静脉汇入内侧支。

2. 肱静脉与静脉穿刺的关系

该静脉位置较深、固定，粗、直，肉眼看不见，在血管彩超引导下可见，是血管彩超引导下穿刺置管的备用血管。选择肱静脉作为手臂式输液港置管穿刺部位时，建议穿刺点选择在肘关节上 8 cm 左右处，靠近内侧。

（五）腋静脉

1. 解剖特点

腋静脉由肱静脉在大圆肌下缘处汇合而成，与腋动脉伴行，位于其内侧，并在第 1 肋外侧缘下方延续为锁骨下静脉，全程均经过锁骨下方，主要收集上肢浅、深静脉的全部血液。

2. 腋静脉与静脉穿刺的关系

腋静脉相对较粗，外径为 1.0~1.4 cm，其位置相对固定。在腋静脉穿刺时，需要选择适当的穿刺点，部分文献和医疗实践建议腋静脉穿刺的进针角度为 45°~60°，可在超声引导下进行置管。

3. 穿刺点

常用穿刺点包括胸三角沟、腋静脉下端、锁骨内 2/3 与外 1/3 交点下方等。胸三角沟的位置相对固定，且易于触摸和定位，便于穿刺操作的进行。胸三角沟位于胸骨柄与锁骨内侧端上缘所形成的夹角处，即锁骨内侧上方的凹陷处。

（六）前臂正中静脉

前臂正中静脉起自手掌静脉丛，沿前臂前面上行，注入肘正中静脉。少数有分叉，可注入头静脉和贵要静脉。前臂正中静脉主要收集手掌侧和前臂前部浅层结构的静脉血。

(七)手背静脉网

1. 解剖特点

手背静脉网由浅筋膜内丰富的浅静脉网状交织而成。手背静脉网的桡侧与拇指静脉汇合形成头静脉,尺侧与小指静脉交汇形成贵要静脉。

2. 手背静脉网与静脉穿刺的关系

临床上手背静脉网广泛应用于临时静脉输液、采血等,输液或留置导管时应尽量避免腕关节。

四、下肢静脉

下肢静脉(图 9-5)由浅静脉、深静脉和通静脉组成,主要分为浅、深静脉两部分,两者之间交通丰富。下肢浅静脉主要包括小隐静脉和大隐静脉,下肢深静脉主要包括腘静脉和股静脉。下肢深静脉与同名动脉伴行,胫前静脉、胫后静脉及腓静脉成对存在,伴行于动脉两侧。胫前静脉和胫后静脉汇合成腘静脉,向上延续为股静脉,在腹股沟韧带深面向上延续为髂外静脉。

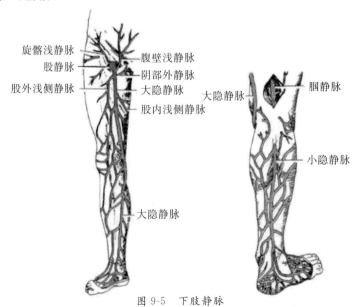

图 9-5 下肢静脉

下肢静脉比上肢静脉的瓣膜多,浅静脉与深静脉之间的交通也较丰富,浅静脉最终汇入深静脉。当瓣膜功能异常时,血液逆流或滞留在浅静脉内,血管内压力持续升高,毛细血管通透性增加,可发生下肢水肿,严重者导致溃疡形成。因此,下肢静脉一般不作为中心静脉血管通路置入的首选静脉,但当遇到上腔静脉综合征病人,必须使用下肢静脉输液时,中心静脉血管通路置入通常选择股静脉。

(一)小隐静脉

1. 解剖特点

小隐静脉由足背静脉弓外侧端延续而来,经外踝后方,沿小腿后面上行,过腓肠肌两头之间至腘窝,穿深筋膜,注入腘静脉。小隐静脉收集足外侧部和小腿后的静脉血。其属支在足背与深静脉相连,在小腿接受许多皮静脉属支,并在近侧端和内侧有数支静脉汇入大隐静脉。

2. 小隐静脉与静脉穿刺的关系

小隐静脉不是静脉输液的常用部位,婴幼儿小隐静脉位置表浅,必要时可在此处进行静脉穿刺。

(二)大隐静脉

1. 解剖特点

大隐静脉是全身最长的静脉,起自足背静脉弓内侧端,经内踝前方,沿小腿前内侧上行,经膝关节内稍后方、股骨内侧髁的后内侧,在大腿内侧面继续上行,并逐渐转至大腿前面,于耻骨结节外下方 3～4 cm 处穿隐静脉裂孔,注入股静脉。

2. 大隐静脉与静脉穿刺的关系

大隐静脉管腔内有 9～10 对静脉瓣,当静脉输注刺激性药物时,因药物在静脉局部停留时间较长,易发生静脉炎或血栓,成年病人应尽量避免经该静脉穿刺输液。

(三)股静脉

1. 解剖特点

股静脉位于股动脉的内侧。胫前静脉和胫后静脉汇合成腘静脉后,穿收肌腱裂孔移行为股静脉,并在腹股沟韧带深面移行为髂外静脉。股静脉主要收集下肢浅部、深部静脉血。

2. 股静脉与静脉穿刺的关系

临床上常选择股静脉穿刺进行心导管插管、血管介入检查治疗等。穿刺部位在腹股沟韧带下方 2～3 cm,股动脉搏动处内侧 0.5～1 cm 处。因该处临近会阴,且局部的温湿度适合细菌生长,当经股静脉置入中心静脉血管通路时,临床上应特别注意预防导管相关性感染。

(四)足背静脉

1. 解剖特点

足背静脉位于足背远侧端的皮下,由相近的足背、趾背浅静脉吻合而成。

2. 足背静脉与静脉穿刺的关系

该静脉位置表浅、恒定,临床常用于外周静脉穿刺输液。

第三节　皮肤组织结构与静脉输液治疗

一、皮肤组织结构

皮肤是身体的最外层组织,与身体内部有着密切的联系。成人皮肤的总面积为 $1.5 \sim 2 \, m^2$;厚度各处不同,为 0.5～4 mm,四肢及躯干的皮肤伸侧较屈侧厚,眼睑、外阴部、耳朵和乳房的皮肤最薄,手掌和足底的皮肤最厚。

皮肤由表皮、真皮和皮下组织所构成。最外部为密集的表皮细胞;下方为真皮,主要为结缔组织;皮下组织含有大量的脂肪。皮肤中除有各种皮肤附属器外,还含有丰富的血管、淋巴管、神经和肌肉。

表皮由外向内可分为角质层、透明层、颗粒层、棘层和基底层五层。真皮由浅至深可分为乳头层和网状层,但两层之间并无明显界限。乳头层为凸向表皮底部的乳头状隆起,与表皮突呈犬牙交错样相接,内含丰富的毛细血管和毛细淋巴管,还有游离神经末梢和囊状神经小体;网状层较厚,位于乳头层下方,有较大的血管、淋巴管和神经穿行。皮下组织位于真皮下方,与肌膜等组织相连,由疏松结缔组织和脂肪小叶组成,又称皮下脂肪层。皮下组织含有血管、淋巴管、神经、小汗腺和顶泌汗腺等。皮下组织的厚度随部位、性别及营养状况的不同而有所差异。皮肤附属器包括毛发、毛囊、汗腺、皮脂腺、指(趾)甲等。

随着人体的发育、生长、成熟和衰老,人体不同时期的皮肤也相应地发生一系列的变化,对静脉输液穿刺造成一定的影响。新生儿及婴幼儿皮肤薄,皮下脂肪少,头皮皮脂腺数目多,分泌旺盛,容易导致细菌感染。经头皮穿刺输液时,应注意穿刺部位的清洁消毒,预防感染。青春期皮肤的表皮细胞分裂增快,真皮层增厚,皮下脂肪逐渐增多,皮肤弹性好,皮脂腺发育迅速,分泌旺盛,容易形成痤疮和感染。对该类人群进行静脉穿刺时,应注意避免有痤疮和感染的部位,并做好清洁消毒。成年期皮肤逐渐老化,皮肤干燥,皮下脂肪增厚,皮肤弹性降低。对该类人群进行静脉穿刺时,会有滞针感,血管滑动不容易刺穿,要适当绷紧皮肤后再行穿刺。老年期皮肤发生退行性变,表皮干燥变薄,皮下组织中弹性纤维减少,导致弹性降低,皮肤松弛,对疼痛刺激的敏感度下降。对该类人群进行静脉穿刺时,因血管滑动、多侧支循环血管等,容易导致穿刺失败。

二、皮肤的损伤与愈合

皮肤是人体的重要器官,它覆盖人体表面,保护人体不受外界环境的侵袭。静脉输液穿刺使用位于疏松结缔组织内的外周浅静脉,当置入静脉输液治疗装置时,皮肤是首先受侵犯的器官。

任何静脉输液治疗均会对皮肤造成一定的损害,皮肤组织损伤的愈合过程包括炎症反应、伤口收缩、肉芽组织增生和瘢痕形成、表皮及其他组织再生。年龄、营养、肾上腺皮质激素、病人的基础疾病、感染与异物、局部血液循环、神经支配、电离辐射等均会影响伤口的愈合。

三、皮肤与静脉输液治疗

静脉输液治疗是通过静脉给予液体、药物、营养制品、全血或血制品的一种治疗方法,需通过穿刺皮肤与静脉血管建立起通路才可以进行。因此,护士应根据皮肤结构特点、病人年龄、身体状况和使用药物等因素,合理选择静脉输液方法、部位和装置,严格执行无菌操作和静脉输液流程,做好输液前、输液中和输液后的护理工作,方可保证静脉输液安全,同时避免或减少对皮肤组织的损伤和并发症的发生。

皮肤的皮下组织属于疏松结缔组织,含有较大的血管、淋巴管和神经。静脉输液的浅静脉位于该层,是渗出或坏死发生的部位。较厚的皮下组织可导致较难穿刺进入血管,一旦感染,扩散快,易出现蜂窝织炎,尤其是在皮下组织较松弛的情况下。正常情况下,规范的浅静脉通路输液不会对机体皮下组织造成损伤,当输入含高渗性、细胞毒性药物的液体时,静脉血管内膜可发生炎性改变,内皮细胞重新排列,导致通透性增加,液体渗漏到血管外,进入皮下组织,导致局部的炎性反应,发生组织水肿、变性,甚至坏死。发生渗漏后,不仅皮下组织会受到伤害,在皮下组织内的动脉血管也可有一定程度的损伤,动脉血管明显变细,局部组织营养缺乏,从而造成局部坏死或修复延缓。

皮肤内的神经分布较密集，常与血管伴随而行。例如，臂丛神经的分支与锁骨下静脉相邻，进行锁骨下静脉穿刺时，要避免损伤臂丛神经。前臂下段掌面的静脉较显露，易于穿刺，但因神经分布较密集，穿刺时引起的疼痛较明显。在肘窝上部进行贵要静脉穿刺时，有损伤正中神经的危险。在为下肢静脉输液的小儿进行固定时，固定不当可造成压迫，易损伤腓总神经，特别是在腓骨颈处，腓总神经位置浅，易受损伤。

第四节　周围神经与静脉输液治疗

周围神经系统包括脊神经、脑神经和自主神经。脊神经有31对，与脊髓相连，主要分布于躯干和四肢。脑神经有12对，与脑相连，主要分布于头面部。自主神经作为脑神经与脊神经的纤维成分，主要分布于内脏、心血管和腺体。神经在走行中伴随着血管，因此，静脉输液专科护士要特别熟悉神经的位置、走向及生理特点，在进行静脉输液时避免损伤神经。

臂丛神经的分支包括锁骨上支和锁骨下支，在锁骨中点的后方，臂丛神经束最为集中，位置表浅，因此，进行锁骨下静脉穿刺时，应避免损伤臂丛神经。

肌皮神经伴头静脉走行，尽管分布变异较少见，但由于静脉行程变化较多，而肌皮神经不恒定地分布在静脉的一侧，因此，静脉穿刺时肌皮神经容易受损而引起疼痛。由于静脉穿刺是一种物理性刺激，易引起区域性肌皮神经紧张性疼痛反应，只要针头不拔出，刺激持续存在，肌皮神经传导触觉感受器感受冲动，所以疼痛不因针头位置不同而减轻。

正中神经由第5~8颈神经前支和第1胸神经前支大部分纤维组成，由来自臂丛内外侧束的内外侧根汇合而成。贵要静脉深面是肱二头肌腱膜，此腱膜将贵要静脉与肱动脉、正中神经隔开，贵要静脉可跨过前臂内侧皮神经，前臂内侧皮神经亦可跨过贵要静脉。在肘窝上进行贵要静脉穿刺时，有损伤正中神经的危险，在前臂下段因神经分布密集，故穿刺痛感明显。若发生液体外渗，可损伤正中神经和尺神经，因此，在静脉注射和输入高渗液体时，要选用合适的血管和针头，防止液体外渗。

尺神经由第7、8颈神经和第1胸神经的前支纤维组成。自胸大肌下缘肱动脉起始处搏动点开始，向下内侧到肱骨内上髁与鹰嘴之间，继续经前臂尺侧达豌豆骨外侧的连线为尺神经投影线。在进行静脉输液时，要特别注意尺神经的体表投影，避免损伤神经。

桡神经由第5~8颈神经和第1胸神经的前支神经纤维组成，是自臂丛后束发出的粗大神经。研究发现，头静脉由桡神经浅支浅出处到桡骨茎突的一段，均与桡神经紧密伴行，在浅出部位，头静脉大部分位于桡神经内侧，至桡骨茎突附近，头静脉经桡神经浅支的浅面与其交叉，行于桡神经外侧。此段体表投影为肱骨外上髁与桡骨茎突连线的下1/3，注射时可出现瞬间放电感，如果再继续输入液体，可能会损伤神经，出现麻木感。

腓总神经位置表浅，行程中贴近腓骨头下方的骨面，周围软组织少，移动性差，此处容易受损。腓总神经绕腓骨颈处位置表浅，下肢静脉输液的小儿采用夹板固定或输液发生漏液时，易压迫局部造成腓总神经损伤。足背静脉也是临床上常选用的静脉输液部位，研究发现，在外踝前区，十字韧带前方，足背静脉弓后方，趾长伸肌腱的小趾肌腱外侧，第4跖骨内侧的区域有一"乏神经区"。在此处进行静脉穿刺可减少病人的痛苦。

隐神经在小腿中、下1/3段和大隐静脉紧密伴行，神经与静脉相互缠绕，静脉被夹于两神经干之间。大隐静脉在内踝前方的位置表浅而恒定，是输液和注射的常用部位。研究显示，膝部隐神经位于静脉后方，一直到踝部保持此关系。在内踝处，大隐静脉较上肢静脉有显著的解剖学优势，穿刺时应间接、快速穿刺，同时避免损伤神经。

胫神经的皮支——腓肠内侧皮神经伴随小隐静脉下行，沿途分布于皮肤，并在小腿下部与腓总神经分出的腓肠外侧皮神经合为腓肠神经，自外踝后方转至足背外侧，为足背外侧皮神经，分布于足背及小趾外侧皮肤。小隐静脉在足外侧起始于足背静脉弓，经外踝后方，沿小腿后面上行，注入腘静脉。小隐静脉与腓肠神经全程紧密并排相互伴行，在静脉穿刺时，应注意神经的体表投影，减少对神经的损伤。

　　神经损伤后，受损神经支配部位的肢体会出现麻木、无力和刺痛感，甚至出现功能障碍。临床工作中，要熟悉上肢静脉穿刺常用静脉与毗邻神经的解剖关系；合理选择穿刺部位，运用静脉穿刺技巧，提高穿刺成功率；静脉穿刺后，协助病人取舒适卧位，以预防神经损伤。

第十章 药理学基础知识

第一节 药物理化性质对静脉的影响

一、药物渗透压对静脉的影响

(一)渗透压

当存在只允许水分子或小分子物质透过的半透膜时,如在半透膜的一侧置入溶质,即见水分子由半透膜另一侧向该侧转移,这种现象称为渗透。转移的水分子将溶质分子包裹形成水合壳。当所有溶质分子均形成水合壳时,水分子即停止转移,此时置入溶质侧的液平面即高于另一侧,高出的液柱形成的静水压,称为渗透压,即水从低渗溶液穿过半透膜进入高渗溶液时产生的压力。渗透压的大小与单位溶剂中含有的溶质分子颗粒数成正比。

血浆渗透压是采用超冻原理测定的,其测定结果是晶体渗透压和胶体渗透压的总和。正常人血浆渗透压为280～310 mOsm/L。渗透浓度低于280 mOsm/L的溶液为低渗溶液,如0.5%氯化钠溶液;渗透浓度高于310 mOsm/L的溶液为高渗溶液,如10%葡萄糖溶液。药物溶液的渗透压是可以通过稀释剂改变的。

(二)等张和等渗溶液对静脉的影响

等渗溶液是指渗透压与血浆的渗透压相等的液体,如浓度为0.9%的 NaCl 溶液,红细胞悬浮于其中可保持正常的形态和大小。一般把能够使红细胞保持正常形态和大小的溶液称为等张溶液。因此,0.9% NaCl 溶液既是等渗溶液,也是等张溶液,给病人进行输血时,采用0.9% NaCl 溶液进行冲管,以免对红细胞造成破坏。

(三)低张和低渗溶液对静脉的影响

当从外周静脉输入低渗溶液时,血管内溶液呈低渗状态,水分子由红细胞外向红细胞内转移,红细胞水分过多而膨胀,造成细胞破裂、静脉刺激与静脉炎,这类溶液又称为低张溶液。

(四)高张和高渗溶液对静脉的影响

当从外周静脉输入高渗溶液时,血浆渗透压升高,水分从细胞内向细胞外移动,导致血管内膜细胞脱水、受损,进而造成局部血小板聚集,形成血栓并释放前列腺素 E_1 和前列腺素 E_2,静脉壁通透性增强,静脉内膜层出现白细胞浸润的炎症改变,释放组胺,使静脉收缩变硬,形成静脉炎。药物渗透性越高,对静脉的刺激性越大,如50%葡萄糖溶液、20%甘露醇溶液、10%氯化钾溶液等。

外周静脉内皮细胞可耐受的渗透压与输注时间有关。输注时间越长,可耐受的渗透压越低;降低溶液的渗透压时,即使增加输液量,也不会引起静脉炎,因此,输注液体的渗透压在一定范围内越低、越接近血浆渗透压越好。使用高渗液体进行静脉注射或输液时,应控制用量及注射速度,否则容易造成局部高渗状态而导致红细胞皱缩。

二、药物酸碱度对静脉的影响

静脉输液时,液体的酸碱度是引起静脉炎的重要因素之一。机体正常范围 pH 为 7.35～7.45,但是人体在代谢过程中不断产生酸性物质和碱性物质,这将使体液中的 H^+ 浓度经常有所变动。溶液 pH<7.0 为酸性,pH<4.1 为强酸性,pH>9.0 为强碱性。一般来说,pH 超过正常范围(7.35～7.45)的药物经静脉给药后均会损伤静脉内膜,酸碱度强弱影响损伤程度。

过酸或过碱的液体或药物均可引起体液酸碱平衡失调,影响上皮细胞吸收水分,使血管壁的通透性增加,出现局部红肿、血液循环障碍和组织缺血缺氧,影响血管内膜的正常代谢和功能,进而引起静脉炎。pH<4.1 时,在无充分血流下,可以见到明显的血管内膜组织改变,pH>8.0 时,血管内膜粗糙,血栓形成。pH 为 6.0～8.0 时,血管内膜受到的刺激减小。血液对液体的酸碱度有缓冲作用,液体输注得越慢,缓冲效果越好。因此,在输注 pH 较高的液体或药物时,应放慢输液速度,充分进行血液稀释,药物输注后及时进行有效冲管。如果需要按常规给予酸性或碱性药物,则采用腔静脉给药,以增加血液稀释,防止外周血管损伤。

第二节 临床常用静脉治疗药物的特性

一、临床常用静脉治疗药物的酸碱度

(一)常用药物的 pH

pH 对药物的稳定性影响较大,是注射的重要质控指标,不适当的 pH 会加速药物分解或产生沉淀。两药配制时,一般两者 pH 差距越大,发生配伍变化的可能性越大。pH 变化会引起颜色的改变,输液本身的 pH 范围也是配伍变化的重要因素。常用药物的 pH 见表 10-1。

表 10-1　常用药物的 pH

药物	pH
左氧氟沙星	3.8~5.8
美罗培南	7.3~8.3
胺碘酮	2.5~4.0
呋塞米	8.5~9.5
泮托拉唑	9.0~10.0
去甲肾上腺素	2.5~4.5
硝酸甘油	3.0~6.5
氨苄西林钠(2%)	8.0~10.0
盐酸万古霉素(5 mg/mL)	2.5~4.5
乳酸环丙沙星(1 mg/mL)	3.5~4.5
两性霉素 B(0.1 mg/mL)	7.2~8.0
盐酸多巴胺(10 mg/mL)	3.0~4.5
盐酸多巴酚丁胺(10 mg/mL)	2.5~5.0
奥美拉唑钠(2%)	10.3~11.3
氯化钾(10%)	5.0~7.0
氨茶碱(25 mg/mL)	8.6~9.3
复方氨基酸	5.6

(二)常用溶媒的 pH

常用溶媒的 pH 见表 10-2。

表 10-2　常用溶媒的 pH

溶媒	pH
5%葡萄糖注射液	3.2~5.5
0.9%氯化钠注射液	4.5~7.0
10%葡萄糖注射液	3.2~6.5
50%葡萄糖	3.2~6.5
葡萄糖氯化钠注射液	3.5~5.5
5%碳酸氢钠溶液	7.5~8.5
甘露醇	4.5~6.5
林格液	4.5~7.5

二、临床常用静脉治疗药物的渗透压

外周静脉输液时,液体渗透压＞450 mOsm/L 可能引起中度静脉炎,液体渗透压＞600 mOsm/L 则会引起重度静脉炎。因此,经外周静脉输液时,需将液体的渗透压控制在 400 mOsm/L 以内；根据药物的化学成分,利用稀释剂可以改变液体渗透压,若不能改变液体渗透压,应缓慢给药,以增加血液稀释。必须反复给渗透压浓度为 500~600 mOsm/L 的液体时,建议采用中心静脉通道。常用静脉治疗药物的渗透压见表 10-3。

表 10-3　常用静脉治疗药物的渗透压

药物	渗透压(mOsm/L)
0.9%氯化钠注射液	280~320
5%氯化钠	1400
5%葡萄糖	278
10%葡萄糖	556
50%葡萄糖	2526
5%碳酸氢钠	1190
10%氯化钾	2666
20%甘露醇	1098
阿奇霉素	280
顺铂	300
环磷酰胺	352
长春新碱	610
氟尿嘧啶	650
复方氨基酸注射液(8.5%)	810
复方氨基酸注射液(11.4%)	1130
泮托拉唑	295
胺碘酮	700~800

第三节 药物相互作用

一、药物相互作用概述

(一)药物相互作用定义

两种或两种以上药物同时或先后序贯应用时,药物之间的相互影响可改变药物在体内的变化过程及机体对药物的反应性,从而使药物的效应增强或减弱或者毒性发生变化。静脉输液以其操作简单、起效快、生物利用度高等优越性而成为临床给药的重要途径,但与其他给药途径相比,静脉输液更容易发生不良反应。

(二)药物相互作用严重程度分级

药物相互作用的严重程度可分为轻度、中度和重度。轻度药物相互作用造成的影响不大,可继续采用原有的治疗方案。中度药物相互作用虽然会造成确切的不良后果,但临床上仍会在密切观察下使用原药物。如已知异烟肼与利福平合用可引起中毒性肝炎的发生率升高,但这一联合用药仍是临床上常用的抗结核化疗方案。重度药物相互作用会造成严重的毒性反应,需要改变剂量、药物和给药方案。药物间相互作用会导致疗效降低或丧失、治疗失败,甚至毒副作用等不良反应,严重影响病人用药安全,从简单的导管阻塞或炎症反应导致栓塞,到治疗失败或者有毒化合物的形成而导致器官功能障碍,甚至病人的死亡,是造成医疗事故和医疗纠纷的重要原因。临床用药时必须考虑药物的相互作用,特别应注意配伍禁忌。

(三)药物相互作用高风险人群

对于患各类慢性疾病的老年人、需长期应用药物维持治疗的病人、多脏器功能障碍者以及在多个医疗机构进行治疗的病人等,在多科治疗、多渠道给药时,使用两种以上的药物发生药物相互作用的风险更高。重症监护病房(intensive care unit,ICU)用药涉及面广、种类多、数量大,且随机性高,通常以静脉输液为主,并且ICU病人病情严重,发生药物不良反应的机会相对较大。

二、药物相互作用的方式

药物相互作用可分为药剂学相互作用、药效学相互作用和药动学相互作用。

(一)药剂学相互作用

药物合用时,由于制剂不合理,发生直接物理或化学反应,导致药物有效成分失效、疗效降低,产生有毒物质,即一般所称的化学或物理配伍禁忌,也称为物理化学性相互作用,大部分可归于体外作用。药物物理配伍变化是指药物的溶解度改变导致药物析出;化学配伍变化是指药物溶液颜色的改变,产生浑浊或沉淀(pH改变),药物分解破坏、效价降低,主要表现为沉淀、氧化、分解、影响生物利用度等。

1. 沉淀

在配制液体药物时,由于理化因素产生沉淀,从而影响疗效。酸性药液与碱性药液合用时,可发生沉淀反应,例如,酸性药物盐酸氯丙嗪注射液与碱性药物异戊巴比妥钠注射液混合,可造成两者或两者之一产生沉淀。产生沉淀的原因有pH改变、电解质的盐析作用、溶媒性质改变等。

2. 氧化和分解

维生素C注射液在pH>6.0时易被氧化,故不宜与碱性的氨茶碱注射液、谷氨酸钠注射液合用;氨基糖苷类抗生素与羧苄西林混合于静脉滴注液中,可因氨基糖苷类抗生素的氨基与羧苄西林的β-内酰胺环之间发生化学性相互作用而灭活;葡萄糖溶液中不能加入氨苄西林、氨茶碱、可溶性巴比妥类、红霉素、卡那霉素、可溶性磺胺类、华法林等药物。

3. 影响生物利用度

药物固体剂型可能与赋形剂发生相互作用,使药物的生物利用度因固体剂型的不同配方而发生变动。例如,苯妥英钠胶囊剂的赋形剂由硫酸钙改为乳糖,提高了其生物利用度,致使一批癫痫病人出现苯妥英钠毒性反应。

为有效避免联合用药时药物配伍反应的发生,确保病人的用药安全,目前临床上采取了多种防范措施。例如,建立药物配伍禁忌数据库和交叉表,医护人员在进行联合用药前,认真查对配伍禁忌表和交叉表,明确联用药物之间是否存在不相容性,并科学合理地安排输注顺序。执行标准作业程序,对用药的数量、种类、流程进行严格规定。冲管是指在第一组药物输注完毕后,通过输注生理盐水等中性液体将输液管中残留的第一组药物冲洗干净,随后再输入第二组药物,这种方法能够避免不同种药物接触的风险,确保药效。

(二)药效学相互作用

A、B两种药物联合使用时,A种药物增强或减弱B种药物的生理作用或药物效应,称为药效学相互作用。药效学相互作用不改变血液中的药液浓度,但对药物治疗效果有协同或拮抗作用。

1. 协同作用

药理效应相同或相似的药物,如同时使用,可能发生协同作用,表现为联合用药的效果大于单用效果之和。

有的是药理作用之间的相加,最常见的药物协同作用类型是对同一系统、器官、组织或酶的作用。哌替啶的镇静作用可消除病人手术前的紧张、恐惧情绪,减少麻醉药用量,若与氯丙嗪和异丙嗪组成冬眠合剂,尤其是静脉注射速度稍快时,可发生严重的呼吸与循环抑制。丹参酮 II_A 磺酸钠注射液在与抗血小板聚集药(阿司匹林和氯吡格雷等)、活血化瘀中成药(疏血通注射液、舒血宁注射液等)联合使用时,会产生协同效应而增加出血风险。

有的是药物的治疗作用和其他药物副作用相加。如治疗帕金森病（主要作用）的抗胆碱药物，与具有抗胆碱作用（副作用）的其他药物（如氯丙嗪、H 受体阻断药、三环类抗抑郁药）合用时，都可产生性质协同的相互作用，引起胆碱能神经功能过度低下的中毒症状，表现为中毒性精神病、回肠无力症、高温环境容易中暑等。

2. 拮抗作用

两种或两种以上药物作用相反，合用时发生竞争性或生理性拮抗，联合用药的效果小于单用效果之和。在临床上，通常尽量避免药物治疗作用的相互拮抗，可通过药理作用的拮抗减轻甚至避免药物的不良反应。例如，长期大量使用糖皮质激素会使病人血压升高，此时可用抗高血压药来拮抗。

（三）药动学相互作用

药动学相互作用是指一种药物能使另一种药物的吸收、分布、代谢和排泄等环节发生变化，从而影响另一种药物的血浆浓度，进一步改变其作用强度。

1. 吸收过程的药物相互作用

药物在给药部位的相互作用影响药物的吸收，多数情况下表现为妨碍吸收，但也有促进吸收的例子。局麻药液中加入缩血管药，用药部位的局部血管收缩，局麻药吸收减少，全身作用会减轻，同时可保持较长时间的麻醉效果。药物在胃肠道吸收时相互影响的因素有：

（1）胃肠道 pH：胃肠道 pH 的改变，可影响药物的解离度和吸收率。酸性药物在酸性环境下以及碱性药物在碱性环境下解离程度低，药物的非解离部分占大多数，因而其脂溶性较高，较易透过生物膜被吸收；反之，酸性药物在碱性环境下或碱性药物在酸性环境下解离程度高，吸收减少。因此，药物与能改变胃肠道 pH 的其他药物合用，其吸收将会受到影响。例如,水杨酸类药物在酸性环境下的吸收较好,若同时使用碳酸氢钠,将减少水杨酸类药物的吸收。

(2)络合作用:药物合用在胃肠内可相互作用,形成络合物或复合物,从而影响药物的吸收。例如,铁剂可降低四环素和青霉胺的吸收;氢氧化铝凝胶影响乙胺丁醇、地高辛的吸收。

(3)胃肠运动:改变胃排空或肠蠕动速度的药物能影响其他口服药的吸收。例如,多潘立酮加速胃的排空,从而使某些药物的吸收减少。抗胆碱药物(阿托品、吗啡等)可使胃排空延缓,使有些药物的峰浓度降低,达峰时间变慢,也可使肠蠕动减慢,消化液分泌减少,从而使其他药物如抗凝药吸收减少。

(4)食物:一般情况下食物可减少药物的吸收。螺内酯与普通早餐同服,其吸收量明显高于空腹服药。

(5)肠吸收功能:新霉素与地高辛合用时,后者吸收减少,血药浓度降低,对氨基水杨酸可使与之合用的利福平血药浓度降低一半。

2. 分布过程的药物相互作用

分布过程的药物相互作用主要表现在药物与血浆蛋白结合的竞争,当药物合用时,它们可在血浆蛋白结合部位发生竞争性相互置换作用,结果是与血浆蛋白结合部位结合力较高的药物可将另一种结合力较低的药物从血浆蛋白结合部位上置换出来,使后一种药物的游离型增多,因而药理活性也增强。例如,保泰松、阿司匹林、苯妥英钠等都是强力置换剂,合用时可将双香豆素从蛋白结合部位置换出来,使游离型增加而可能引起出血。

3. 代谢过程的药物相互作用

有些药物可诱导肝微粒体酶的活性增加,从而使许多其他药物或诱导剂本身的代谢速度大大增加,导致药效减弱。反之,有些药物可抑制肝微粒体酶的活性,从而使许多其他药物的代谢大大减慢,导致药效增强,并有可能引起中毒。例如红霉素可使茶碱代谢降低,作用增强。

4. 排泄过程的药物相互作用

（1）影响肾小管分泌：肾小管分泌是一个主动转运过程，需要特殊的转运载体，即酸性药物载体和碱性药物载体。当两种酸性药物或碱性药物合用时，可相互竞争载体而出现竞争性抑制现象，从而使其中一种药物由肾小管分泌减少，影响其从肾排泄。

（2）影响尿液 pH：肾小管重吸收主要是被动吸收，因此，药物的解离度对其有重要影响。弱酸性药物在酸性尿液中呈非解离型，脂溶性高，易被肾小管吸收，排出较少；而在碱性尿液中，则其解离度增大，脂溶性下降，再吸收减少，从尿中排出增多。

第十一章　病理生理学基础知识

一、正常水、钠代谢

水是机体的重要组成成分和生命活动的必需物质,人体的新陈代谢是在体液环境中进行的。体液由水和溶解于其中的电解质、低分子有机化合物以及蛋白质等组成,广泛分布于组织细胞内外。分布于细胞内的液体称细胞内液,它的容量和成分与细胞的代谢和生理功能密切相关。浸润在细胞周围的是组织间液,其与血浆共同构成细胞外液。体内水的容量及电解质的成分和浓度是通过机体的自稳调节机制控制在一个相对稳定的、较窄的范围内的,疾病和外界环境的剧烈变化常会引起水、电解质平衡的紊乱,从而导致体液的容量、分布、电解质浓度和渗透压的变化。这些紊乱若得不到及时纠正,常会引起严重后果,甚至危及生命,因此,水和电解质平衡在临床上具有十分重要的意义,而输液疗法是临床上经常使用的、极为重要的纠正水和电解质紊乱的治疗手段。

(一)体液的容量和分布

成人体液总量占体重的 60% 左右,其中细胞内液约占体重的 40%,细胞外液约占体重的 20%,细胞外液中的血浆约占体重的 5%,其余的 15% 为组织间液。组织间液中有极少的一部分分布于一些密闭的腔隙(如关节囊、颅腔、胸膜腔和腹膜腔)中,为一特殊部分,也称为第三间隙液。由于这一部分是由上皮细胞分泌产生的,故又称为跨细胞液(transcellular fluid)。

(二)体液的电解质成分

细胞内液和细胞外液的电解质成分有很大的差异。细胞外液中,组织间液和血浆的电解质在构成和数量上大致相等,在功能上可以认为是一个体系,阳离子主要是 Na^+,其次是 K^+、Ca^{2+}、Mg^{2+} 等,阴离子主要是 Cl^-,其次是 HCO_3^-、HPO_4^{2-}、SO_4^{2-},以及有机酸和蛋白质,两者的主要区别在于血浆含有较高浓度的蛋白质(7%),而组织间液中蛋白质含量仅为 0.05%~0.35%,这与蛋白质不易透过毛细血管进入组织间液有关。蛋白质对维持血浆胶体渗透压、稳定血管内液(血容量)有重要意义。

(三)体液的渗透压

溶液的渗透压取决于溶质的分子或离子的数目,体液内起渗透作用的溶质主要是电解质,血浆和组织间液的渗透压 90%~95% 来源于单价离子 Na^+、Cl^- 和 HCO_3^-,剩余的 5%~10% 来源于其他离子、葡萄糖、氨基酸、尿素以及蛋白质等。血浆蛋白质所产生的渗透压极小,仅占血浆总渗透压的 1/200,与血浆晶体渗透压相比微不足道,但由于其不能自由透过毛细血管壁,因此对于维持血管内外液体的交换和血容量具有十分重要的作用。维持细胞内液渗透压的离子主要是 K^+ 与 HPO_4^{2-},尤其是 K^+。细胞内液的电解质若以"mmol/L"为单位计算,则与细胞外液的渗透压基本相等。

(四)水的生理功能和水平衡

1. 水的生理功能

水是机体中含量最多的组成成分,是维持人体正常生理活动的重要营养物质之一。水具有多种生理功能,包括促进物质代谢、调节体温、润滑等。

2. 水平衡

正常人每天水的摄入和排出处于动态平衡之中。水的来源有饮水、食物水和代谢水。成人每天饮水量在 1000～1300 mL 之间,食物水含量为 700～900 mL。糖、脂肪、蛋白质等营养物质在体内氧化生成的水称为代谢水,每天约 300 mL(每 100 g 糖氧化时产生 60 mL 水,每 100 g 脂肪可产生 107 mL 水,每 100 g 蛋白质可产生 41 mL 水),在严重创伤如挤压综合征时,大量组织破坏可使体内迅速产生大量内生水。每破坏 1 kg 肌肉可释放约 850 mL 水。

机体排出水分的途径有 4 种,即消化道(粪)、皮肤(显性汗和非显性蒸发)、肺(呼吸蒸发)和肾(尿)。每天由皮肤蒸发的水(非显性汗)约 500 mL,通过呼吸蒸发的水约 350 mL。前者仅含少量电解质,而后者几乎不含电解质,故这两种不感蒸发排出的水可以当作纯水来看待。在显性出汗时,汗液是一种低渗溶液,NaCl 含量约为 0.2%,并含有少量的 K^+,因此,在炎夏或高温环境下活动导致大量出汗时,会伴有电解质的丢失。健康成人每日经粪便排出的水约为 150 mL,由尿排出的水为 1000～1500 mL。必须指出,正常成人每天至少排出 500 mL 尿液才能清除体内的代谢废物。因为成人每天尿液中的固体物质(主要是蛋白质代谢终产物以及电解质)一般不少于 35 g,尿液最大浓度为 60～70 g/L,所以每天排出 35 g 固体溶质的最低尿量为 500 mL,再加上非显性汗和呼吸蒸发以及粪便排水量,则每天最低排出的水量为 1500 mL。要维持水分出入量的平衡,每天需水 1500～2000 mL,称日需要量。在正常情况下,每日的出入量保持平衡。尿量则视水分的摄入情况和其他途径排水的多少而增减。

(五)电解质的生理功能和钠平衡

机体的电解质分为有机电解质(如蛋白质)和无机电解质(即无机盐)两部分。形成无机盐的主要金属阳离子为 K^+、Na^+、Ca^{2+} 和 Mg^{2+},主要阴离子为 Cl^-、HCO_3^-、HPO_4^{2-} 等。无机电解质的主要功能是:维持体液的渗透压平衡和酸碱平衡;维持神经、肌肉和心肌细胞的静息电位并参与其动作电位的形成;参与新陈代谢和生理功能活动。

正常成人体内含钠总量为 40～50 mmol/kg 体重,其中约 60% 是可以交换的,约 40% 是不可交换的,主要结合于骨骼的基质。总钠量的 50% 左右存在于细胞外液,10% 左右存在于细胞内液。血清 Na^+ 浓度的正常范围是 135～145 mmol/L,细胞内液中的 Na^+ 浓度仅为 10 mmol/L 左右。成人每天饮食摄入钠为 100～200 mmol。天然食物中含钠甚少,故人们摄入的钠主要来自食盐。摄入的钠几乎全部由小肠吸收,Na^+ 主要经肾随尿排出。Na^+ 摄入多,排出亦多;摄入少,排出亦少,正常情况下排出和摄入钠量几乎相等。此外,随着汗液的分泌,也可排出少量的钠,钠的排出通常也伴有氯的排出。

二、水、钠代谢紊乱

水、钠代谢紊乱往往是同时或相继发生的,并且相互影响、关系密切,故临床上常将二者同时考虑。在分类时,一般根据体液容量和渗透压分为脱水(低渗性脱水、高渗性脱水和等渗性脱水)、水中毒和水肿。

脱水(dehydration)是指人体由于饮水不足或病变消耗大量水分,不能及时补充,导致细胞外液减少而引起新陈代谢障碍的一组临床症候群,严重时会造成虚脱,甚至有生命危险,需要依靠补充液体及相关电解质来纠正和治疗。脱水常伴有血钠和渗透压的变化,根据其伴有的血钠或渗透压的变化,脱水可分为低渗性脱水(即细胞外液减少合并低血钠)、高渗性脱水(即细胞外液减少合并高血钠)和等渗性脱水(即细胞外液减少而血钠正常)等。

(一)低渗性脱水

低渗性脱水(hypotonic dehydration)的特点是失 Na^+ 多于失水,血清 Na^+ 浓度<130 mmol/L,血浆渗透压<280 mOsm/L,伴有细胞外液量的减少。低渗性脱水也可称为低容量性低钠血症(hypovolemic hyponatremia)。

1. 原因

常见的原因是肾内或肾外丢失大量的液体或液体积聚在第三间隙

(third space)后处理措施不当,如只给水而未给电解质平衡液。

2. 对机体的影响

(1)细胞外液减少,易发生休克。

(2)血浆渗透压降低:无口渴感,故机体虽缺水,但却不思饮,难以自觉通过口服补充液体。

(3)有明显的失水体征:病人皮肤弹性减退,眼窝凹陷;婴幼儿囟门凹陷。

3. 防治

(1)防治原发病,去除病因。

(2)适当补液。

(3)原则上给予等渗液,以恢复细胞外液容量,如出现休克,要按休克的处理方式积极抢救。

(二)高渗性脱水

高渗性脱水(hypertonic dehydration)的特点是失水多于失钠,血清 Na^+ 浓度>150 mmol/L,血浆渗透压>310 mOsm/L。细胞外液量和细胞内液量均减少,又称低容量性高钠血症(hypovolemic hypernatremia)。

1. 原因

常见原因包括水摄入减少、水丢失过多(经呼吸道失水、经皮肤失水、经肾失水、经胃肠道失水),以上情况在口渴感正常的人能够喝水和有水喝的情况下,很少引起高渗性脱水。但如果没有及时得到水分的补充,再由于皮肤和呼吸道蒸发丧失单纯水分,体内水的丢失就大于钠的丢失,造成高渗性脱水。

2. 对机体的影响

(1)口渴:口渴是一种重要的保护机制,但对于衰弱的病人和老年人,口渴反应可不明显。

(2)细胞外液含量减少。

(3)细胞内液向细胞外液转移。

(4)血液浓缩:病人血液浓缩、血压下降及氮质血症的程度一般比低渗性脱水轻。

(5)中枢神经系统功能障碍:包括嗜睡、肌肉抽搐、昏迷,甚至死亡。小儿由于从皮肤蒸发的水分减少,使散热受到影响,从而导致体温升高,称为脱水热。

3. 防治

(1)防治原发病,去除病因。

(2)补给体内缺少的水分,不能经口进食者,可由静脉滴入5%～10%葡萄糖溶液。

(3)补给适当的Na^+,可给予生理盐水与5%～10%葡萄糖混合液。

(4)适当补K^+。

(三)等渗性脱水

等渗性脱水(isotonic dehydration)的特点是水钠成比例丢失,血容量减少,但血清Na^+浓度和血浆渗透压仍在正常范围。任何等渗性液体的大量丢失所造成的血容量减少,短期内均属于等渗性脱水,可见于呕吐、腹泻、大面积烧伤、大量抽放胸腔积液或腹水等。若等渗性脱水不进行处理,病人可通过不感性蒸发和呼吸等途径不断丢失水分而转变为高渗性脱水;如果补给过多的低渗溶液,则可转变为低钠血症或低渗性脱水。因此,单纯性的等渗性脱水临床上较少见。

(四)水中毒

水中毒(water intoxication)的特点是病人水潴留使体液量明显增多,血钠下降,血清Na^+浓度<130 mmol/L,血浆渗透压<280 mOsm/L,但体钠总量正常或增多,故又称为高容量性低钠血症(hypervolemic hyponatremia)。

1. 原因

主要原因是过多的低渗性体液在体内潴留,造成细胞内外液量都增多,引起重要器官功能严重障碍。如水摄入过多、水排出减少等。在肾功能良好的情况下,一般不易发生水中毒,故水中毒最常发生于急性肾功能不全的病人而又输液不恰当时。

2. 对机体的影响

(1)细胞外液量增加,血液稀释。

(2)细胞内水肿:早期潴留在细胞间液中的水分尚不足以产生凹陷性水肿,晚期或重度病人可出现凹陷症状。

(3)中枢神经系统症状:如头痛、恶心、呕吐、记忆力减退、淡漠、神志混乱、失语、嗜睡、视神经盘水肿等,严重病例可发生枕骨大孔疝或小脑幕裂孔疝而导致呼吸心跳停止。

(4)实验室检查可见血液稀释,血浆蛋白和血红蛋白浓度、血细胞比容降低,早期尿量增加(肾功能障碍者例外),尿比重下降。

3. 防治

(1)防治原发病。

(2)轻症病人只要停止或限制水分摄入,使水代谢呈负平衡,即可自行恢复。

(3)重症或急症病人除严格进水外,尚应给予高渗盐水,以迅速纠正脑细胞水肿,或静脉给予甘露醇等渗透性利尿剂或呋塞米等强利尿剂,以促进体内水分的排出。

(五)水肿

过多的液体在组织间隙或体腔内积聚称为水肿(edema)。水肿不是独立的疾病,而是多种疾病的一种重要的病理过程。如水肿发生于体腔内,则称为积水(hydrops),如心包积水、胸腔积水(又称胸腔积液)、腹腔积水、脑积水等。

1. 原因

水肿是由多种原因引起的。全身性水肿多见于充血性心力衰竭(心性水肿)、肾病综合征和肾炎(肾性水肿)以及肝脏疾病(肝性水肿),也见于营养不良(营养不良性水肿)和某些内分泌疾病。有的全身性水肿至今原因不明,称为特发性水肿。局部性水肿常见于器官组织的局部炎症(炎性水肿)、静脉阻塞、淋巴管阻塞(淋巴性水肿)等情况。比较少见的血管神经性水肿(angioneurotic edema)也属于局部性水肿。

2. 对机体的影响

除炎性水肿具有稀释毒素、运送抗体等抗损伤作用外,其他水肿对机体都有不同程度的不利影响,如细胞营养障碍,水肿对器官组织功能活动的影响取决于水肿发生的速度和程度。急速发展的重度水肿因来不及适应和代偿,可能引起比慢性水肿更严重的功能障碍。若发生水肿的部位为生命活动的重要器官,则可造成更为严重的后果,如脑水肿引起颅内压升高,甚至脑疝致死;喉头水肿可引起气道阻塞,严重者窒息死亡。

三、钾代谢紊乱

钾是体内最重要的无机阳离子之一,正常人体内的钾含量为140~150 g。其中约90%存在于细胞内,骨钾约占7.6%,跨细胞液中的钾约占1%,仅约1.4%的钾存在于细胞外液中。钾的摄入和排出处于动态平衡中,且保持血浆钾浓度在正常范围内。按血钾浓度的高低,钾代谢紊乱通常可分为低钾血症和高钾血症两大类。测定血钾可取血浆或血清,血清钾浓度的正常范围为3.5~5.5 mmol/L,血清钾浓度通常比血浆钾浓度高0.3~0.5 mmol/L,这与凝血过程中血小板释放出一定数量的钾有关。

(一)低钾血症

血清钾浓度低于3.5 mmol/L称为低钾血症(hypokalemia)。通常情况下,血钾浓度能反映体内总钾含量,但在异常情况下,两者之间并不一定呈平行关系,而且低钾血症病人的体内钾总量也不一定减少,但多数情况下,低钾血症常伴有缺钾。

1. 原因

(1)钾摄入不足:消化道梗阻、昏迷、神经性厌食及手术后较长时间禁食的病人,在静脉补液中又未同时补钾或补钾不够,易发生低钾血症。

(2)钾丢失过多:常见于严重呕吐、腹泻、胃肠减压及肠瘘等,长期大量使用髓袢或噻嗪类利尿剂。另外,一般情况下出汗不易引起低钾血症,但在高温环境中进行体力劳动时,可因大量出汗丢失较多的钾,若没有及时补充,可引起低钾血症。

(3)细胞外液钾转入细胞内:当细胞外液的钾较多地转入细胞内时,可引起低钾血症,但机体的总钾量并不减少。主要见于碱中毒、过量胰岛素使用、某些毒物中毒(如钡中毒、粗制棉籽油中毒)等。低钾性周期性麻痹是一种遗传性少见病,发作时细胞外液钾进入细胞内,血浆钾急剧减少,剧烈运动、应激等是其常见的诱发因素。

2. 对机体的影响

(1)低钾血症对神经-肌肉的影响:急性低钾血症轻症可无症状或仅感觉倦怠和全身软弱无力;重症可发生弛缓性麻痹。慢性低钾血症由于病程缓慢,细胞内液钾逐渐转移到细胞外,临床表现不明显。低钾血症对心肌的影响主要表现为心肌生理特性的改变及引发的心电图变化和心肌功能的损害。

(2)与细胞代谢障碍有关的损害:钾对骨骼肌的血流量有调节作用。严重缺钾病人肌肉运动时不能释放足够的钾,以致发生缺血缺氧性肌痉挛、坏死和横纹肌溶解。对肾脏的损害主要表现为髓质集合管上皮细胞肿胀、增生等,重者可波及各段肾小管,甚至肾小球,出现间质性肾炎样表现。功能上主要表现为尿浓缩功能障碍而出现多尿。

(3)对酸碱平衡的影响:低钾血症可引起代谢性碱中毒,同时出现反常性酸性尿(paradoxical acidic urine)。

3. 防治

(1)防治原发病,尽快恢复饮食和肾功能。

(2)补钾:最好口服,不能口服者或病情严重时,才考虑静脉滴注补钾。补钾时应观察心率和心律,定时测定血钾浓度。

(3)纠正水和其他电解质代谢紊乱:低钾血症易伴发低镁血症,由于缺镁可引起低钾,故补钾的同时必须补镁,方才有效。

(二)高钾血症

血清钾浓度高于 5.5 mmol/L 称为高钾血症(hyperkalemia)。高钾血症时极少伴有细胞内钾含量的增高,并且也未必总是伴有体内钾过多。

1. 原因

(1)钾摄入过多:如经静脉输入过多钾盐或输入大量库存血。

(2)钾排出减少:主要是肾脏排钾减少,这是高钾血症最主要的病因。

(3)细胞内钾转到细胞外:细胞内钾迅速转到细胞外,当超过了肾的排钾能力时,血钾浓度升高。

(4)假性高钾血症:可见于白细胞增多或血小板增多的病人,但更多见于静脉穿刺造成的红细胞机械性损伤。

2. 对机体的影响

(1)高钾血症对神经-肌肉的影响:急性高钾血症主要表现为感觉异常、刺痛等症状,重者表现为肌肉软弱无力乃至弛缓性麻痹。慢性高钾血症的主要病因是细胞内外钾浓度梯度变化不大。

(2)高钾血症对心肌的影响:可发生致命性心室纤颤和心搏骤停。

(3)高钾血症对酸碱平衡的影响:高钾血症可引起代谢性酸中毒,并出现反常性碱性尿(paradoxical alkaline urine)。

3. 防治

(1)防治原发病,去除引起高钾血症的病因。

(2)降低体内总钾量:减少钾的摄入,用透析疗法和其他方法(口服或灌肠阳离子交换树脂)增加肾脏和肠道的排钾量。

(3)使细胞外液钾转入细胞内:静脉输入葡萄糖和胰岛素,促进糖原合成,或输入碳酸氢钠,提高血液 pH,促使钾向细胞内转移,而降低血钾浓度。

(4)应用钙剂和钠盐拮抗高钾血症的心肌毒性作用。

(5)纠正其他电解质代谢紊乱:高钾血症时很可能伴有高镁血症,应及时检查处理。

四、镁代谢紊乱

镁是机体内具有重要生理、生化作用的阳离子,其含量仅次于钠、钙、钾。在细胞内,镁是继钾之后第二重要的阳离子,其含量也仅次于钾。正常人体镁的摄入和排出处于动态平衡,且保持血清镁浓度在 $0.75 \sim 1.25$ mmol/L 的范围内。成人每天从饮食中摄取镁 $10 \sim 20$ mmol,其中约 1/3 在小肠内吸收,其余随粪便排出。镁与人类许多生理功能密切相关,在疾病发生发展及临床治疗中有重要影响,一旦出现紊乱,将干扰生理功能甚至导致疾病。

(一)低镁血症

血清镁浓度低于 0.75 mmol/L 称为低镁血症(hypomagnesemia)。

1. 原因

(1)镁摄入不足:常见于长期禁食、厌食或长期静脉营养又未补镁。

(2)镁排出过多:经胃肠道失镁、经肾排出镁过多。

(3)细胞外液镁转入细胞内:使用胰岛素治疗糖尿病酮症酸中毒时,因促进糖原合成,使镁过多转入细胞内,细胞外液镁减少。

2. 对机体的影响

(1)低镁血症对神经-肌肉的影响:低镁血症时神经-肌肉的应激性增高,表现为肌肉震颤、手足搐搦、Chvostek 征阳性、反射亢进等。低镁血症时胃肠道平滑肌兴奋,可引起呕吐或腹泻。

(2) 低镁血症对中枢神经系统的影响：可出现焦虑、易激动等症状，严重时可引起癫痫发作、精神错乱、惊厥、昏迷等。

(3) 低镁血症对心血管系统的影响：可出现心律失常、高血压、冠心病等。

(4) 低镁血症对代谢的影响：可出现低钾血症、低钙血症等。

3. 防治

(1) 防治原发病，以去除引起低镁的病因。

(2) 补镁：多采用硫酸镁制剂，轻者肌内注射，重者静脉内缓慢输入。同时还须注意血压、肾功能变化以及有无低钙血症、低钾血症并存的情况。

(二) 高镁血症

血清镁浓度高于 1.25 mmol/L 称为高镁血症（hypermagnesemia）。

1. 原因

(1) 镁摄入过多：主要见于静脉内补镁过多过快。

(2) 镁排出过少：肾有很强的排镁能力，即使摄入大量镁也不致引起高镁血症，因此，肾排镁减少是高镁血症最重要的病因。

(3) 细胞内镁移到细胞外：如糖尿病酮症酸中毒，使细胞内镁移到细胞外。

2. 对机体的影响

血清镁浓度升高但不超过 2 mmol/L 时，临床上很难察觉。只有当血清镁浓度升至 3 mmol/L 或更高时，才有明显的临床表现。

(1) 高镁血症对神经-肌肉的影响：表现为肌无力甚至弛缓性麻痹，严重者发生呼吸肌麻痹。

(2) 高镁血症对中枢神经系统的影响：常有腱反射减弱或消失，甚至发生嗜睡或昏迷。

(3) 高镁血症对心血管系统的影响：高镁血症时易发生心律失常，表现为心动过缓和传导阻滞。

(4)高镁血症对平滑肌的影响:血管平滑肌抑制可使血管扩张,导致外周阻力和动脉血压下降;内脏平滑肌抑制可引起嗳气、腹胀、便秘和尿潴留等症状。

3. 防治

(1)防治原发病,以改善肾功能等。
(2)应用利尿剂和透析疗法排出体内镁。
(3)静脉注射钙剂,拮抗镁对心肌的抑制作用。
(4)纠正水和其他电解质紊乱,特别注意处理伴发的高钾血症。

五、钙、磷代谢紊乱

钙和磷是人体内含量排名前两位的矿物质元素。正常成人体内钙总量为700~1400 g,磷总量为400~800 g。人体Ca^{2+}约20%经肾排出,80%随粪便排出。肾小球滤过的钙,95%以上被肾小管重吸收。血钙升高,则尿钙排出增多。肾是排磷的主要器官,肾排出的磷占总磷排出量的70%,其余30%由粪便排出。肾小球滤过的磷,85%~95%被肾小管(主要为近曲小管)重吸收。钙、磷共同参与的生理功能包括成骨、凝血。钙能调节细胞功能的信使,调节酶的活性,维持神经-肌肉的兴奋性,Ca^{2+}可降低毛细血管和细胞膜的通透性,防止渗出,抑制炎症和水肿。磷能调控生物大分子的活性,参与机体能量代谢的核心反应,是生命重要物质的组分,磷酸盐($HPO_4^{2-}/H_2PO_4^-$)是血液缓冲体系的重要组成成分。

(一)低钙血症

当血清蛋白浓度正常时,血钙浓度低于2.25 mmol/L,或血清Ca^{2+}浓度低于1 mmol/L,称为低钙血症(hypocalcemia)。

1. 原因

(1)维生素D代谢障碍:维生素D缺乏、肠吸收障碍、维生素D羟化障碍等。
(2)甲状旁腺功能减退症(hypoparathyroidism):甲状旁腺激素

(parathyroid hormone,PTH)缺乏、PTH 抵抗等。

(3)慢性肾功能衰竭。

(4)低镁血症：可使 PTH 分泌减少，PTH 靶器官对 PTH 反应性降低，骨盐 Mg^{2+}-Ca^{2+} 交换障碍。

(5)急性胰腺炎：胰高血糖素和降钙素分泌亢进，胰腺炎症和坏死释放出的脂肪酸与钙结合成钙皂而影响肠吸收。

(6)其他：低白蛋白血症（肾病综合征）、妊娠、大量输血等。

2. 对机体的影响

(1)对神经-肌肉的影响：神经、肌肉兴奋性增加，可出现肌肉痉挛、手足搐搦、喉鸣与惊厥。

(2)对骨骼的影响：佝偻病，表现为囟门闭合迟缓、方颅、鸡胸、念珠胸、腕踝畸形、O 形或 X 形腿等；成人可表现为骨质软化、骨质疏松和纤维性骨炎等。

(3)对心肌的影响：心电图表现为 Q-T 间期和 ST 段延长，T 波低平或倒置。

(4)其他：婴幼儿缺钙时，免疫力低下，易发生感染。慢性缺钙可致皮肤干燥、脱屑、指甲易脆和毛发稀疏等。

3. 防治

给予病因治疗；在补充钙剂的基础上，给予维生素 D。

(二)高钙血症

当血清蛋白浓度正常时，血钙浓度高于 2.75 mmol/L，或血清 Ca^{2+} 浓度高于 1.25 mmol/L，称为高钙血症（hypercalcemia）。

1. 原因

(1)甲状旁腺功能亢进：原发性常见于甲状旁腺腺瘤、增生或腺癌。

(2)恶性肿瘤：恶性肿瘤（白血病、多发性骨髓瘤等）和恶性肿瘤骨转移是引起血钙升高的最常见原因。

(3) 维生素 D 中毒：治疗甲状旁腺功能低下或预防佝偻病而长期服用大量维生素 D 可造成维生素 D 中毒。

(4) 甲状腺功能亢进：甲状腺素具有溶骨作用，中度甲亢病人约 20% 伴高钙血症。

2. 对机体的影响

(1) 对神经-肌肉的影响：表现为乏力、表情淡漠、腱反射减弱，严重病人可出现精神障碍、木僵和昏迷。

(2) 对心肌的影响：心电图表现为 Q-T 间期缩短，房室传导阻滞。

(3) 肾损害：早期表现为浓缩功能障碍；晚期可见肾小管纤维化、肾钙化和肾结石；可发展为肾功能衰竭。

(4) 其他：多处异位钙化灶的形成，如血管壁、关节、肾、软骨、胰腺、胆道、鼓膜等，引起相应组织器官功能的损害。

当血清钙浓度高于 4.5 mmol/L 时，可发生高钙血症危象，如严重脱水、高热、心律失常、意识不清等，病人易死于心搏骤停、坏死性胰腺炎和肾衰竭等。

3. 防治

给予病因治疗；支持疗法和降钙治疗等。

(三) 低磷血症

血清无机磷浓度低于 0.8 mmol/L 称为低磷血症（hypophosphatemia）。

1. 原因

(1) 小肠磷吸收减低。

(2) 尿磷排泄增加。

(3) 磷向细胞内转移。

2. 对机体的影响

通常无特异症状，轻者无症状，重者可有肌无力、感觉异常、鸭态步、骨痛、佝偻病、病理性骨折、易激惹、精神错乱、抽搐、昏迷等。

3. 防治

治疗原发病,及时诊断,适当补磷。

(四)高磷血症

血清无机磷浓度成人高于 1.6 mmol/L,儿童高于 1.9 mmol/L,称高磷血症(hyperphosphatemia)。

1. 原因

(1)急、慢性肾功能不全。

(2)甲状旁腺功能低下(原发性、继发性和假性)。

(3)维生素 D 中毒:促进小肠及肾对磷的重吸收。

(4)磷向细胞外移出:急性酸中毒,骨骼肌破坏,高热,恶性肿瘤(化疗),淋巴性白血病。

(5)其他:甲状腺功能亢进,促进溶骨。肢端肥大症活动期生长激素增多,促进肠钙吸收和减少尿磷排泄。使用含磷缓泻剂及磷酸盐静脉注射。

2. 对机体的影响

高磷血症可抑制肾脏 1α-羟化酶和骨的重吸收。其临床表现与高磷血症诱导的低钙血症和异位钙化有关。

3. 防治

治疗原发病,降低肠吸收磷,必要时使用透析疗法。

六、酸碱平衡和酸碱平衡紊乱

人体的体液环境必须具有适宜的酸碱度才能维持正常的代谢和生理功能(表 11-1),正常人体血浆的酸碱度在范围很窄的弱碱性环境内变动,用动脉血 pH 表示是 7.35~7.45,平均值为 7.40。虽然在生命活动过程中,机体不断生成酸性或碱性的代谢产物,并经常摄取酸性食物和碱性食物,但是正常生物体内的 pH 总是相对稳定的,这是依靠体内各种缓冲系统以及肺和肾的调节功能来实现的。机体这种处理酸碱物质的含量和比例、以维持 pH 在恒定范围内的过程称为酸碱平衡(acid-base balance),这对保证生命活动的正常进行至关重要。

表 11-1　不同部位体液 pH

体液	pH
胃液	0.9～1.5
尿液	5.0～6.0
动脉血	7.35～7.45
脑脊液	7.31～7.34
胰液	7.8～8.0

尽管机体对酸碱负荷有很大的缓冲能力和有效的调节功能,但许多因素可以引起酸碱负荷过度或调节机制障碍,导致体液酸碱度稳定性破坏,这种稳定性破坏称为酸碱平衡紊乱(acid-base disturbance)。在临床实践中,许多原因可以引起酸碱平衡紊乱。很多情况下,酸碱平衡紊乱是某些疾病或病理过程的继发性变化,但是一旦发生酸碱平衡紊乱,就会使病情更加严重和复杂,对病人的生命造成严重威胁。因此,及时发现和正确处理酸碱平衡紊乱常常是治疗成功的关键。

（一）血液的缓冲作用

血液缓冲系统由弱酸(缓冲酸)及其相对应的缓冲碱组成,血液的缓冲系统主要有碳酸氢盐缓冲系统、磷酸盐缓冲系统、血浆蛋白缓冲系统、血红蛋白缓冲系统和氧合血红蛋白缓冲系统五种。此外,在某些特殊情况下,其他组织也可发挥一定的缓冲作用,如骨骼对慢性代谢性酸中毒的缓冲作用。

碳酸氢盐缓冲系统的特点是:可以缓冲所有的固定酸,不能缓冲挥发酸;缓冲能力强,是细胞外液含量最多的缓冲系统,其含量占血液缓冲系统总量的 1/2 以上;该系统可进行开放性调节,碳酸能和体液中溶解的

CO_2 取得平衡而受呼吸的调节,能通过肺和肾对 H_2CO_3 和 HCO_3^- 的调节使缓冲物质易于补充和排出。

磷酸盐缓冲系统存在于细胞内外液中,主要在细胞内液中发挥缓冲作用;血浆蛋白缓冲系统存在于血浆和细胞内,只有当其他缓冲系统都被调动后,其作用才显示出来;而血红蛋白缓冲系统和氧合血红蛋白缓冲系统主要在缓冲挥发酸中发挥作用。

总之,碳酸氢盐缓冲系统不能缓冲挥发酸,挥发酸的缓冲主要靠非碳酸氢盐缓冲系统,特别是血红蛋白缓冲系统和氧合血红蛋白缓冲系统;而固定酸和碱能够被所有的缓冲系统所缓冲,其中碳酸氢盐缓冲系统尤为重要。

(二)酸碱平衡紊乱的类型

血液 pH 取决于 HCO_3^- 和 H_2CO_3 的浓度之比,pH 为 7.4 时其比值为 20/1。根据血液 pH 的高低,可将酸碱平衡紊乱分为两大类:pH 降低称为酸中毒,pH 升高称为碱中毒。HCO_3^- 浓度含量主要受代谢性因素的影响,由其浓度原发性降低或升高引起的酸碱平衡紊乱,称为代谢性酸中毒或代谢性碱中毒;H_2CO_3 含量主要受呼吸性因素的影响,由其浓度原发性升高或降低引起的酸碱平衡紊乱,称为呼吸性酸中毒或呼吸性碱中毒。另外,在单纯型酸中毒或碱中毒时,由于机体的调节,虽然体内酸性或碱性物质的含量已经发生改变,但是血液 pH 尚在正常范围之内,称为代偿性酸中毒或碱中毒。如果血液 pH 低于或高于正常范围,则称为失代偿性酸中毒或碱中毒,这可以反映机体酸碱平衡紊乱的代偿情况和严重程度。

在临床工作中,病人的情况比较复杂,同一病人不但可以发生一种酸碱平衡紊乱,还可以发生两种或两种以上的酸碱平衡紊乱,若是单一的失衡,称为单纯型酸碱平衡紊乱(simple acid-base disturbance),若是两种或两种以上的酸碱平衡紊乱同时存在,则称为混合型酸碱平衡紊乱(mixed acid-base disturbance)。

1. 代谢性酸中毒

代谢性酸中毒(metabolic acidosis)是指细胞外液 H^+ 增加和/或 HCO_3^- 丢失引起的 pH 下降,以血浆 HCO_3^- 原发性减少为特征,是临床上常见的酸碱平衡紊乱类型。

(1)原因:肾脏排酸保碱功能障碍;HCO_3^- 直接丢失过多;代谢功能障碍;外源性固定酸摄入过多、高钾血症、血液稀释等。

(2)对机体的影响:代谢性酸中毒主要引起心血管系统和中枢神经系统的功能障碍。

①心血管系统改变:室性心律失常、心肌收缩力降低、血管系统对儿茶酚胺的反应性降低。

②中枢神经系统改变:代谢性酸中毒时引起中枢神经系统的代谢障碍,主要表现为意识障碍、乏力、知觉迟钝,甚至嗜睡或昏迷,最后可因呼吸中枢和血管运动中枢麻痹而死亡。

③骨骼系统改变:慢性肾功能衰竭伴酸中毒时,由于不断从骨骼释放钙盐以进行缓冲,故不仅影响骨骼的发育,延迟小儿的生长,还可以引起纤维性骨炎和肾性佝偻病。在成人则可导致骨软化症。

(3)防治。

①预防和治疗原发病、去除引起代谢性酸中毒的发病原因,是治疗代谢性酸中毒的基本原则和主要措施。

②碱性药物的应用:对轻症代谢性酸中毒病人可口服碳酸氢钠片,对严重的代谢性酸中毒病人需给予碱性药物治疗。

2. 呼吸性酸中毒

呼吸性酸中毒(respiratory acidosis)是指 CO_2 排出障碍或吸入过多引起的 pH 下降,以血浆 H_2CO_3 浓度原发性升高为特征。

(1)原因:引起呼吸性酸中毒的原因主要是外环境 CO_2 浓度过高,或外呼吸通气障碍而致的 CO_2 排出受阻,临床上以后者更为多见,常见的原因如下:

①呼吸中枢抑制:颅脑损伤、脑炎、脑血管意外、呼吸中枢抑制剂(吗啡、巴比妥类)及麻醉剂用量过大或酒精中毒等。

②呼吸道阻塞:喉头痉挛和水肿、溺水、异物堵塞气管,常造成急性呼吸性酸中毒。而慢性阻塞性肺疾病(chronic obstructive pulmonary disease,COPD)、支气管哮喘等则是慢性呼吸性酸中毒的常见原因。

③呼吸肌麻痹:急性脊髓灰质炎、脊神经根炎、有机磷中毒、重症肌无力、家族性周期性麻痹及重度低血钾时,呼吸运动失去动力,可造成CO_2排出障碍。

④胸廓病变:胸部创伤、严重气胸或胸膜腔积液、严重胸廓畸形等均可严重影响通气功能,引起呼吸性酸中毒。

⑤肺部疾患:如心源性急性肺水肿、重度肺气肿、肺部广泛性炎症、肺组织广泛纤维化、通气功能障碍合并急性呼吸窘迫综合征等,均可因通气障碍而发生呼吸性酸中毒。

⑥人工呼吸器管理不当,通气量过小而使CO_2排出困难。

⑦CO_2吸入过多:较为少见,见于外环境CO_2浓度过高,使吸入的CO_2过多。

(2)对机体的影响:呼吸性酸中毒对机体的影响基本上与代谢性酸中毒相似,也可引起心律失常、心肌收缩力减弱、外周血管扩张、血钾升高等。除此之外,由于$PaCO_2$升高,可引起一系列血管运动和神经精神方面的障碍。

(3)防治。

①病因学治疗:去除呼吸道梗阻,使之通畅或解痉,使用呼吸中枢兴奋药或人工呼吸机,对慢性阻塞性肺疾病采用控制感染、强心、解痉和祛痰等措施。

②发病学治疗:发病学治疗的原则是改善通气功能。慢性呼吸性酸中毒时,由于肾脏排酸保碱的代偿作用,使HCO_3^-含量增高,应该慎用碱性药物。特别是通气尚未改善前,错误地使用碱性药物,可引起代谢性碱中毒,并使呼吸性酸中毒病情加重,使高碳酸血症进一步加重。

3. 代谢性碱中毒

代谢性碱中毒(metabolic alkalosis)是指细胞外液碱增多和/或 H^+ 丢失引起 pH 升高,以血浆 HCO_3^- 原发性增多为特征。

(1)原因:凡是使 H^+ 丢失或 HCO_3^- 进入细胞外液增多的因素,都可以引起血浆 HCO_3^- 浓度升高。经胃丢失 H^+ 常见于剧烈呕吐及胃液引流使富含 HCl 的胃液大量丢失。经肾丢失 H^+ 如应用利尿剂。肾上腺皮质增生或肿瘤可引起原发性肾上腺皮质激素分泌增多,细胞外液容量减少、创伤等刺激可引起继发性醛固酮分泌增多。HCO_3^- 过量负荷、H^+ 向细胞内移动,以及肝功能衰竭时,尿素合成障碍,血氨过高,也常导致代谢性碱中毒。

(2)对机体的影响:轻度代谢性碱中毒病人通常无症状,或出现与碱中毒无直接关系的表现,如因细胞外液量减少而引起的无力、肌痉挛和直立性眩晕;因低钾血症引起的多尿、口渴等。但是,严重的代谢性碱中毒则可出现许多功能代谢变化。

①中枢神经系统功能改变:病人有烦躁不安、精神错乱、谵妄、意识障碍等中枢神经系统症状。

②血红蛋白氧离曲线左移:脑组织对缺氧特别敏感,由此可出现精神症状,严重时还可以发生昏迷。

③对神经-肌肉的影响:表现为腱反射亢进,面部和肢体肌肉抽动、手足搐搦等。若病人伴有明显的低钾血症以致引起肌肉无力或麻痹,则可暂不出现抽搐,但一旦低钾症状纠正后,抽搐症状即可发生。

④低钾血症:碱中毒往往伴有低钾血症。除可引起神经-肌肉症状外,严重时还可以引起心律失常。

(3)防治:纠正代谢性碱中毒的根本途径是促使血浆中过多的 HCO_3^- 从尿中排出。但是,即使是肾功能正常的病人,也不易完全代偿。因此,代谢性碱中毒的治疗方针应该是在进行基础疾病治疗的同时去除代谢性碱中毒的维持因素。肾上腺皮质激素过多引起的碱中毒,需用抗醛固酮药物和补 K^+ 去除代谢性碱中毒的维持因素。

4. 呼吸性碱中毒

呼吸性碱中毒(respiratory alkalosis)是指肺通气过度引起的 $PaCO_2$ 降低、pH 升高,以血 H_2CO_3 浓度原发性减少为特征。

(1)原因:肺通气过度是各种原因引起呼吸性碱中毒的基本发生机制。低氧血症和肺疾患,呼吸中枢受到直接刺激或精神性过度通气,机体代谢旺盛,如高热、甲状腺功能亢进时,由于体温过高和机体分解代谢亢进,可引起呼吸中枢兴奋。其他原因还有人工呼吸机使用不当,如通气量过大。

(2)对机体的影响:呼吸性碱中毒比代谢性碱中毒更易出现眩晕,四肢及口周围感觉异常,意识障碍及抽搐等。此外,呼吸性碱中毒时,也可因细胞内外离子交换和肾排钾增加而发生低钾血症;也可因血红蛋白氧离曲线左移而使组织供氧不足。

(3)防治:应防治原发病和去除引起通气过度的原因。对急性呼吸性碱中毒可吸入含 5% CO_2 的混合气体或嘱病人反复屏气,或用塑料袋套于病人的口鼻上,使其反复吸回呼出的 CO_2,以维持血浆 H_2CO_3 浓度,症状即可迅速得到控制,对精神性通气过度病人,可酌情使用镇静剂。有手足搐搦者,可静脉注射葡萄糖酸钙进行治疗。

规范操作篇

第十二章 静脉输液治疗操作技术

第一节 一次性静脉输液钢针穿刺技术

（一）目 的

(1)补充水分及电解质,预防和纠正水、电解质及酸碱平衡紊乱。
(2)增加循环血量,改善微循环,维持血压及微循环灌注量。
(3)供给营养物质,促进组织修复,增加体重,维持正氮平衡。
(4)输入药物,治疗疾病。

（二）适应证

(1)单次或短期(<4 h)非刺激性、非腐蚀性药物的静脉输液治疗。
(2)单次采取血标本。

（三）禁忌证

(1)腐蚀性药物、刺激性药物及化疗药物输注。
(2)长期静脉输液治疗。
(3)下肢静脉和手腕部静脉。
(4)肠外营养液。
(5)pH<5.0或>9.0的液体或药物。
(6)渗透压>900 mOsm/L的液体。

(7)瘫痪侧肢体、血栓侧肢体和手术侧肢体。

(8)皮肤完整性受损的部位。

(四)操作流程

1. 评估

(1)评估病人的年龄、病情、静脉治疗方案、药物性质、意识状态、营养状态、心肺功能、过敏史、用药史、心理状态及配合程度等。

(2)评估穿刺部位皮肤、血管状况及肢体活动度。

(3)解释:向病人及家属解释输液的目的、方法、注意事项及配合要点。

2. 操作前准备

(1)护士准备:着装整洁,洗手,戴口罩和帽子。

(2)用物准备:①治疗车上层:注射盘用物一套(含0.5%碘伏和无菌棉签)、弯盘、液体及药物(按医嘱准备)、止血带、胶布、无菌敷料、小垫枕、一次性治疗巾、加药用注射器、砂轮、输液器一套、输液瓶签、PDA、输液卡、输液记录单、免洗手消毒剂等。②治疗车下层:锐器盒、剪刀、医疗垃圾桶、生活垃圾桶等。③其他:输液架,必要时备小夹板、棉垫及绷带、开瓶器、瓶套、输液泵等。

(3)病人准备:了解输液目的、方法、注意事项及配合要点,如厕,取舒适体位。

(4)环境准备:光线明亮、整洁、安静、舒适、安全。

3. 操作程序

(1)洗手,双人核对医嘱。

(2)检查药液瓶签:核对药名、浓度、剂量、给药时间和方法。

(3)检查药液的质量:是否在有效期内、瓶盖有无松动、瓶身有无裂痕,对光检查有无变色、浑浊、沉淀、絮状物等。

(4)加药:①开启输液瓶口拉环或铝盖中心部分,常规消毒瓶塞至铝盖下端瓶颈部。②按医嘱加入药物,合理配制,无菌操作,注意药物配伍禁忌。③再次核对并检查药液,签署执行时间和姓名。④根据病情需要合理安排输液顺序。⑤将输液瓶签倒贴于输液瓶上。

(5)插输液器:再次消毒瓶口,检查输液器质量,取出输液器,将输液器插入瓶塞,右旋90°角直至根部,关闭调节器。

(6)核对病人:携用物至病人床旁,核对病人及药物信息,协助病人取舒适体位,再次洗手。

(7)排气:将输液瓶挂于输液架上,倒置莫菲滴管,打开调节器,当液面达到1/2~2/3时,迅速转止滴管,使液面缓缓下降,直至排尽输液器内空气,关闭调节器,对光检查输液管路有无气泡,将输液管末端放入输液器包装内,置于治疗盘中。

(8)选择穿刺部位:将小垫枕放置于穿刺肢体下,铺治疗巾,在穿刺点上方6~8 cm处扎止血带。

(9)消毒皮肤:以穿刺点为中心,按照顺、逆时针方向螺旋式消毒穿刺部位皮肤2遍,直径>5 cm,待干、备胶布。

(10)二次核对:核对病人的床号、姓名、腕带及药物名称、浓度、剂量、给药方法等。

(11)去除针帽,再次排气,关闭调节器。

(12)穿刺:嘱病人握拳,左手绷紧病人皮肤,右手持针,针尖斜面向上,与皮肤呈15°~30°角进针,见回血,将针头与皮肤平行,沿静脉血流回心方向再进针少许。

(13)固定:用右手拇指固定针柄,左手松止血带,嘱病人松拳,打开调节器,观察输液是否通畅及询问病人有无不适。用输液贴固定穿刺点和针柄部位,针头近侧延长管S形环绕固定。

(14)调节滴速:根据病人年龄、病情和药物性质调节滴速。

(15)再次核对:核对病人姓名、腕带及药物名称、浓度、剂量、给药时间和给药方法。

(16)安置体位:撤去治疗巾,取出止血带和垫枕,协助病人取舒适体位,整理床单位,放置呼叫器于易取处。

(17)告知病人注意事项,并加强巡视。

(18)拔针:确认全部液体输注完毕,核对解释,关闭调节器,轻揭敷料,用无菌干棉签轻压穿刺点上方,快速拔针,局部按压至无出血。将输液钢针针头和输液器插头剪断后置于锐器盒中。

4. 操作后处理

(1)协助病人取舒适体位,放置呼叫器于易取处。

(2)整理床单位,处理用物。

(3)洗手,记录输液结束时间、液体和药物滴入的总量,病人有无全身和局部反应。

(4)健康宣教。

(五)注意事项

(1)严格执行查对制度,防止差错事故的发生。

(2)严格执行手卫生和无菌技术操作规范。

(3)保护并合理选择使用静脉,一般从远心端开始向近心端(抢救时除外)选择,应选择粗直、弹性好、易于固定的静脉,避开关节和静脉瓣处,下肢静脉不应作为外周静脉穿刺的常规部位。

(4)应确认针头在静脉内方可输入药物。

(5)输注两种以上药物时,应注意药物的配伍禁忌。

(6)不宜在穿刺侧肢体测量血压和使用止血带。

(7)对小儿及昏迷者等不合作的病人,局部肢体需用夹板固定,加强巡视。

(8)注意个人防护,防止针刺伤。

第二节 外周静脉留置针穿刺技术

(一)目的

(1)用于间歇性、连续性静脉治疗,避免反复穿刺。

(2)保护血管,提高工作效率。

(二)适应证

(1)需短期静脉治疗、输注非刺激性药物的病人。

(2)老人、儿童、躁动不安的病人。

(3)输全血或血制品的病人。

(4)需做糖耐量试验及连续多次采集血标本的病人。

(三)禁忌证

(1)刺激性药物输注。

(2)腐蚀性药物持续性静脉输注。

(3)胃肠外营养液。

(4)pH<5.0或>9.0的液体或药物。

(5)渗透压>900 mOsm/L的液体。

(四)操作流程

1. 评估

评估病人的年龄、病情、治疗方案、过敏史、用药史、穿刺部位皮肤和血管情况、心肺功能、自理能力及合作程度；询问病人是否排便、排尿。

2. 操作前准备

(1)护士准备：着装整洁，修剪指甲，洗手，戴口罩和帽子。

(2)用物准备：①治疗盘：皮肤消毒剂、无菌干棉签、输液器、留置针、无菌透明敷料、胶布、预充式导管冲洗器(按需准备输液接头和乙醇棉片)等。②医嘱单、执行单、止血带、治疗巾和垫枕等。③治疗车、弯盘、免洗手消毒剂、锐器盒、医疗垃圾桶、生活垃圾桶等。

(3)病人准备：如厕，取舒适体位，掌握配合要点。

(4)环境准备：整洁、安静、舒适、安全。

3. 操作程序

(1) 接到医嘱后,床头评估病人情况与环境,向病人解释,嘱病人做好准备,回治疗准备室准备用物。

(2) 双人核对医嘱与药品,按无菌操作配制药液并签名,插输液器,携用物至病人床旁。

(3) 核对病人信息,协助病人取舒适体位。

(4) 再次洗手,将输液瓶挂于输液架上,排气,输液器末端置于输液器包装袋内,放在治疗盘中。

(5) 连接留置针与接头,再次排气。

(6) 将小垫枕置于穿刺侧肢体下,铺治疗巾,以穿刺点为中心按顺、逆时针方向环形消毒2遍,直径>8 cm,待干。

(7) 准备无菌透明敷料,并在敷料上写上日期、时间和执行人姓名。

(8) 再次核对病人信息及药品名称、剂量、给药途径等。

(9) 穿刺:①密闭式留置针:在穿刺点上方8~10 cm扎止血带,取下针套,旋转松动外套管,用右手拇指及食指夹住两翼再次排气,嘱病人握拳,绷紧皮肤,在血管上方针头与皮肤呈15°~30°角进针,见回血后压低角度5°~15°,顺静脉平行再继续进针约2 mm。询问病人有无不适。一手固定针翼,另一手退出针芯约2 mm,持针翼将软管及针芯一起送入血管。密闭式静脉留置针穿刺如图12-1所示。②开放式留置针:在穿刺点上方8~10 cm扎止血带,取下针套,旋转松动外套管,调整针头斜面向上,再次排气,嘱病人握拳,绷紧皮肤,在血管上方针头与皮肤呈15°~30°角进针,见回血后压低角度5°~15°,顺静脉平行再继续进针约2 mm。询问病人有无不适。一手固定针翼,另一手退出针芯约2 mm,持针翼将软管及针芯一起送入血管,撤出针芯,连接肝素帽或无针密闭输液接头。

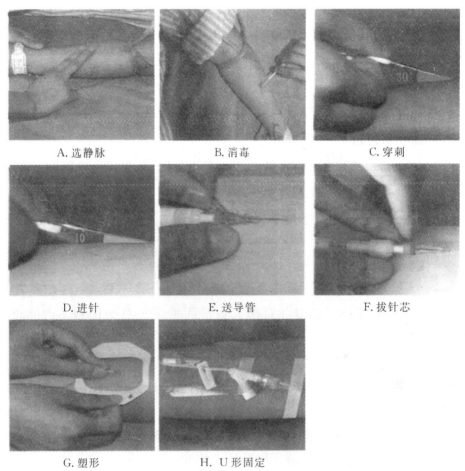

图 12-1　密闭式静脉留置针穿刺

(10) 松止血带,嘱病人松拳,开调节器,观察输液是否通畅。抽出金属针芯,弃于锐器盒中。用无菌透明敷料无张力对留置针作封闭式固定。用注明日期和执行人姓名的透明敷料固定留置针透明底座,以高举平抬法 U 形固定延长管。

(11) 根据病人的年龄、病情、药物性质调节滴速,并再次核对。

(12) 撤去治疗用物,整理床单位,协助病人取舒适卧位,交代输液注意事项,整理用物、洗手、记录。

(13)冲封管:输液结束,分离输液器,用乙醇棉片机械式摩擦消毒接头 15 s,预充式导管冲洗器连接输液接头,脉冲式冲管,余 0.5～1 mL 时正压封管。

(14)拔针:关闭调节器,轻揭胶布,以 0°或 180°撕除透明敷料,用棉签或棉球轻压血管上方,快速拔除留置针,局部按压至不出血为止。

4. 操作后处理

(1)协助病人取舒适体位,放置呼叫器于易取处,交代注意事项。

(2)整理床单位,处理用物。

(3)洗手、记录。

(4)健康宣教。

(五)注意事项

(1)严格执行查对制度并对病人进行两种以上身份识别。询问过敏史。

(2)严格遵守无菌操作原则。

(3)在满足静脉治疗需要的前提下,尽量选择较细、较短的静脉留置针。

(4)给药前后使用无菌生理盐水脉冲式冲洗导管。

(5)每日观察穿刺点及周围皮肤的完整性。

(6)做好健康教育。

第三节 中长导管置入技术

(一)目的

(1)"一针"完成住院静脉治疗。

(2)保护血管,避免反复穿刺的痛苦。

(3)防止药物外渗,使用安全,感染率低,并发症少。

(4)较长时间留置导管,导管留置时间最长可达 7 周。

(二)适应证

(1)预计治疗时间为 1~4 周的病人。

(2)持续输注等渗或接近等渗的药物。

(3)短时间静脉输注万古霉素的病人(<6 天的治疗)。

(4)需要持续镇静与镇痛的病人。

(5)间歇性或短期输注高渗性、腐蚀性药物等(因存在未能被监测的外渗风险,需谨慎)。

(三)禁忌证

(1)避免持续输注发疱剂药物。

(2)导管尖端未达到腋静脉胸段或锁骨下静脉的情况下,不宜用于胃肠外营养、渗透压>900 mOsm/L 的补液治疗。

(3)有血栓、高凝血状态病史、四肢静脉血流降低(如麻痹、淋巴水肿、畸形和神经系统疾病),终末期肾病需要静脉保护时。

(4)乳腺手术清扫腋窝淋巴结或淋巴水肿的病人。

(5)拟穿刺肢体部位有疼痛、感染、血管受损(瘀斑、渗出、静脉炎、硬化等),计划手术或放疗的区域均不宜置管。

(四)操作流程

1. 评估

(1)双人核对医嘱。

(2)评估病人穿刺部位皮肤有无红肿、皮疹。

(3)评估病人的血管条件和病情,查看血生化检验结果(血常规、凝血功能、肝肾功能指标)。

(4)协助病人取舒适体位,扎止血带,选择血管后松开止血带。

(5)测量置管侧及对侧的臂围(在肘横纹上10 cm处测量臂围)和预置管长度。

(6)测量定位:从预穿刺点沿静脉走向至腋窝水平或同侧锁骨中线或同侧胸锁关节下2 cm。

(7)解释、签字:向病人及家属解释操作目的、方法、注意事项及配合要点,签署中长导管置入知情同意书。

2. 操作前准备

(1)护士准备:着装整洁,修剪指甲,洗手,戴口罩和一次性帽子。

(2)用物准备:①治疗车上层:免洗手消毒剂、无菌物品(生理盐水100 mL、20 mL注射器、1 mL注射器、中长导管套件)、皮尺、止血带、治疗盘、0.5%碘伏或2%葡萄糖酸氯己定溶液、75%乙醇溶液、10 cm×12 cm无菌透明敷料、2%利多卡因、弹力绷带和输液接头等。②治疗车下层:生活垃圾桶、医用垃圾桶和锐器盒等。

(3)病人准备:如厕,取舒适卧位,暴露穿刺部位,戴口罩和一次性帽子。

(4)环境准备:环境清洁,光线充足,操作室每日进行空气消毒,操作前30 min用紫外线灯照射,用屏风遮挡,保护病人隐私。

3. 操作程序

(1)核对病人,协助病人取平卧位,上臂外展,与躯干呈90°。

(2)拆中长导管穿刺包,铺治疗巾,戴无菌手套。

(3)穿刺点消毒:以穿刺点为中心,螺旋式由内至外消毒,先用75%乙醇溶液消毒3次,第一次顺时针,第二次逆时针,第三次顺时针;然后用0.5%碘伏或2%葡萄糖酸氯己定溶液按同样方法消毒3次,消毒范围为上下长度≥20 cm,两侧至臂缘,建立最大化无菌屏障。

(4)穿隔离衣,戴无菌手套,将所需物品(注射器、中长导管等)放入无菌区内,用生理盐水预冲导管,检查导管的完整性。

(5)扎止血带,穿刺,确定静脉进针见回血后,插导丝撤针头。用2%利多卡因局部麻醉后扩皮,放插管鞘,撤导丝。用一手拇指固定插管鞘,食指或中指按压插管鞘末端处静脉,缓慢送入导管,送至所需要的长度后连接生理盐水针管,确认导管在静脉内后松开止血带。

(6)撤出导丝,修剪所需长度,连接接头,用生理盐水 20 mL 脉冲式正压封管,并安装输液接头。

(7)固定导管,清理穿刺点周围皮肤,待干,在穿刺点覆盖小纱布,以穿刺点为中心无张力粘贴透明敷料。先做好塑形,再用指腹从中间向四周抚平整片敷料,去除纸质边框时边去除边按压。

(8)注明穿刺者姓名、穿刺日期和时间,必要时用弹力绷带加压止血。

4. 操作后处理

(1)向病人宣教术后维护注意事项及活动要求。
(2)处理用物。
(3)洗手,脱口罩。
(4)正确填写穿刺记录。

(五)注意事项

(1)正确测量穿刺置入长度。
(2)正确测量双上肢臂围。
(3)穿刺后注意防止渗血。
(4)妥善固定,防止滑脱。
(5)做好病人健康教育,减少并发症的发生。

第四节 经外周静脉穿刺的中心静脉导管置入技术

(一)目的

(1)提供方便快捷、安全高效的给药途径。
(2)避免刺激性药物对外周血管的损伤和局部组织的刺激。

(3)提供中长期静脉输液通道。

(4)减少病人反复穿刺的痛苦,保护病人外周静脉。

(二)适应证

(1)间歇性输注化疗药物等刺激性溶液。

(2)输注静脉营养液等高渗溶液。

(3)中长期静脉输液治疗。

(4)外周静脉条件差。

(三)禁忌证

(1)穿刺部位皮肤有破损或感染。

(2)凝血功能障碍、有出血倾向者。

(3)上腔静脉阻塞综合征病人。

(4)需要保护血管的晚期肾病病人。

(5)双侧乳腺手术清扫腋窝淋巴结病人。

(四)操作流程

1. 评估

(1)评估病人的病情、心血管基础疾病、意识状态、治疗方案、心理反应及合作程度,了解既往过敏史、用药史及穿刺侧肢体功能状况。

(2)评估穿刺局部皮肤及血管情况,查看血常规、凝血功能、免疫十一项等相关实验室检查结果。

(3)解释、签字:向病人及家属解释操作目的、方法、注意事项及配合要点,签署PICC置入知情同意书。

2. 操作前准备

(1)护士准备:着装整洁,修剪指甲,洗手,戴口罩和一次性帽子。

(2)用物准备:①治疗车上层:PICC穿刺敷料包、PICC导管、改良塞丁格套件、超声套件、血管超声仪、耦合剂、20 mL注射器、1 mL注射器、

0.5%碘伏或2%葡萄糖酸氯己定溶液、75%乙醇溶液、0.9%生理盐水、2%利多卡因、输液接头、无菌手术衣、无菌手套、止血带、卷尺、棉签、标记笔、水胶体敷料、弹力绷带、免洗手消毒剂等。②治疗车下层：医用垃圾桶、生活垃圾桶和锐器盒。

(3) 病人准备：根据病人病情取合适体位，选择合适手臂；术侧手臂外展90°，暴露穿刺区域，病人戴口罩和一次性帽子。

(4) 环境准备：环境清洁，光线充足，操作室每日早晚进行空气消毒一次，操作前30 min用紫外线灯照射，用屏风遮挡，保护病人隐私。

3. 操作程序

(1) 使用超声仪观察血管纵视图和横视图。观察血管直径、深度、走向，有无动脉及神经伴行，确定预穿刺点与导针架的型号。

(2) 测量穿刺侧上臂围和预置管长度。在肘正中上10 cm测量上臂围；手臂外展，与躯干呈90°，从预穿刺点沿静脉走向至右胸锁关节，然后向下至第三肋间，测量预置管长度，做好记录。

(3) 用免洗手消毒剂洗手，取出第一副无菌手套，戴手套。完全打开置管包，所有治疗巾与消毒盘分类放置，并将无菌隔离衣、第二副手套置于置管包内边缘，取出防水治疗巾，置于病人手臂下。

(4) 助手协助抬高病人置管侧手臂，以穿刺点为中心环形消毒，先用75%乙醇溶液消毒整臂3遍（第一遍顺时针，第二遍逆时针，第三遍顺时针），待干，再用0.5%碘伏或2%葡萄糖酸氯己定溶液消毒3遍（消毒方法及范围同75%乙醇溶液消毒），待干。

(5) 脱手套，洗消手。穿无菌手术衣，更换第二副无菌手套。铺治疗巾于病人臂下，放无菌止血带。铺大治疗单及孔巾，保证无菌区足够大。

(6) 助手按无菌原则投递PICC套件到无菌区内，用生理盐水预冲导管，检查导管完整性，适度揉搓瓣膜口激活瓣膜。预冲输液接头，润洗导管外部，把导管浸泡于生理盐水中。

(7) 在探头上涂抹足够的超声耦合剂，套上超声探头无菌保护罩，确保无菌保护罩与探头的严密性。再次超声定位，选择并安装适合的导针器,准备穿刺。

(8)扎止血带,嘱病人握拳,探头与静脉保持垂直,保持轻微接触和手部稳定(不要压扁血管),穿刺针尖斜面朝向探头方向,便于静脉穿刺和导丝引入。

(9)穿刺成功后,固定好穿刺针,将穿刺针与探头分离,固定好导丝前端,将导引导丝外露部分递送进穿刺针。导丝通过穿刺针进入血管后,松止血带,嘱病人松拳,降低穿刺针角度继续送导丝,动作应轻柔,确保导丝无卷曲。当导引导丝外露15~20 cm时,撤出穿刺针,保留导丝。

(10)在穿刺点注射局麻药,扩大穿刺点。扩皮时应沿导丝方向,避免损伤导丝和血管。

(11)沿导丝插入微插管鞘,微插管鞘方向应与血管走向保持一致,以免鞘管打折导致送鞘失败。分离扩张器和可撕裂鞘,撤出导丝和扩张器。

(12)固定微插管鞘,缓慢、匀速地置入导管,当导管送入15~20 cm时,助手协助病人将头向穿刺侧转动并低头,下颌紧贴肩部,继续送导管至预定位置后撤鞘,可撕裂鞘与导管分离。

(13)超声探查同侧的颈内静脉和锁骨下静脉,必要时探查对侧锁骨下静脉,确认导管未误入颈内静脉。

(14)核对置管长度,将导管与支撑导丝的金属柄分离,缓慢、平直地撤出支撑导丝。

(15)用无菌剪刀或切割器垂直修剪导管,体外导管至少保留5 cm,安装减压套筒与延长管,抽回血,脉冲式冲管。安装输液接头,正压封管。

(16)在穿刺点上方覆盖藻酸盐敷料或小纱布,以穿刺点为中心无张力粘贴透明敷料。先做好塑形,再用指腹从中间向四周抚平整片敷料,去除纸质边框时边去除边按压。

(17)注明穿刺者姓名、穿刺日期和时间,必要时用弹力绷带加压止血。

4. 操作后处理

(1)整理用物,脱手套。

(2)再次查对,向病人交代有关注意事项。

(3)处理用物,洗手。

(4)记录术中心电图定位的导管尖端位置。

(5)填写 PICC 维护手册。

(五)注意事项

(1)术后需行 X 线检查,确认导管尖端位置。

(2)首次换药时间:置管后 48 h 进行首次换药,有利于减少切口出血并降低病人的疼痛感。

(3)置管过程中应严格执行无菌操作。

(4)锁骨下、腋下淋巴结肿大或肿块侧、安装起搏器侧不宜进行同侧置管。

(5)宜选择肘部以上 2～3 cm 处静脉作为穿刺部位,应避开肘窝、感染及损伤的部位。

(6)有血栓史、血管手术史的静脉不应进行置管;放疗部位不宜置管。

(7)测量置入长度应准确,避免导管进入右心房引起心律失常。

(8)超声下评估血管时,注意严格区分动脉和静脉,避免误穿动脉。

(9)导丝在体外要预留至少 15 cm,避免滑入体内。

第五节　中心静脉导管置入技术

一、颈内静脉置管(以右侧颈内静脉为例)

(一)目的

(1)补充水分及电解质,预防和纠正水、电解质及酸碱平衡紊乱。

(2)增加循环血量,改善微循环,维持血压及微循环灌注量。

(3)供给营养物质,促进组织修复。

(4)输入药物,治疗疾病。

(5)测量中心静脉压。

(二)适应证

(1)外周静脉条件差、需短期输液的病人。

(2)输注强刺激性、高渗性药物。

(3)中心静脉压监测。

(4)快速扩容抗休克治疗。

(三)禁忌证

(1)置管途径有放疗史、血栓形成史和血管外科手术史。

(2)预穿刺部位皮肤有炎症、感染或破损。

(3)预穿刺部位解剖结构异常,如高度肺气肿、甲状腺肿大、颈部肿瘤等。

(4)严重凝血功能障碍者。

(5)安装心脏起搏器的同侧。

(6)上腔静脉压迫综合征病人禁用颈内静脉和锁骨下静脉穿刺置管。

(四)操作流程

1. 评估

(1)评估病人的病情、既往史和过敏史,查看相关实验室检查指标。

(2)评估穿刺部位皮肤及静脉情况。

(3)解释、签字:向病人及家属解释操作目的、方法、注意事项及配合要点,签署置管知情同意书。

2. 操作前准备

(1) 护士准备:着装整洁,修剪指甲,洗手,戴口罩和一次性帽子。

(2) 用物准备:①治疗车上层:中心静脉穿刺包、0.5%碘伏、20 mL 注射器、10 U/mL 稀释肝素盐水溶液、无菌隔离衣、2%利多卡因、免洗手消毒剂等。②治疗车下层:生活垃圾桶、医用垃圾桶和锐器盒。

(3) 病人准备:如厕,取舒适卧位。

(4) 环境准备:环境清洁,光线充足。

3. 操作程序

(1) 体位:病人取去枕平卧位,头偏向左侧,右上肢伸直略外展,头稍低 10°~15°,使颈内静脉充盈。

(2) 定位:首选右颈内深静脉,前路穿刺点一般选择胸锁乳突肌中点前缘,平甲状软骨水平、颈总动脉搏动处旁开 0.5~1 cm 处,标记穿刺点位置。

(3) 消毒、铺巾:①洗手,检查所有物品均在有效期内,包装无潮湿、无破损等。②打开中心静脉穿刺包,穿无菌衣、戴无菌手套,取出无菌物品,将物品有序摆放。用 20 mL 注射器抽取肝素稀释液,预冲导管使其充盈,浸泡导管并检查导管的完整性,检查导丝推进器等。③消毒:以穿刺点为中心,用 0.5%碘伏由内向外环形消毒局部皮肤 2 遍,消毒范围上至下颌角,下至乳头水平,内侧过前正中线,外侧至腋前线。④铺无菌孔巾,建立无菌区。

(4) 麻醉:用 2%利多卡因 1~2 mL 局部麻醉穿刺部位。

(5) 穿刺:①将左手食指和中指放在胸锁乳突肌中点、颈总动脉外侧,右手持穿刺针,针尖斜面指向同侧乳头,针头与皮肤呈 30°~45°角。②边进针边回抽,一般进针深度为 2~4 cm。当回抽到静脉血时,表明针尖位于颈内深静脉中。③递送导丝:降低穿刺针角度,从穿刺针内插入导丝,导丝进入体内的长度不要超过 15 cm,以防刺激心脏出现心律失常。④扩皮:导丝进入体内 12 cm 左右时退出穿刺针,然后在皮肤穿刺点做一个 1~2 mm 切口,通过导丝插入扩张器。

(6)置入导管:①扩张器的用力方向与导丝的走向平行,送入有明显的突破感后撤出扩张器。②沿导丝送入中心静脉导管,边退导丝边推进导管,调整导管深度,以达上腔静脉和右心房结合处为宜,一般成人置管深度为12~15 cm。③撤出导丝:轻柔地撤出导丝,回抽导管有暗红色血液,表明导管位于静脉内。

(7)封管:使用肝素稀释液正压封管,安装肝素帽。

(8)固定导管:①用固定翼扣住导管,带针缝合皮肤与固定翼以固定导管。②用无菌纱布清理穿刺点及周围皮肤的血液,合理摆放导管。③用无菌敷料无张力粘贴,撤孔巾,用胶布蝶形交叉固定贴膜下缘,再以胶布横向固定。④在胶布上注明导管类型、置管日期、时间和操作者姓名。

4. 操作后处理

(1)再次查对。

(2)处理用物,洗手。

(3)X线检查:经X线摄片确定导管尖端位置并记录检查结果。

(4)记录置管过程、置入导管的长度、胸片位置、穿刺点情况、病人有无不适主诉等。

(5)健康宣教。

(五)注意事项

(1)严格执行无菌操作及查对制度。

(2)仔细选择穿刺点。穿刺点的位置不可过高或过低,位置过高会因近下颌角而妨碍操作,过低则易损伤锁骨下胸膜及肺尖而导致气胸。

(3)输液过程中加强巡视。

(4)防止硅胶管内发生凝血,每天暂停输液时,将0.4%枸橼酸钠生理盐水1~2 mL或肝素稀释液2 mL注入硅胶管进行封管。若发现硅胶管内有凝血,应用注射器将凝血块抽出,切忌将凝血块推入血管造成栓塞。

(5)每天输液前要先检查导管是否在静脉内。

(6)置管成功24 h后换药一次,之后每周换药一次。若出现潮湿,要立即更换,并按正确的方法进行消毒。更换敷料时应注意观察局部的皮肤有无红肿,一旦出现红、肿、热、痛等炎症表现,应做相应的抗炎处理。

二、锁骨下静脉置管(以右锁骨下静脉为例)

(一)目 的

(1)补充水分及电解质,预防和纠正水、电解质及酸碱平衡紊乱。
(2)增加循环血量,改善微循环,维持血压及微循环灌注量。
(3)供给营养物质,促进组织修复。
(4)输入药物,治疗疾病。
(5)测量中心静脉压。
(6)紧急放置心内起搏导管。

(二)适应证

(1)外周静脉条件差、需短期输液治疗的病人。
(2)输注强刺激性、高渗性药物。
(3)中心静脉压监测。
(4)快速扩容抗休克治疗。

(三)禁忌证

(1)置管途径有放疗史、血栓形成史和血管外科手术史。
(2)预穿刺部位皮肤有炎症、感染或破损。
(3)预穿刺部位解剖结构异常,如高度肺气肿、甲状腺肿大、颈部肿瘤等。
(4)严重凝血功能障碍者。
(5)安装心脏起搏器的同侧。
(6)上腔静脉压迫综合征病人禁用颈内静脉和锁骨下静脉穿刺置管。

(四)操作流程

1. 评估

(1)评估病人的病情、既往史和过敏史,查看相关实验室检查指标。

(2)评估穿刺部位皮肤及静脉情况。

(3)解释、签字:向病人及家属解释操作目的、方法、注意事项及配合要点,签署置管知情同意书。

2. 操作前准备

(1)护士准备:着装整洁,修剪指甲,洗手,戴口罩和一次性帽子。

(2)用物准备:①治疗车上层:中心静脉穿刺包、0.5%碘伏、20 mL注射器、10 U/mL稀释肝素盐水溶液、无菌隔离衣、2%利多卡因、免洗手消毒剂等。②治疗车下层:生活垃圾桶、医用垃圾桶和锐器盒。

(3)病人准备:如厕,取舒适卧位。

(4)环境准备:环境清洁,光线充足。

3. 操作程序

(1)体位:病人取去枕平卧位,头偏向一侧,肩下垫一薄枕,使病人头低肩高,充分暴露穿刺部位。

(2)定位:穿刺点位于胸锁乳突肌的外侧缘与锁骨所形成的夹角的平分线上,距顶点0.5~1 cm处,用1%结晶紫标记进针点及胸锁关节(体外标记进针点和方向可避免覆盖孔巾后不易找到事先确定的位置,以提高穿刺的成功率,并避免发生气胸等并发症)。

(3)消毒、铺巾:①洗手,检查所有物品均在有效期内,包装无潮湿、无破损等。②打开中心静脉穿刺包,穿无菌衣、戴无菌手套,取出无菌物品,将物品有序摆放。用20 mL注射器抽取肝素稀释液,预冲导管使其充盈,浸泡导管并检查导管的完整性,检查导丝推进器等。③消毒:以穿刺点为中心,用0.5%碘伏由内向外环形消毒局部皮肤2遍,消毒范围上至下颌角,下至乳头水平,内侧过前正中线,外侧至腋前线。④铺无菌孔巾,建立无菌区。

(4)麻醉:用2%利多卡因1~2 mL局部麻醉穿刺部位。

(5)穿刺:①将针尖斜面指向胸锁关节,与皮肤呈30°~40°角进针。②边进针边回抽(试穿锁骨下静脉,以探测进针方向、角度和深度)。通过胸锁筋膜有落空感时,继续进针,直至穿刺成功。

(6)递送导丝:降低穿刺针角度,从穿刺针内插入导丝,导丝进入体内的长度不要超过15 cm,以防刺激心脏出现心律失常。

(7)扩皮:导丝进入体内12 cm左右时退出穿刺针,然后在皮肤穿刺点做一个1~2 mm切口,通过导丝插入扩张器。

(8)置入导管:①扩张器的用力方向与导丝的走向平行,送入有明显的突破感后撤出扩张器。②沿导丝送入中心静脉导管,边退导丝边推进导管,调整导管深度,以达上腔静脉和右心房结合处为宜,一般成人置管深度为12~15 cm。

(9)撤出导丝:轻柔撤出导丝,回抽导管有暗红色血液,表明导管位于静脉内。

(10)封管:使用肝素稀释液正压封管,安装肝素帽。

(11)固定导管:①用固定翼扣住导管,带针缝合皮肤与固定翼以固定导管。②用无菌纱布清理穿刺点及周围皮肤的血液,合理摆放导管。③用无菌敷料无张力粘贴,撤孔巾,用胶布蝶形交叉固定贴膜下缘,再以胶布横向固定。④在胶布上注明导管类型、置管日期、时间和操作者姓名。

4. 操作后处理

(1)再次查对。

(2)处理用物,洗手。

(3)X线检查:经X线摄片确定导管尖端位置并记录检查结果。

(4)记录置管过程、置入导管的长度、胸片位置、穿刺点情况、病人有无不适主诉等。

(5)健康宣教。

（五）注意事项

(1) 操作前要先叩诊病人两侧背部肺下界,并听诊两侧呼吸音,以便在术后不适时作为对照。

(2) 严格执行无菌操作及查对制度,预防感染及差错事故的发生。

(3) 准确选择穿刺点,在铺孔巾前将确定好的穿刺点及穿刺方向进行标记,避免因进针方向过度向外偏移而刺激胸膜产生气胸。

(4) 推针时,切勿来回转动针头,以防针头斜面割断硅胶管。在穿刺针未退出血管时,不可放开按压圆孔处的手指,防止硅胶管吸入。

(5) 输液过程中加强巡视,如发现硅胶管内有回血,应及时用0.4%枸橼酸钠生理盐水冲注,以免血块阻塞硅胶管。

(6) 每天输液前要先检查导管是否在静脉内。

(7) 防止硅胶管内发生凝血。每天暂停输液时,将0.4%枸橼酸钠生理盐水1~2 mL或肝素稀释液2 mL注入硅胶管进行封管。若发现硅胶管内有凝血,应用注射器将凝血块抽出,切忌将凝血块推入血管造成栓塞。

(8) 如输注不畅,可用急速负压抽吸,不能用力推注液体,以防将管内的凝血块冲入血管形成栓子。输液不畅可能与下列情况有关:硅胶管弯曲受压或滑出血管外;头部体位不当;固定硅胶管的线结扎过紧。出现上述情况时应及时处理。

(9) 置管成功24 h后换药一次,此后每周换药一次。若出现潮湿,要立即更换,并按正确的方法进行消毒。更换敷料时,应注意观察局部的皮肤有无红肿,一旦出现红、肿、热、痛等炎症表现,应做好相应的抗炎处理。

第六节 植入式输液港植入技术

一、胸壁式输液港

(一)目的

(1)提供方便快捷、安全高效的给药途径。
(2)方便输液、采血,减少反复穿刺引起的血管损伤。
(3)减少护士的工作量,提高工作效率。

(二)适应证

(1)外周静脉条件差、需长期输液治疗的病人。
(2)输注腐蚀性、刺激性药物。
(3)需反复输注血制品或采血。

(三)禁忌证

(1)病情严重,不能耐受、配合手术的病人。
(2)全身或手术部位局部感染未控制。
(3)严重凝血功能障碍者。
(4)上腔静脉压迫综合征。
(5)置管侧肢体做过淋巴结清扫,预植入部位有放疗史。
(6)预置输液港部位有血栓形成或经血管手术史。
(7)已知对设备包装内的材料过敏者。

(四)操作流程

1. 评估

(1)评估病人能否耐受外科手术,是否有中心静脉置管史、头颈部手术史、放疗史、起搏器植入史以及过敏史,评估病人颈胸部皮肤及静脉情况。

(2)解释、签字:向病人及家属解释操作目的、方法、注意事项及配合要点,签署输液港植入知情同意书。

2. 操作前准备

(1)护士准备:着装整洁,修剪指甲,外科手消毒,戴口罩和一次性帽子。

(2)用物准备:①治疗车上层:血管超声仪、耦合剂、超声套件、无菌换药包、PORT 套件、血管鞘套件、20 mL 注射器、5 mL 注射器、10 cm×12 cm 透明敷料、导管裁剪器、无菌巾、手术器械、0.5％碘伏或 2％葡萄糖酸氯己定溶液、75％乙醇溶液、无菌生理盐水、2％利多卡因、标记笔等。②治疗车下层:生活垃圾桶、医用垃圾桶和锐器盒。

(3)病人准备:如厕,取舒适卧位,暴露穿刺部位,戴口罩和一次性帽子。

(4)环境准备:操作前对手术间或置管室进行空气消毒。

3. 操作程序

(1)核对病人,协助病人取平卧位,肩部垫高,头后仰,使颈部充分伸展,面部略转向对侧,暴露穿刺区域。

(2)利用血管超声仪进行颈内静脉探查及定位,明确颈部动脉与静脉关系。

(3)再次确认静脉及穿刺点,确定由胸锁乳突肌胸骨头、锁骨头及锁骨内 1/3 构成的三角,以三角顶点作为穿刺点。用标记笔标明穿刺点和注射座安放区域。

(4)消毒,建立无菌区。①消毒:先用 75％乙醇棉球,后用 0.5％碘伏棉球或 2％葡萄糖酸氯己定棉球,由内向外,按顺、逆时针交替螺旋式消毒皮肤各 3 遍,摩擦至少 30 s。消毒范围为上缘平耳根及下颌骨,下缘至乳头连线以下,同侧至腋后线水平,包括同侧肩关节,对侧至锁骨中线,自然待干。②铺巾,建立无菌区。

(5)器械准备:①准备术中所需手术器械,打开胸壁港包装,检查各部件是否齐全。②将导管锁取下放好。③用 20 mL 注射器抽取生理盐水,充分冲洗导管及港体,检查导管是否完好。④术中禁止锐器及金属器械触碰导管。

(6)穿刺:①利用血管超声仪定位后,用 2%利多卡因局部麻醉,术者用非主力手持超声探头引导,主力手持穿刺针穿刺。②非主力手放下探头稳定穿刺针,主力手持注射器回抽,确定针尖在血管内,移除注射器。③非主力手同时封堵穿刺针头端,防止进气。

(7)穿刺成功后,递送导丝,撤出穿刺针,利用血管超声仪确认导丝是否进入静脉。

(8)置入穿刺鞘扩皮,用主力手固定穿刺点皮肤,沿导丝置入插管鞘(包含穿刺鞘和内芯),注意向前旋转推送穿刺鞘和内芯,以防止穿刺鞘损伤血管。

(9)置入导管:①松开穿刺鞘和内芯之间的连接接口,撤出内芯,用拇指堵住穿刺鞘开口,嘱病人屏住呼吸。②沿穿刺鞘缓慢、匀速地送入导管至预定长度,抽回血,用生理盐水冲洗导管,确保通畅。③术中 X 线透视显示导管尖端位于上腔静脉和右心房交界区域内,距离心包投影 2 cm 左右处,拔除穿刺鞘,撤出支撑导丝。

(10)制作囊袋:在锁骨下方中外 1/3 处行局部麻醉,切开皮肤、皮下组织,距皮肤表面 0.5~2.0 cm 向下钝性分离脂肪纤维组织,囊袋深度距离皮肤约 1 cm,港体上缘距离切口 1 cm 左右。

(11)建立皮下隧道:隧道针自囊袋至穿刺点切口最外侧点连通皮下隧道,将导管套入隧道针头并沿隧道将导管牵引至囊袋切口。

(12)连接导管和注射座:①用导管锁套入导管,注意导管锁放射显影标记应在远离注射座的一侧。②修剪导管,保证断缘平滑,避免剪出斜面和毛刺。③用手将导管推送至略过导管接口的突起部位,再将导管锁推进至底端,此过程中注意保持导管腔和注射座接口对接时成一条直线,做牵拉实验。

(13)安放注射座:①将注射座安放于囊袋内,再次调整颈部及皮下隧道内导管的走行和弧度。②用无损伤针穿刺注射座,回抽血液,确认港路通畅,用生理盐水脉冲式冲洗导管,查看注射座与导管连接处有无渗漏,用肝素液正压封管。

(14)缝合固定:缝合固定注射座和周围组织。缝合囊袋切口与颈部切口,用无菌敷料包扎。

4. 操作后处理

(1)整理用物,脱手套。

(2)在胶布上注明导管类型、置管日期、时间和操作者姓名。

(3)再次查对,向病人交代有关注意事项。

(4)处理用物,洗手。

(5)记录术中胸部 X 线定位的导管尖端位置。

(6)填写输液港维护手册。

(五)注意事项

(1)术后行 X 线检查,确认导管尖端位置。

(2)须使用无损伤针穿刺,针头垂直刺入,以免针尖刺入穿刺座侧壁。

(3)穿刺动作要轻柔,感觉有阻力时不可强行进针,以免针尖与穿刺座底部推磨,形成倒钩损伤穿刺隔。

(4)注射、给药前应抽回血确认位置。若抽不到回血,可注入 10 mL 生理盐水后再回抽,使导管在血管中漂浮起来。

(5)采用脉冲式冲管,正压封管。

(6)治疗间歇期每 3 个月维护输液港一次。

(7)输血、采血或输注脂肪乳、全胃肠外营养(total parenteral nutrition,

TPN)液等高黏滞性的药物后,应立即用 10 mL 预充式导管冲洗器冲管,然后再输液。

(8)禁止使用小于 10 mL 的注射器冲管、给药,以防止小注射器的压强过大,损伤导管、瓣膜或导管与穿刺座连接处。

(9)非耐高压导管可以用于常规的加压输液或输液泵给药,禁用于高压注射泵推注造影剂。

(10)避免撞击安装港体部位,注意观察穿刺部位有无肿胀、感染、血肿等,出现异常应及时报告医护人员。

(11)出现不明原因输液不畅时,应及时查明原因并妥善处理。

二、手臂式输液港

(一)目的

(1)提供方便快捷、安全高效的给药途径。
(2)方便输液、采血,减少反复穿刺引起的血管损伤。
(3)减少护士的工作量,提高工作效率。

(二)适应证

(1)外周静脉条件差、需要长期输液治疗的病人。
(2)输注刺激性、腐蚀性、高渗性药物,如化疗药、肠外营养药等。
(3)需反复输注血制品或采血等。
(4)对生活质量要求高,与其他静脉通路相比,更愿意接受手臂式输液港的病人。

(三)禁忌证

(1)严重的不可纠正的凝血功能障碍者。
(2)任何确定或疑似感染、败血症或菌血症的病人。
(3)预放置港体处烧伤、创伤或有肿瘤赘生物。

(4)确定或怀疑对输液港的材料有过敏的病人。

(5)病人的体质体型不适宜使用植入式输液港。

(6)有严重的肺阻塞性疾病的病人。

(四)操作流程

1. 评估

(1)评估病人的病情、心血管基础疾病、意识状态、治疗方案、心理反应及合作程度,了解既往过敏史、用药史及穿刺侧肢体功能状况。

(2)评估穿刺局部皮肤及血管情况,查看血常规、凝血功能、免疫十一项等相关实验室检查结果。

(3)解释、签字:向病人及家属解释操作目的、方法、注意事项及配合要点,签署手臂式输液港植入知情同意书。

2. 操作前准备

(1)护士准备:着装整洁,修剪指甲,洗手,戴口罩和一次性帽子。

(2)用物准备:①治疗车上层:PORT 植入器械包、PORT 套件、改良塞丁格套件、超声套件、血管超声仪、耦合剂、心电监护仪、电极片、20 mL 注射器、5 mL 注射器、1 mL 注射器、手术器材包、0.5%碘伏或2%葡萄糖酸氯己定溶液、75%乙醇溶液、0.9%生理盐水、100 U/mL 稀释肝素盐水溶液、2%利多卡因、输液接头、无菌可吸收缝线、无菌手术衣、无菌手套、无菌鳄鱼夹心电导联线、止血带、卷尺、棉签、标记笔、水胶体敷料、弹力绷带、免洗手消毒剂等。②治疗车下层:医用垃圾桶、生活垃圾桶和锐器盒。

(3)病人准备:根据病人病情取合适体位,选择合适手臂;术侧手臂外展90°,暴露穿刺区域,病人戴口罩和一次性帽子。

(4)环境准备:环境清洁,光线充足,操作室每日早晚进行空气消毒,操作前30 min用紫外线灯照射,用屏风遮挡,保护病人隐私。

3. 操作程序

超声引导下手臂式输液港植入技术如图 12-2 所示，具体操作程序如下：

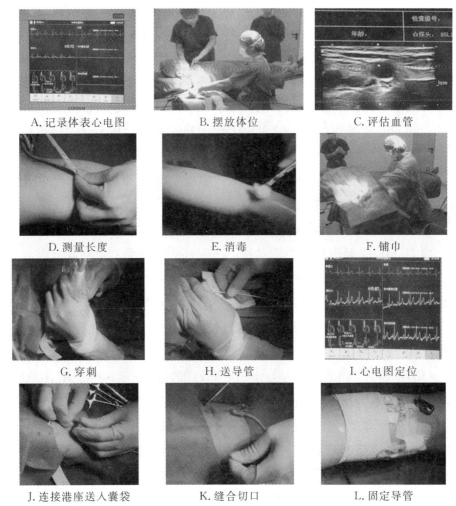

图 12-2 超声引导下手臂式输液港植入技术

(1) 连接心电监护仪，输入病人信息，查看病人基础 P 波。记录体表心电图。

(2) 摆放体位。

(3)评估血管:扎上止血带,涂抹超声耦合剂,用超声系统查看双侧上臂,选择最适于置港的血管。

(4)测量定位:从预穿刺点沿静脉走向到右胸锁关节再向下至第3肋间隙,在肘窝以上10 cm处(患儿5 cm)测臂围。

(5)建立无菌区:用免洗手消毒剂洗手,打开穿刺包,穿无菌手术衣,戴无菌手套,取治疗巾垫于穿刺侧肢体下,取出治疗碗、弯盘、镊子、血管钳、棉球等,助手倒消毒剂;助手协助抬高病人置管侧手臂,以穿刺点为中心环形消毒,先用75%乙醇溶液消毒3遍(顺时针、逆时针及顺时针),直径≥20 cm,待干后,再用0.5%碘伏消毒3遍(方法及范围同乙醇消毒),待干。

(6)铺巾:铺治疗巾于病人手臂下,放无菌止血带;铺大治疗单及无菌孔巾,保证无菌区足够大。

(7)助手按无菌原则投递PORT套件、注射器等无菌物品到无菌区内。用20 mL注射器抽满生理盐水,5 mL注射器抽吸2%利多卡因。

(8)按无菌原则打开PORT套件,用肝素稀释液预冲导管、导丝、无损伤针和港体,判断导管和港体是否通畅完整,将导丝放入导管内。

(9)超声准备:将超声探头放在支架上,涂抹一层无菌耦合剂,为超声探头套上无菌罩。

(10)准备好插管鞘套件:去掉导引导丝前端的浅蓝色外套帽,拉出部分导引导丝,使其外露长度比穿刺针长2 cm(约等于导丝前段柔软部分)。

(11)静脉穿刺:扎止血带,使静脉充盈,嘱病人握拳;穿刺针斜面朝上,使探头垂直于血管,将血管移至屏幕中心标记线上;双眼看着显示屏图像,右手施压缓慢进针进行穿刺,当在超声图像上看见靶血管横切面顶部有被外力压迫略微变形之后又恢复原状的动态画面时,表明穿刺针尖刺破并进入血管,此时可见到回血从穿刺针尾部溢出,这时应停止进针并保持穿刺针位置,小心地移开探头,随即降低进针角度,左手放好探头后接替右手立即扶住穿刺针。

(12)递送导丝:固定好导丝前端,避免晃动,将预外露部分导丝递送进穿刺针,并固定;将穿刺针连同导丝放平,松止血带,取下导丝圆盘保护套,均匀递送导丝,直至体外保留10～15 cm,将穿刺针缓慢撤出,只留下导丝在血管中。

(13)在穿刺点处局部麻醉,用2%利多卡因0.5～1 mL皮内注射。

(14)用扩皮刀沿导丝上方做皮肤横切开,以扩大穿刺部位,注意不能切割到导丝。

(15)放置插管鞘:将导丝末端放于左手食指指腹,沿导丝送入插管鞘,将插管鞘沿着血管走行方向边旋转插管鞘边用力持续向前推进,使插管鞘完全进入血管内。

(16)撤出导丝:方法一,拧开插管鞘上的锁扣,分离扩张器和插管鞘,同时将扩张器和导丝一起拔出,检查导丝的完整性;方法二,先将导丝回纳到导丝圆盘内,观察回血(若未见回血,可接注射器回抽),再拧开插管鞘上的锁扣,分离扩张器和插管鞘。

(17)置入导管:用左手按压插管鞘末端处上方的静脉止血,大拇指置于插管鞘开口处,将导管自插管鞘内缓慢、短距离、匀速置入,导管进入约10 cm时,嘱病人将头转向静脉穿刺侧,并低头使下颌贴近肩部,以防止导管误入颈内静脉。

(18)撤出插管鞘,连接心电导联线:当置入导管剩余最后10 cm左右时,使用超声系统查看置管侧颈内静脉,以排除导管颈内静脉异位,撤出插管鞘,使其远离穿刺口,撕裂插管鞘,撤出支撑导丝。

(19)用鳄鱼夹连接导管内导丝,按扣端连接H导联线。

(20)继续置入导管:均匀、缓慢地推送导管,做到"一厘米、一停顿、一观察",观察心电监护仪P波情况,P波到达最高时提示导管到达上腔静脉与右心房连接处(cavoatrial junction,CAJ),停止送入导管,助手记录刻度并打印心电图留存,撤导丝,抽回血,连接输液接头。

(21)局部麻醉:手术医生用5 mL注射器抽取利多卡因进行局部麻醉。

(22)切皮制作囊袋:切口长2 cm,厚度0.5 cm,深度以能放置港体为宜,用纱布压迫止血。

(23)建立隧道：使用隧道针连接导管至囊袋切口处，放入导管锁扣，调整导管长度并修剪导管，连接导管至港体，越过凸起部位即可，推送锁扣至港体底部，检查导管与港体是否连接完好，检查回血是否通畅，防止导管打折。

(24)将港体放入囊袋，调整导管，插入无损伤针抽回血，防止导管牵拉打折。

(25)缝合切口：用血管钳提起脂肪及皮肤层，防止缝合针刺破导管，缝合后再次抽回血、冲封管。

(26)固定导管：切口用藻酸盐敷料或纱布覆盖，透明敷料固定，弹力绷带加压包扎。

4.操作后处理

(1)整理用物，脱手套。
(2)在胶布上注明导管类型、置管日期、时间和操作者姓名。
(3)再次查对，向病人交代有关注意事项。
(4)处理用物，洗手。
(5)记录术中胸部X线定位的导管尖端位置。
(6)填写输液港维护手册。

(五)注意事项

内容同胸壁式输液港的注意事项。

第七节　输液泵操作技术

(一)目的

严密精确控制输液量和速度，提高输注的准确性、安全性以及护理质量。

(二)适应证

(1)需要严格控制输液速度和药量的情况。
(2)婴幼儿的静脉输液或静脉麻醉。

(三)禁忌证

(1)胰岛素不适用于输液泵注射。
(2)禁用于输血。

(四)操作流程

1. 评估
(1)评估病人的病情、年龄、意识状态、生命体征、心肺功能、心理状态等。
(2)评估病人输液管道的通畅性,确认穿刺部位情况。
(3)向病人及家属解释操作目的、方法、注意事项及配合要点。
(4)确认输液泵性能良好。

2. 操作前准备
(1)护士准备:按规定着装,洗手,戴口罩和帽子。
(2)用物准备:①治疗车上层:输液泵、配制好的药液、一次性输液器、0.5%碘伏、75%乙醇溶液、棉签、无菌治疗巾、预充式导管冲洗器、免洗手消毒剂、医嘱单、弯盘等。②治疗车下层:生活垃圾桶、医用垃圾桶和锐器盒。③其他:输液架。
(3)病人准备:如厕,取舒适卧位。
(4)环境准备:整洁、安全、光线充足、温湿度适宜,有合适电源。

3. 操作程序
(1)携用物至床旁,核对病人信息,解释并取得配合。
(2)核对医嘱及所输注的药物。
(3)将输液泵固定在输液架上,输液泵的上端应略低于输液器的莫菲滴管。

(4)接通电源,打开电源开关,开机自检。

(5)输液前:①将配制好的药液连接一次性输液器,悬挂于输液架上,排气,关闭调节器。②打开泵门,将莫菲滴管下方充满液体的输液管按S形妥善放置在输液泵的管道槽中,关闭泵门,打开调节器。③根据医嘱,设定每毫升滴数、每小时输入量以及输液量限制等参数,试运行,然后关闭调节器。

(6)输液时:①再次核对病人及药物信息。②铺治疗巾,消毒输液接头(时间≥15 s),用预充式导管冲洗器冲管,连接输液器与病人输液管道,打开调节器。③确认输液泵设置无误后,按"开始/停止"键,启动输液。

(7)输液后:①再次核对病人及药物信息。②撤除治疗巾,交代注意事项。③洗手、记录。

(8)输液过程中加强巡视,观察输液部位情况及用药效果,及时处理报警。

(9)停止输液:①当输液量接近预先设定的"输液量限制"时,"输液量显示"键闪烁,提示输液结束。②核对病人信息,解释并取得配合。③按"开始/停止"键暂停输液,铺治疗巾,脉冲式正压封管,撤除治疗巾。

(10)按"开关"键,关闭输液泵,打开泵门,取出输液管,取下输液泵。

4. 操作后处理

(1)整理床单位,协助病人取舒适体位,交代注意事项。

(2)按医院感染管理要求分类处置用物,洗手,记录。

(3)确认病人无其他需要后离开。

(五)注意事项

(1)妥善放置并固定输液泵,以不牵拉病人输液部位和电源为宜。

(2)在使用输液泵控制输液的过程中,应加强巡视。如输液泵出现报警,应查找可能的原因,并给予及时的处理。

(3)严密观察病人生命体征及穿刺部位有无肿胀及皮肤颜色和温度,沿血管走向有无条索状红线等,观察用药效果及副作用。

(4)需改变输液速度时,及时记录并做好交接班。
(5)对病人进行正确的指导。

第八节　微量注射泵操作技术

(一)目　的

(1)方便、准确地控制和调节注射速度。
(2)按病情使药物速度均匀、用量准确并安全地进入病人体内发生作用。

(二)适 应 证

微量注射泵(简称"微量泵")适用于给药非常精确、总量很小且给药速度缓慢或长时间流速均匀的情况。

(三)禁 忌 证

目前尚无严格禁忌证。

(四)操作流程

1. 评估

(1)评估病人的病情、年龄、意识状态、生命体征、心肺功能及其他不适主诉。
(2)评估病人输液管道的通畅性,确认穿刺部位情况良好,无红肿和疼痛。
(3)向病人及家属解释操作目的、方法、注意事项及配合要点。
(4)确认病人心理状态良好。
(5)确认微量注射泵性能良好。

2. 操作前准备

(1)护士准备:按规定着装,洗手,戴口罩和帽子。

(2)用物准备:①治疗车上层:微量注射泵、治疗盘、30～50 mL 注射器(内有配制好的药液)、微量泵泵管、0.5%碘伏、75%乙醇溶液、棉签、无菌治疗巾、预充式导管冲洗器、免洗手消毒剂、医嘱单、执行单、弯盘等。②治疗车下层:生活垃圾桶、医用垃圾桶和锐器盒。③其他:输液架。

(3)病人准备:如厕,取舒适卧位。

(4)环境准备:整洁、安全、光线充足、温湿度适宜,有合适电源。

3. 操作程序

(1)携用物至床旁,核对病人信息,解释并取得配合。

(2)核对医嘱及需注射的药物。

(3)将微量注射泵固定在输液架上。

(4)接通电源,打开开关,开机自检。

(5)微量泵注射前:①将配制好的药液连接微量泵泵管,排气。②将注射器安装在微量泵上,确保注射器圈边(缘)置于微量泵注射器固定槽内,注射器推片卡入推头卡槽内。③根据医嘱,设定泵注速度及用量等参数,试运行。

(6)微量泵注射时:①再次核对病人及药物信息。②铺治疗巾,消毒输液接头(时间≥15 s),用预充式导管冲洗器冲管。③检查泵入管路有无气泡,连接微量泵泵管下端与病人静脉管道。④确认微量泵设置无误后,按"启动"键,开始泵注。

(7)微量泵注射后:①再次核对病人及药物信息。②撤除治疗巾,交代注意事项。

(8)药物泵注过程中加强巡视,观察输液部位情况及用药效果,及时处理报警。

(9)停止微量泵注:①当泵注药量到达预先设定的总量时,微量泵会报警并闪烁,提示泵注结束。②核对病人信息,解释并取得配合。③按

"停止"键暂停泵注,铺治疗巾,脉冲式正压封管,撤除治疗巾。④取下微量泵泵管及注射器,关闭电源,取下微量泵。

4. 操作后处理

(1)整理床单位,协助病人取舒适体位,交代注意事项。

(2)分类处置用物,洗手,记录。

(3)确认病人无其他需要后离开。

(五)注意事项

(1)妥善放置并固定微量泵,以不牵拉病人输液部位和电源为宜。

(2)在使用微量泵的过程中,应加强巡视。

(3)严密观察病人生命体征及穿刺部位有无肿胀及皮肤颜色和温度,沿血管走向有无条索状红线等,观察用药效果及副作用。

(4)需改变注射速度时,及时记录并做好交接班。

(5)对病人进行正确的指导。

第十三章　静脉输液治疗维护技术

第一节　外周静脉留置针维护技术

（一）目的

(1) 预防导管相关性感染。
(2) 保持导管通畅。
(3) 提高病人带管舒适度。
(4) 保护血管。

（二）适应证

(1) 时间≥7天,需要更换贴膜。
(2) 穿刺点有渗液和渗血。
(3) 贴膜有潮湿、卷边现象。
(4) 主诉留置针局部皮肤有瘙痒不适症状。

（三）操作流程

1. 评估

评估静脉留置针穿刺点以及周围皮肤有无红、肿、热、痛;穿刺点有无渗液、渗血;留置针贴膜有无潮湿、卷边;留置针留置时间。

2. 操作前准备

(1) 护士准备:着装整洁,修剪指甲,洗手,戴口罩和帽子。

(2)用物准备:①治疗盘:75%乙醇溶液、0.5%碘伏、透明膜、无菌干棉签、胶布、5 mL预充式导管冲洗器(按需准备输液接头、乙醇棉片)。②治疗车、弯盘、免洗手消毒剂、锐器盒、医疗垃圾桶、生活垃圾桶等。

(3)病人准备:如厕,取舒适体位,掌握配合要点。

(4)环境准备:整洁、安静、舒适、安全。

3. 操作程序

(1)携用物至床旁,核对病人信息,解释并取得配合。用75%乙醇棉签或棉片包裹输液接头横切面及外周部分,多方位用力机械性擦拭15 s,待干。

(2)打开5 mL预充式导管冲洗器外包装,打开预充式导管冲洗器的锥头帽,垂直向上排气。连接输液接头,拧紧。

(3)冲管:每次输液前后采用脉冲式方法冲管,检查导管的通畅性,并确认导管在血管内。

(4)封管:输液完毕,冲管后注射器内余1~2 mL时使用正压封管,旋下预充式导管冲洗器(适用于正压接头);靠近针座端,关闭输液夹。

(5)更换透明膜:如透明膜出现污染、卷边,应及时更换。①撕开透明膜外包装,写上日期、时间,签名备用。一手按压穿刺点,另一手以0°或180°沿导管自下而上移除旧敷料。②用免洗手消毒剂洗手,一手轻扶输液接头,提起导管,另一手持乙醇棉签以穿刺点为中心(避开穿刺点),按顺、逆、顺时针消毒3遍,直径8 cm。③待乙醇干燥后,放平留置针延长管,取0.5%碘伏棉签,以穿刺点为中心,按顺、逆、顺时针消毒3遍,直径8 cm。④以穿刺点为中心无张力粘贴透明敷料。先做好塑形,再用指腹从中间向四周抚平整片敷料,去除纸质边框时边去除边按压。⑤固定延长管,用高举平抬法U形固定,输液接头要高于导管尖端,且与血管平行。

4. 操作后处理

(1)安置病人,整理床单位,协助病人取合适体位。

(2)交代注意事项。

(3)正确处置用物和污物。

(4)洗手,记录护理记录单,填写维护手册。

(四)注意事项

(1)定期更换透明敷料,预防感染。
(2)严格执行无菌操作。
(3)妥善固定留置针,避免牵拉引起管道滑脱。

第二节　中心静脉导管维护技术

(一)目的

(1)确保有一条有效的静脉通路,为安全、及时用药提供保障。
(2)需长期输液和保留静脉通路,减少静脉的反复穿刺,有效保护外周血管。

(二)适应证

(1)穿刺点有发红、渗血、渗液等症状。
(2)贴膜有卷边、松动、潮湿和污染,完整性受损。
(3)主诉局部有疼痛、瘙痒等不适症状。
(4)纱布敷料至少2天更换一次,透明敷料5~7天更换一次。

(三)操作流程

1.评估

(1)评估病人的年龄、病情、心肺功能和过敏史。
(2)评估局部情况:敷料有无潮湿、松动;穿刺点局部有无发红、疼痛、肿胀;导管是否通畅,有无损伤、脱出、移位;测量穿刺侧上臂围。
(3)向病人及家属解释操作目的、方法、注意事项及配合要点,查看维护手册。

2. 操作前准备

(1)护士准备：着装整洁，洗手，戴口罩和一次性帽子。

(2)用物准备：①治疗车上层：中心静脉换药包(内含治疗巾、75％乙醇棉棒、0.5％碘伏棉棒、无菌透明敷料)、输液接头、10 mL预充式导管冲洗器(或生理盐水＋20 mL注射器)、无菌敷料、治疗盘、弯盘、免洗手消毒剂等。②治疗车下层：医疗垃圾桶、生活垃圾桶和锐器盒。

(3)病人准备：如厕，取舒适体位。

(4)环境准备：光线明亮、整洁、安静、温湿度适宜。

3. 操作程序

(1)双人核对医嘱。

(2)携用物至床旁，核对病人信息，解释并取得配合。

(3)协助病人取合适体位，暴露置管部位，嘱病人戴口罩，面朝对侧。

(4)洗手，打开换药包，取治疗巾，在穿刺区域下铺治疗巾。

(5)更换输液接头：打开10 mL预充式导管冲洗器，连接无针输液接头，排气；揭开固定输液接头的胶布，用纱布包裹输液接头并卸下，用75％乙醇棉片机械式摩擦消毒导管接头平面及螺纹处，消毒时间不低于15 s，连接已排气的输液接头，回抽见回血后，脉冲式冲封管。

(6)撕除透明敷料：以0°或180°沿导管自下而上移除旧敷料，移除导管固定装置，观察导管长度、导管有无滑出或回缩。

(7)消毒皮肤：洗手，戴手套。用纱布覆盖输液接头，一手轻拎起导管，另一手持乙醇棉签按顺、逆、顺时针方向旋转式消毒穿刺点周围皮肤3遍，消毒范围为12 cm×12 cm，待干后，用0.5％碘伏或葡萄糖酸氯己定棉签按顺、逆、顺时针方向旋转式消毒穿刺点周围皮肤及外露导管3遍，范围为12 cm×12 cm，待干。

(8)无张力贴膜：将导管按C形或U形摆放，以穿刺点为中心无张力粘贴无菌透明敷料，放置后先做好塑形，再用指腹从中间向四周抚平整片敷料，去除纸质边框时边去除边按压。

(9)固定：取一条免缝胶布蝶形交叉固定导管出口处，如穿刺点未缝线固定,则用免缝胶布固定穿刺点固定翼,另取一条免缝胶布横向固定透明敷料及蝶形交叉部分,在无菌透明敷料的小标签上注明导管名称、维护日期、时间及操作者姓名。

4. 操作后处理

(1)安置病人,整理床单位,协助病人取合适体位。
(2)交代注意事项。
(3)正确处置用物和污物。
(4)洗手,记录护理记录单,填写 PICC 维护手册。

(四)注意事项

(1)每 7 天对 PICC 导管进行冲管、换贴膜、换接头等维护。
(2)贴膜有卷曲、松动或贴膜下有汗液时,应提前维护,避免出现感染、导管滑脱等不良后果。
(3)严禁使用置管侧肢体提过重的物品(应≤5 kg),禁止做引体向上、托举等动作,指导病人置管侧肢体不能过度弯曲、伸展,避免导管滑脱。
(4)禁止游泳、接触水等,嘱病人在洗澡前使用防水套或保护膜包裹。
(5)日常生活中注意观察导管局部有无出血、红肿等现象,保持敷料清洁干燥。

第三节 输液港维护技术

一、胸壁式输液港维护技术

(一)目的

(1)确保有一条有效的静脉通路,为安全、及时用药提供保障。
(2)需长期输液和保留静脉通路,减少静脉的反复穿刺,有效地保护外周血管。

（二）适应证

(1)穿刺点和港座有发红、渗血、渗液等不适症状。

(2)贴膜有卷边、松动、潮湿和污染,完整性受损。

(3)主诉局部有疼痛、瘙痒等不适症状。

(4)治疗期间至少每 7 天更换蝶翼针和透明敷料一次,治疗间歇期应 1～3 个月维护一次。

（三）操作流程

1. 评估

(1)评估病人的年龄、病情、心肺功能和过敏史。

(2)评估输液港的位置,周围皮肤是否完整,有无硬结、血肿、肿胀、皮疹、感染及皮下脂肪厚度异常,评估病人的意识状态及合作程度。

(3)向病人及家属解释操作目的、方法、注意事项及配合要点,查看维护手册。

2. 操作前准备

(1)护士准备:着装整洁,洗手,戴口罩和一次性帽子。

(2)用物准备:①治疗车上层:中心静脉换药包(内含治疗巾、75％乙醇棉棒、0.5％碘伏棉棒和无菌透明敷料)、无损伤针、输液接头、10 mL 预充式导管冲洗器(或生理盐水＋20 mL 注射器)、无菌敷料、治疗盘、弯盘、免洗手消毒剂等。②治疗车下层:医疗垃圾桶、生活垃圾桶和锐器盒。

(3)病人准备:排尿或排便,取舒适体位,暴露置管穿刺部位,注意保暖。

(4)环境准备:光线明亮、整洁、安静、温湿度适宜。

3. 操作程序

(1)双人核对医嘱。

(2)携用物至床旁,核对病人信息,解释并取得配合。

(3)协助病人取合适体位,暴露胸壁式输液港的位置,嘱病人戴口罩,面朝对侧。

(4)消毒:洗手,打开中心静脉换药包第一层,先用75%乙醇棉棒消毒,后用0.5%碘伏或2%葡萄糖酸氯己定棉棒消毒,消毒时由内向外,以胸壁港注射座为中心,按顺、逆、顺时针交替螺旋式消毒皮肤各3遍。消毒范围为以胸壁港注射座为中心,直径>15 cm(大于敷料面积),自然待干。

(5)穿刺前用物准备:①洗手,打开换药包第二层,戴无菌手套,铺无菌孔巾于穿刺部位。②用10 mL预充式导管冲洗器或抽吸20 mL生理盐水的注射器预冲输液接头,再连接无损伤针,排气后夹管。

(6)穿刺:用非主力手触诊,找到注射座,确认注射座边缘,用非主力手的拇指、食指和中指固定注射座,形成三角形,将注射座拱起,主力手持无损伤针自三指中心处垂直刺入胸壁港穿刺隔,到达储液槽底部。

(7)冲管:打开无损伤针拇指夹,轻轻抽回血,确认导管通畅及针头位置无误,脉冲式冲管,将输液接头与导管接口紧密连接,正压封管后夹管。

(8)固定敷料:在无损伤针蝶翼下方垫厚度适宜的小纱布,以穿刺点为中心无张力粘贴无菌透明敷料,塑形,第一条胶布蝶形交叉固定延长管,第二条胶布在交叉处横向固定。用无菌敷料包裹输液接头,撤孔巾。在无菌透明敷料的小标签上注明导管名称、维护日期、时间和操作者姓名。

4. 操作后处理

(1)安置病人,整理床单位,协助病人取合适体位。

(2)交代注意事项。

(3)按医院感染管理要求分类处置用物。

(4)洗手,记录护理记录单,填写输液港维护手册。

(四)注意事项

(1)补液前后至少用 20 mL 生理盐水脉冲式正压冲管。

(2)输血及胃肠外营养液、白蛋白、脂肪乳剂等连续输注 4 h 或结束后,至少用 30 mL 生理盐水冲管一次。

(3)只要是穿刺输液港底座,均使用无损伤针。

(4)非耐高压输液港使用 10 mL 及以上注射器进行注射。

(5)非耐高压输液港严禁高压注射造影剂,防止导管破裂。

(6)三向瓣膜输液港可用生理盐水封管,末端开口输液港用 100 U/mL 肝素盐水封管。

(7)输液间歇期 1~3 个月维护一次(和适应证时间保持一致)。

二、手臂式输液港维护技术

(一)目的

(1)确保有一条有效的静脉通路,为安全、及时用药提供保障。

(2)需长期输液和保留静脉通路,减少静脉的反复穿刺,有效地保护外周血管。

(二)适应证

(1)穿刺点和港座有发红、渗血、渗液等不适症状。

(2)贴膜有卷边、松动、潮湿和污染,完整性受损。

(3)主诉局部有疼痛、瘙痒等不适症状。

(4)治疗期间至少每 7 天更换无损伤针和透明敷料一次,治疗间歇期应 1~3 个月维护一次。

(三)操作流程

1. 评估

(1)评估病人的病情、年龄、意识、过敏史、心理状态和合作程度。

(2)查看维护手册,解释操作目的和注意事项。

(3)评估置港部位港座皮肤有无红、肿、热、痛等炎性反应,有无破损、感染、皮疹和皮下脂肪厚度异常,港座周围有无压痛。

(4)询问病人肩颈部有无酸胀、疼痛,手臂有无肿胀,测量上臂围。

2. 操作前准备

(1)护士准备:着装整洁,洗手,戴口罩和一次性帽子。

(2)用物准备:①治疗车上层:中心静脉换药包(内含治疗巾、75%乙醇棉棒、0.5%碘伏棉棒和无菌透明敷料)、无损伤针、输液接头、10 mL预充式导管冲洗器(或生理盐水+20 mL注射器)、无菌敷料、治疗盘、弯盘、免洗手消毒剂等。②治疗车下层:医疗垃圾桶、生活垃圾桶和锐器盒。

(3)病人准备:如厕,取舒适体位,注意保暖。

(4)环境准备:光线明亮、整洁、安静、温湿度适宜。

3. 操作程序

手臂式输液港维护技术如图13-1所示,具体操作程序如下:

(1)双人核对医嘱。

(2)携用物至床旁,核对床头卡,询问病人床号和姓名,核对腕带信息。

(3)协助病人取合适体位,暴露手臂港位置,取治疗巾,铺于手臂港区域下,嘱病人戴口罩,面朝对侧。

(4)消毒:洗手,打开中心静脉换药包第一层,先用75%乙醇棉棒消毒,后用0.5%碘伏或2%葡萄糖酸氯己定棉棒消毒,消毒时由内向外,以手臂港注射座为中心,按顺、逆、顺时针交替螺旋式消毒皮肤各3遍。消毒范围为以手臂港注射座为中心,直径≥15 cm(大于敷料面积),自然待干。

(5)穿刺前用物准备:①洗手,打开换药包第二层,戴无菌手套,铺无菌孔巾于输液港植入部位。②用10 mL预充式导管冲洗器或抽20 mL生理盐水的注射器预冲输液接头,再连接无损伤针,排气后夹管。

(6)穿刺:用非主力手触诊,找到注射座,确认注射座边缘,用非主力手的拇指、食指和中指固定注射座,形成三角形,将注射座拱起,主力手持无损伤针自三指中心处垂直刺入手臂港穿刺隔,到达储液槽底部。

(7)冲管:打开无损伤针拇指夹,轻轻抽回血,确认导管通畅及针头位置无误,脉冲式冲管,将输液接头与导管接口紧密连接,正压封管后夹管。

(8)固定敷料:在无损伤针蝶翼下方垫厚度适宜的小纱布,以穿刺点为中心无张力粘贴无菌透明敷料,塑形,第一条胶布蝶形交叉固定延长管,第二条胶布在交叉处横向固定。用无菌敷料包裹输液接头,撤孔巾。在无菌透明敷料的小标签上注明导管名称、维护日期、时间和操作者姓名。

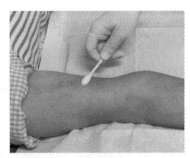

A. 消毒

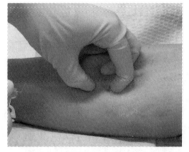

B. 固定港座

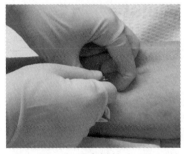

C. 垂直插针

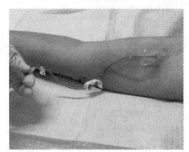

D. 抽回血

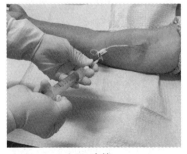

E. 冲管

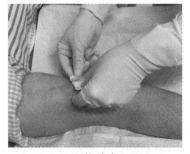

F. 垫纱布

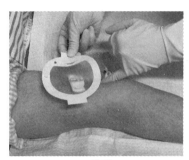 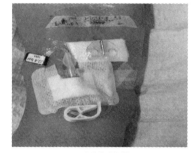

G. 贴膜　　　　　　　　　　H. 固定导管

图 13-1　手臂式输液港维护技术

4. 操作后处理

(1) 安置病人,整理床单位,协助病人取合适体位。

(2) 交代注意事项。

(3) 正确处置用物和污物。

(4) 洗手,记录护理记录单,填写输液港维护手册。

(四) 注意事项

同胸壁式输液港维护技术的注意事项。

第十四章　静脉输液治疗相关并发症及处理

第一节　外周静脉留置针相关并发症及处理

一、药物渗出

（一）概念

药物渗出是指静脉输液过程中,非腐蚀性药物进入静脉管腔以外的周围组织。

（二）判断标准

穿刺部位局部肿胀隆起,皮肤紧绷,病人常感觉胀痛、烧灼样痛、刺痛,皮肤发凉、颜色苍白,严重者呈现暗紫色。参照美国静脉输液护理学会的标准,临床上将药物渗出分为5个级别。

0级:无症状。

1级:皮肤发白,水肿范围的最大直径小于2.5 cm,皮肤发凉伴有或者不伴有疼痛。

2级:皮肤发白,皮肤水肿,最大直径2.5～15 cm,皮肤发凉,伴有或者不伴有疼痛。

3级:皮肤发白,半透明状,水肿范围的最大直径大于15 cm,皮肤发凉,轻到中度疼痛。

4级:皮肤发白,半透明状,皮肤发紧,有渗出,可见凹陷性水肿,皮肤变色、肿胀,水肿范围最小处直径大于15 cm,循环障碍,中度或者重度疼痛。

（三）原 因

(1)针头刺入过少或过深。

(2)反复穿刺对血管造成损伤。

(3)病人穿刺侧肢体过度活动。

(4)针头固定不牢。

(5)药物性质导致血管通透性增高。

（四）预 防

(1)避免在同一条血管反复穿刺。避免在下肢或瘫痪的肢体侧穿刺。长期计划静脉输液者要注意合理计划选择和使用血管,遵循由远心端向近心端选择血管的原则。

(2)注射特殊药物时,应先用抽有无菌生理盐水的注射器连接穿刺针头,穿刺成功并注入生理盐水确认针头在血管中后,再更换输注药液装置,以预防药液渗出。

(3)掌握药液的输注速度,对病人的不适主诉要高度重视。

（五）处理措施

(1)一旦药物发现渗出,应立即停止给药,拔针后按压至止血(若是刺激性药物,则先用注射器回抽液体)。评估病人渗出部位状况。根据渗出药物的性质,给予冷湿敷、局部封闭、药物拮抗等处理。

(2)多发性的小水泡,避免摩擦与热敷;较大水泡经严格消毒后,先用细针头抽吸,再用无菌纱布覆盖。

二、静脉炎

（一）概 念

静脉炎是指静脉血管的炎症,临床表现为沿穿刺部位血管出现红斑、肿胀、发热、疼痛、硬化、化脓或可触及条索状静脉。

(二)判断标准

参照美国静脉输液护理学会的标准,静脉炎一般分为5级。

0级:一般代表没有任何不适的症状,仅在体检行彩超检查时才发现,往往只需要对症治疗。

1级:表现为输液部位发红,有时可能有疼痛,有时可能没有疼痛。

2级:表现为输液部位疼痛,有或没有输液部位发红或者水肿现象。

3级:表现为输液部位疼痛,输液部位有发红或水肿,有时有条索状物形成,临床查体可触及条索状的静脉。

4级:表现为输液部位疼痛伴有发红或水肿,有时可以触及条索状的静脉,静脉的直径一般大于2.5 cm,有时会伴有脓液渗出。

(三)原因

(1)留置针选用不当:细静脉选用了粗留置针,将较粗的留置针置入较细的静脉,对血管壁和内膜造成刺激。

(2)穿刺技术差:反复穿刺、穿刺不当导致静脉血管内膜损伤。

(3)留置针固定不良:穿刺侧肢体活动过度引起留置针管道移动。

(四)预防

(1)减少向静脉内注射各种刺激性强的化学药物,避免引起静脉血管壁内炎性反应。

(2)避免在下肢进行留置针静脉输液,因为下肢发生静脉炎以及深静脉血栓的概率明显高于上肢。

(3)在选择穿刺血管时,一定要选择相对粗直、有弹性且无静脉瓣的静脉血管,避免关节处,选择易于固定的血管。

(4)严格执行无菌操作,以免发生医源性静脉炎。

(5)合理安排输液顺序,对于输入浓度较大的液体,输液前后使用生理盐水冲洗。

(6)掌握合适的药物浓度。

(五)处理措施

(1)拔出外周静脉留置针。

(2)将病人留置针穿刺肢体抬高、制动,避免受压和剧烈运动。

(3)24 h 内冷敷,24 h 后湿热敷。

(4)观察局部变化并记录,严格交接班。

(5)药物治疗:①将水胶体敷料贴敷在静脉炎部位。②硫酸镁湿热敷:用50%硫酸镁溶液湿热敷,每天2～4次,每次20～30 min。③土豆片贴敷:将土豆片削成0.5～1 mm 厚的薄片,贴于静脉炎处,每天可多次更换。④多磺酸黏多糖乳膏涂抹:避开穿刺点,在发红或硬结部位均匀涂抹至皮肤吸收,每天3～5次。

第二节　中长导管相关并发症及处理

一、导管堵塞

(一)概念

导管堵塞是由导管扭曲夹闭管腔或血块及其他物质沉积于管腔所致的。

(二)判断标准

输注的液体速度减慢或者逐渐停止,不能抽出回血,冲洗导管遇到阻力。

(三)原因

(1)血栓性:纤维蛋白的积累及血液存留;高凝状态;胸腔内压力增加。

(2)非血栓性:营养液或脂肪乳剂沉淀;药物不相容导致沉淀;病人活动因素。

(3)机械性:导管受折或压迫;导管移位。

(四)预防

(1)遵循正确的导管冲封管程序。

(2)治疗间歇期中长导管每周冲封管一次。

(3)根据无针输液接头的设计类型,按正确的顺序夹闭导管和断开注射器,以减少导管尖端回血。

(4)评估输液方案,遵医嘱合理安排输液顺序,输液后充分冲管或输注间隔液,以避免药液相互接触而产生沉淀。

(5)输入血液、脂肪乳、氨基酸等高浓度液体后,必须使用 20 mL 生理盐水脉冲式冲管,再连接其他液体。

(五)处理措施

(1)血栓性堵管可使用尿激酶进行溶解,此方法可多次使用,如无效则拔管。

(2)非血栓性堵管可使用硝酸甘油,如无效则拔管。

(3)对于机械性堵管,可对导管进行调整,如无效则拔管。

二、中长导管破裂或断裂

(一)概念

中长导管破裂或断裂是指由各种原因导致中长导管的完整性被破坏。

(二)判断标准

导管与连接器出现破裂、裂口或者折痕,导管出现渗液、渗血情况;有些病人无自觉症状,在滴入液体时感觉穿刺部位肿胀、疼痛。如果导管完全断裂,断裂的导管没有及时发现,则导管可进入病人体内,造成严重后果。

(三)原因

(1)病人肢体过度活动,牵拉导管。
(2)高压注射;强力冲管。
(3)撤离导丝时划伤导管;固定不当导致导管磨损、打折。

(四)预防

(1)置管前仔细检查导管的完整性。放置导管过程中动作要轻柔,避免锐器接触导管。
(2)导管固定操作要规范,避免导管打折,使用透明敷料,便于观察。
(3)不能暴力冲管,使用预充式导管冲洗器或 10 mL 以上规格注射器进行冲封管操作。
(4)不可使用乙醇消毒导管,以免导管老化。
(5)做好病人及家属的健康教育,适度活动手臂,避免对导管用力牵拉。

(五)处理措施

(1)若导管体外破裂或断裂,则夹闭或密封损坏区域之间的导管部分,以避免空气栓塞或液体渗漏,然后修复导管或拔管。
(2)如怀疑体内导管断裂,应立即用止血带结扎上臂,病人制动,行胸部 X 线检查确定导管位置,请介入科医生,行血管内异物抓捕,取出导管断裂端。

三、导管滑脱

(一)概念

中长导管滑脱是指导管的一部分甚至整个导管完全滑出所置血管以外。

（二）判断标准

体内导管末端刻度发生变化,体外导管长度变长。

（三）原因

导管固定不佳;病人肘部过度活动;维护更换敷料时操作不当。

（四）预防

(1)穿刺时尽量避开肘窝,首选贵要静脉穿刺。
(2)体外部分导管的长度与置管定位后的长度保持一致,将体外导管放置呈U形弯曲固定,以便降低导管拉力,避免导管在体内外的移动。
(3)导管必须完全覆盖在透明敷料下,应将无菌透明敷料与导管紧密按压,保证敷料可以牢固地固定导管。
(4)进行导管操作和维护导管更换敷料时,动作要轻柔,避免牵拉导管,注意观察穿刺部位导管外露的长度。

（五）处理措施

(1)评估导管功能,结合治疗需要保留或拔出导管。
(2)禁止回送导管,若需要保留导管,则经严格消毒后,将导管盘绕在无菌敷料内,并妥善固定。

第三节　经外周静脉穿刺的中心静脉导管相关并发症及处理

一、送管困难

（一）概念

PICC送管困难是指穿刺时回血良好,送管超过10 cm时开始出现送管有阻力,送入导管时有穿夹缝的感觉。

(二)判断标准

插管过程中,将导管送入血管内遇到阻力或无法送管。

(三)原因

选择的静脉较细,静脉瓣较多;静脉走行及解剖位置有异常,有瘢痕、硬化或分叉;病人感觉寒冷或紧张,血管出现痉挛;送管过程中导管打折;病人体位摆放不当;选择头静脉穿刺,当导管进入腋静脉时,容易出现送管困难。

(四)预防

(1)熟悉解剖位置,尽量选择粗直且静脉瓣少的静脉,首选右侧贵要静脉,次选肘正中静脉,尽量避免选择头静脉穿刺。肘部静脉穿刺条件差者可采用B超引导下置管。

(2)穿刺前要正确摆放病人体位,取平卧位,充分暴露穿刺区域,穿刺侧的手臂与身体呈90°。保持与病人沟通交流,降低血管应激反应,防止血管痉挛。

(五)处理措施

(1)送管时如遇到阻力,可抬高床头30°~40°,嘱病人放松肢体,做深呼吸,助手协助按摩血管使静脉舒张,或采取热敷方法,促使血管扩张后再送入导管。

(2)送管过程中,要控制好速度,送管速度不宜过快。调整病人手臂位置,头偏向导管侧,下颌紧靠肩部,对于静脉瓣丰富的血管,可一边推注生理盐水一边送管。

(3)穿刺完毕,拍摄胸片确认管路的尖端位置在上腔静脉。

二、导管相关性血流感染

（一）概念

导管相关性血流感染（catheter-related bloodstream infection，CRBSI）是指病人在携带导管期间或者拔除导管后 48 h 内，出现菌血症或真菌血症，并伴有寒战、发热或低血压等临床感染表现，除导管外没有其他明确的感染源。

（二）判断标准

常见临床表现有寒战、发热，置管局部出现红肿、硬结或有脓液渗出等，无特异性。发热几乎是导管感染者都有的表现，约 1/3 的病人的临床表现只有发热。当病人突然出现高热合并中毒症状时，表明可能发生导管相关性血流感染。

（三）原因

（1）置管及维护时操作者未严格执行无菌操作，或因置管不顺利导致无菌区暴露时间过长，细菌沿导管表面进入人体并定植于导管尖端。

（2）病人带管期间未按要求进行维护，导致穿刺点感染，出现蜂窝织炎，进一步发展为导管相关性血流感染。

（3）病人身体其他部位有感染，如尿路感染、肺部感染、皮肤感染等，生物菌群经血流扩散到导管，并黏附定植于导管上，引起导管相关性血流感染。

（4）静脉滴注的液体或其他给药装置被污染，从而引起导管相关性血流感染，尤其是对于留置时间较长的导管。

（四）预防

（1）在置管和使用过程中，严格遵守无菌操作原则，最大化无菌屏障。
（2）按规范定期维护，无菌透明敷料 7 天更换一次，纱布敷料 2 天更换一次,出现渗血、出汗等导致敷料潮湿、卷曲、松动等时,及时更换。

(3)使用过程中每日评估导管情况,重视病人主诉,及早发现异常及感染征象,有异常时及时通知医师,遵医嘱做局部分泌物细菌培养及相应处理。

(4)按照我国静脉输液行业标准推荐的时间间隔更换输液装置和附加装置,应尽量少使用附加装置。

(5)输液接头至少摩擦消毒 5~15 s 才可使用,不管由于何种原因,输液接头取下后都必须更换。

(6)输液接头及输液器上有可见血液或血凝块时,应及时更换,在输注血制品和营养液后也应及时更换。

(五)处理措施

(1)密切观察病人的生命体征、实验室检查结果及导管情况。

(2)遵医嘱处理:①疑似发生导管相关性血流感染时,应立即停止使用导管,导管相关性血流感染未确诊前可暂时保留导管。②抽血行培养检查,一旦确诊发生导管相关性血流感染,应立即拔除导管。③拔除导管时应注意无菌操作,避免污染,在无菌状态下剪下导管尖端进行培养。④严重感染者,根据药敏培养结果给予抗生素治疗。

三、PICC导管破裂或断裂

(一)概念

PICC 导管破裂或断裂是指由于各种原因导致 PICC 导管的完整性被破坏,可以发生于体内导管或体外导管。

(二)判断标准

导管与连接器出现破裂、裂口或者折痕,导管出现渗液、渗血情况;有些病人无自觉症状,在滴入液体时感觉穿刺部位肿胀、疼痛。如果导管完全断裂,断裂的导管没有及时发现,则导管可进入病人体内,造成严重后果。

(三)原因

(1)病人肢体过度活动,牵拉导管。
(2)非耐高压导管行高压注射;强力冲管。
(3)撤离导丝时划伤导管;固定不当导致导管磨损、打折。

(四)预防

(1)置管前仔细检查导管的完整性。放置导管过程中动作要轻柔,避免锐器接触导管。
(2)导管固定操作要规范,避免导管打折,使用透明敷料,便于观察。
(3)不能暴力冲管,使用预充式导管冲洗器或10 mL以上规格注射器进行冲封管操作。
(4)不可使用乙醇消毒导管,以免导管老化。
(5)做好病人及家属的健康教育,适度活动手臂,避免对导管用力牵拉。

(五)处理措施

(1)若导管体外破裂或断裂,则夹闭或密封损坏区域之间的导管部分,以避免空气栓塞或液体渗漏,然后修复导管或拔管。
(2)如怀疑体内导管断裂,应立即用止血带结扎上臂,病人制动,行胸部X线检查确定导管位置,请介入科医生,行血管内异物抓捕,取出导管断裂端。

四、PICC 导管滑脱

(一)概念

PICC 导管滑脱是指导管的一部分甚至整个导管完全滑出所置血管以外。

(二)判断标准

体外导管末端刻度发生变化,体外导管长度变长。

(三)原因

导管固定不佳;病人肘部过度活动;维护更换敷料时操作不当。

(四)预防

(1)穿刺时尽量避开肘窝,首选贵要静脉穿刺。

(2)体外部分导管的长度与置管定位后的长度保持一致,将体外导管放置呈 U 形弯曲固定,以便降低导管拉力,避免导管在体内体外的移动。

(3)导管必须完全覆盖在透明敷料下,应将无菌透明敷料与导管紧密按压,保证敷料可以牢固地固定导管。

(4)进行导管操作和维护导管更换敷料时,动作要轻柔,避免牵拉导管,并注意观察穿刺部位导管外露的长度。

(五)处理措施

(1)评估导管功能,结合治疗需要保留或拔出导管。

(2)禁止回送导管,若需要保留导管,则经严格消毒后,将导管盘绕在无菌敷料内,并妥善固定。

(3)通过胸部 X 线摄片确定导管尖端位置。

五、局部皮肤过敏

(一)概念

PICC 局部皮肤过敏是指病人穿刺点周围皮肤对导管外露部分或固定

敷料的过敏样改变,如局部发红、刺痒,严重者出现大面积水疱甚至破溃。

（二）判断标准

与导管和敷料贴膜接触位置的皮肤出现各种皮炎、湿疹、荨麻疹等。

（三）原　因

(1)过敏体质的病人,尤其是经脱敏、化疗等治疗后,其皮肤的敏感性增强,容易产生皮损。

(2)夏天天气热,使汗液分泌增加,汗液对皮肤有刺激。

(3)部分病人对透明敷料黏胶过敏,个别病人使用消毒剂后出现皮炎变化。

(4)女性皮肤细嫩,比男性容易发生接触性皮炎。

（四）预　防

(1)评估病人是否为过敏体质,对哪些物质可能比较敏感,选择通透性强的透明敷料或无纺敷料固定导管。

(2)为预防皮肤过敏,正常皮肤可使用皮肤保护膜,待干后贴透明敷料,防止易过敏敷料直接接触皮肤。

(3)出汗多时要及时更换敷料,保持管路穿刺部位的皮肤清洁干燥,避免从事引起多汗的活动。

（五）处理措施

(1)分析原因,除去可能的影响因素并对症治疗。对透明敷料过敏者可选用纱布。

(2)给予抗过敏药物,必要时请皮肤科医生会诊。

第四节　中心静脉导管相关并发症及处理

一、血肿和渗血

(一)概念

血肿是指由于外力或自发性原因而出现血管破裂,血管破裂以后,大量血液聚集在一起,形成具有一定体积的血样组织病变。

渗血是指静脉穿刺过程中血管壁的完整性被破坏,血液通过穿刺点或血管壁破损处直接渗到血管外,积聚在血管周围组织中。

(二)判断标准

穿刺点周围出现皮下淤血、红肿、疼痛、硬块等。

(三)原因

(1)病人疾病因素导致静脉压升高和伤口愈合延迟。
(2)病人凝血功能异常。
(3)抗凝和抗肿瘤药物对凝血功能及伤口愈合产生影响。
(4)卧位不当,置管侧肢体受压,静脉回流受阻,静脉压升高,易造成穿刺点渗血。
(5)病人置管后精神紧张,压力大,导致心率增快和血压升高,增加出血的风险。
(6)置管前未充分评估,穿刺技术不熟练,按压时间不够或按压部位不正确,维护时机选择不当,以及健康教育不到位等。

(四)预防

(1)置管前全面评估病人病情和治疗方案,选择最佳的输注途径和输液工具。

(2)熟练掌握置管操作技术。

(3)选择合适的导管型号及置管方式。

(4)观察穿刺点渗血情况。

(5)置管后,对穿刺点预防性使用藻酸盐敷料加压固定。

(6)加强健康宣教,避免穿刺侧肢体过度活动。

(五)处理措施

(1)重新消毒,更换敷料,对穿刺点使用藻酸盐敷料压迫止血或加压固定。

(2)如果病人存在出血倾向,可在敷料外使用纱布或棉球局部加压,外加弹力绷带包绕加压固定,每4～6 h放松一次,每次放松20 min,松紧以放入1根手指为宜,观察肢体血运情况。

(3)局部冰敷:更换敷料后,用冰袋局部冷敷20 min,间隔2～3 h重复使用,如此循环。

(4)置管侧手臂制动抬高,通过以上措施止血效果仍不佳者,应通知医生及时处理。

(5)静脉治疗多学科团队会诊。

(6)观察、记录。

二、导管堵塞

(一)概念

导管堵塞是指留置在血管内的导管因药物、血栓以及机械性因素等,出现部分或完全堵塞,导致液体输入不畅或受阻。

(二)判断标准

(1)输液速度减慢或滴注停止。

(2)冲管时有阻力,电子输液或注射设备堵塞报警。

(3)无法抽回血或血液回流缓慢。

(三)分类及原因

(1)机械性堵塞:由外部机械因素(如缝合过紧、导管夹闭、管路扭曲、过滤器及接头堵塞等)或内部机械因素(如继发性导管异位、导管相关性静脉血栓、导管扭曲或打折等)所致。

(2)血栓性堵塞:由各种原因引起的血液反流(如咳嗽、心力衰竭等导致静脉内压力增大)、血液黏稠异常、未按规范正确冲封管等所致,血液在管腔内形成血凝块或血栓。

(3)非血栓性堵塞:主要与药物结晶、纤维蛋白沉积、异物颗粒堵塞等相关。

(四)预防

(1)正确、有效地固定导管,避免导管及输液管道扭曲、打折。置管过程中穿刺及送管时,动作要熟练、轻柔,避免反复穿刺,损伤血管内膜,减少或避免纤维蛋白鞘的形成。

(2)置管后认真、准确地填写维护手册,记录病人导管置入信息,每次维护时均应仔细查看既往维护情况,如是否抽到回血、冲管时有无阻力等,认真记录本次维护信息。

(3)正确冲封管,输液完毕应及时冲封管,予以生理盐水脉冲式冲管,正压封管;输注药物时,应注意药物间的配伍禁忌,输注血制品及黏稠度较高的液体后及时冲洗导管,持续输液时,应每6~8 h冲管一次。

(4)输液过程中应加强巡视,避免因液体滴空而致血液回流。

(5)尽量减少易导致静脉内压力增加的活动,如咳嗽、便秘、呕吐等。

(五)处理措施

(1)分析堵管原因。

(2)血栓性阻塞可采用尿激酶溶栓治疗,具体操作如下:①直接抽吸法:取下输液接头,用 20 mL 注射器抽取 5000 U/mL 尿激酶溶液 10 mL,与导管相连接,往外抽吸。每隔 15～30 min 抽吸一次,尿激酶溶液因负压进入导管缓慢溶栓,直至抽出回血,回抽 3～5 mL 血液弃去,再用 10 mL 生理盐水脉冲式冲管,然后进行输液,输液完毕后,用 0.5～10 U/mL 肝素盐水 3～5 mL 正压封管。②三通负压法:取下导管接头连接三通管,侧端连接含有 5000 U/mL 尿激酶溶液 20 mL 的注射器,直端连接 20 mL 空注射器。先关闭侧端,回抽直端空注射器,使导管内形成负压,快速关闭空注射器端,同时打开侧门,利用负压使尿激酶溶液自动进入导管,保留 15～30 min,尿激酶溶液缓慢溶栓。如此重复操作至抽出回血,回抽 3～5 mL血液弃去,再用 10 mL 生理盐水脉冲式冲管,然后进行输液,输液完毕后,用 0.5～10 U/mL 肝素盐水 3～5 mL 正压封管。

三、导管相关性静脉血栓

(一)概念

导管相关性静脉血栓是指导管外壁或血管壁形成血凝块或纤维蛋白鞘,最新共识把导管相关性静脉血栓分为深静脉血栓(deep vein thrombosis,DVT)、血栓性浅静脉炎、无症状血栓和血栓性导管失功四类。

(二)判断标准

手臂、颈部和腹股沟区沿静脉走行方向出现疼痛或水肿,皮肤温度升高,患肢的周径增大,输液不畅及静脉回流障碍。

(三) 原 因

(1) 导管尖端位置不理想;导管管径过大;导管组织相容性差。

(2) 病人血液高凝状态;置管侧肢体活动减少;长期卧床。

(3) 刺激性药物对血管内膜造成损伤。

(4) 置管操作不熟练,反复穿刺后,血管内膜受损;冲封管操作不规范。

(四) 预 防

(1) 确保导管尖端到达最佳位置,在满足治疗需要的前提下,尽量选择管径最细、管腔最小、长度最短、组织相容性好的导管。

(2) 置管前全面评估病人的病情、血栓史、凝血功能等,高凝状态的病人适当使用抗凝药物。

(3) 患侧肢体适当活动,避免过度制动,注意保暖,多饮水。

(4) 须由经过培训的专业人员实施导管的穿刺和维护,操作时动作轻柔;尽量在超声引导下穿刺,避免反复穿刺;规范冲封管。

(五) 处理措施

(1) 疑似导管相关性血栓形成或静脉血栓形成后,应抬高患肢并制动,禁止压迫、热敷或按摩。

(2) 静脉血栓形成后,应遵医嘱使用抗凝药物,每日测量双侧肢体同一部位的周径,观察患侧肢体、颈肩部或腹股沟区有无肿胀、疼痛及皮肤温度和颜色变化等。

(3) 根据情况拔管,拔管动作要轻柔,以免血栓脱落。

第五节　植入式输液港相关并发症及处理

一、气胸

（一）概念

气胸是指输液港植入过程中,由各种原因损伤肺组织,气体进入胸膜腔导致的积气状态。

（二）判断标准

少量气胸病人的肺容积减少＜30％（同侧肺）,没有明显临床症状。而大量气胸病人常会突发单侧胸痛、呼吸困难、烦躁等不适。

（三）原因

主要发生在胸壁港安置过程中,由经皮穿刺置入导管时损伤肺组织所致。

（四）预防

(1)术前向病人做好解释并交代清楚需要配合的注意事项,避免病人在导管置入过程中咳嗽、说话、上肢活动等,避免穿刺时损伤胸膜。

(2)在B超引导下进行静脉穿刺,置入过程中应注意观察病人呼吸情况。

(3)输液港安置完毕后,进行X线摄片检查,确认有无气胸发生。

（五）处理措施

(1)一旦发现病人有呼吸困难、胸闷疼痛等不适,应立即通知医生进行处理。

(2)对于小量气胸(同侧胸膜腔压缩在30%以下)且无症状的病人,可以临床观察,定期复查X线胸片。

(3)对于大量气胸病人,应立即给予对症处理,必要时做胸腔穿刺或胸腔闭式引流,排除积气,促进肺扩张。同时预防性使用抗生素治疗,预防感染。

二、囊袋血肿

(一)概念

建立囊袋过程中,钝性分离皮下或筋膜后方组织时,皮下组织中毛细血管或小动脉撕裂出血以及穿刺点出血而形成血肿。

(二)判断标准

局部肿胀,皮肤有瘀斑,病人感觉局部皮肤张力大,压痛明显,可行超声检查确诊。

(三)原因

埋植输液港座游离出的皮肤软组织囊袋内出血形成的血肿,与操作过程中止血不彻底、结扎线脱落等有关,可能与病人本身存在凝血功能障碍或行药物治疗相关,出血可聚集在囊袋内,也可顺着组织间隙向周围扩散。

(四)预防

(1)手术过程中必须充分止血,选择合适位置建立囊袋,避开血供丰富的区域,根据解剖结构做分离,根据港体的大小建立合适的囊袋。

(2)应在B超引导下进行静脉穿刺,避免反复穿刺损伤动脉,导致大量出血。

(3)置港前须充分评估,如询问用药史及了解病人的凝血功能等。

（五）处理措施

少量出血时,可采用压迫止血,若病人局部胀痛明显,血肿范围有扩大趋势,必须采用手术清创止血,适当延迟输液港第一次使用时间,延长加压包扎时间,并根据出血原因及时进行病因治疗。

三、囊袋感染

（一）概念

囊袋感染属于导管相关性感染中的局部感染,包括置港处皮肤切口感染和无损伤针穿刺部位感染。

（二）判断标准

（1）局部感染表现为局部红肿、硬化、疼痛等,严重时囊袋处有脓肿形成。

（2）全身感染表现为带有输液港期间或取出输液港48 h内,病人出现寒战、发热、血压下降等菌血症或真菌血症的临床表现,常在输液中出现,也可在输液前后出现。

（三）原因

主要原因是临床操作时出现细菌感染,常见原因还有附属装置选择不佳、皮肤损伤、病人自身免疫力低下等。

（四）预防

（1）严格遵守无菌操作原则,无损伤针穿刺前应规范消毒,消毒范围应大于15 cm×15 cm,自然待干。

（2）选用全封闭输液系统,正确冲封管。

（3）使用输液港期间,应加强观察,若出现穿刺点渗血或敷料潮湿、卷边等,应及时更换,使用期间,常规至少每7天维护一次。

(4)告知病人治疗间歇期应保持输液港座周围皮肤清洁,拔除输液港无损伤针后,等针眼愈合后方可淋浴,囊袋未完全愈合前禁止泡浴。

(五)处理措施

(1)处理局部感染:应用2%葡萄糖酸氯己定溶液或碘制剂局部消毒处理,莫匹罗星软膏外涂,无菌纱布覆盖,每天或隔天换药一次。囊袋感染未完全控制之前禁止使用输液港。

(2)处理全身感染:①监测生命体征,检验血常规。②静脉血培养:使用抗生素前分别从输液港和外周静脉采血,进行细菌培养,两个标本采集时间间隔≤5 min。③抗生素治疗:根据细菌培养结果选用敏感抗生素。

(3)如果连用3天抗生素症状仍无明显改善或者持续存在菌血症,同时有适宜静脉通路可以替代输液港通路,应及时取出输液港装置。

(4)对于无法继续使用的输液港通路,医生应及时采用手术取出输液港装置。

四、静脉输液港港体翻转

(一)概念

静脉输液港港体翻转是指静脉输液港港体偏离原来的位置发生翻转。

(二)判断标准

临床上,输液港港体90°翻转比较少见,90°翻转会给病人带来异物压迫感,发生180°翻转时,触诊输液港港体边缘锐利而非圆润,中间平坦宽大,周边界限清晰,圆滑处变得平坦,无损伤针无法刺入港体或出现输液不畅。

（三）原因

术中分离囊袋尺寸过大，输液港港体缝合及固定不牢固，术后短时间内港体周围纤维包膜尚未形成，皮下组织疏松或脂肪组织丰富，术后病人活动幅度过大，输液港港体牵拉明显。

（四）预防

(1) 根据输液港港体的型号分离皮下组织，制作大小合适的囊袋。

(2) 个别病人如皮下组织过度疏松或囊袋尺寸过大，可以将港体与胸肌筋膜缝合。

(3) 穿刺前要仔细评估港体局部皮肤及港体的形状，如触诊发现异常或穿刺困难，应及时处理。

(4) 选择合适的输液港。

(5) 健康宣教。

（五）处理措施

(1) 停止使用输液港，通知医生进行处理。

(2) 医生可用一手抵住港体一侧侧翼，一手翻动另一侧侧翼，轻柔旋转复位港体。也可向囊袋内注射 0.9%氯化钠溶液，然后进行手法复位，以减轻港体和囊袋间的摩擦力，复位后建议局部进行加压包扎 1～2 周。无法进行手法复位或固定不充分导致港体翻转的，应采用手术原位切开复位或更换港体安置部位，同时对港体原安置部位做缝合固定。

五、导管夹闭综合征

（一）概念

导管夹闭综合征是指经锁骨下静脉穿刺置管时，导管部分走行进入第 1 肋骨和锁骨之间的狭小间隙，当病人进行上肢活动时，第 1 肋骨和锁骨产生挤压而致导管出现狭窄或夹闭,从而影响输液,严重时会导致导管破损或断裂。

(二)判断标准

输液速度随病人体位和呼吸而发生变化,冲管或输液时有阻力,患侧肩部后旋或手臂外展上举时输液通畅,胸部 X 线摄片检查可以诊断,严重时会出现导管破损或断裂,断裂的导管随着血流进入心脏和肺动脉,出现肺栓塞。

(三)原因

穿刺部位选择不当,医护人员缺乏认知。

(四)预防

(1)输液港植入时,尽量避免选择锁骨下静脉作为穿刺路径,若选择经锁骨下静脉穿刺,则穿刺点最好选择在锁骨外 1/3 处,尽量避开锁骨和第 1 肋骨之间的夹角。

(2)输液港使用期间,应注意观察病人有无胸闷、胸痛及呼吸困难等症状,当出现输液速度受体位变化影响时,应考虑是否发生导管夹闭综合征。

(3)指导病人改变肢体位置或变换体位,输液时肩部轻微后旋或取仰卧位手臂上举。

(五)处理措施

(1)疑似发生导管夹闭综合征时,应立即停止使用输液港,行胸部 X 线摄片检查。

(2)确诊出现导管夹闭综合征并伴有严重导管狭窄、导管损伤时,应立即做手术取出输液港。

六、导管堵塞

（一）概念

导管堵塞是输液港使用过程中常见的并发症之一，由导管扭曲夹闭管腔或血块及其他物质沉积于管腔所致，表现为阻碍输液或回抽无血。

（二）判断标准

输液不畅或抽回血不畅，超过90%的抽回血不畅可以通过采取垂头仰卧位、注射盐水或注射纤溶药物等措施获得缓解。

（三）原因

(1) 输液港位置安置不当，导致导管扭曲、打折，或经左侧植入的末端开口导管尖端位置过短，导致导管开口处贴近血管侧壁。

(2) 输液港港体移位，导致相连的导管发生扭曲、弯折。

(3) 未能做到规范化冲封管，冲管时无损伤针的斜面未背对导管，未能完全冲洗港座四周，以及病人过度活动或剧烈咳嗽、便秘等导致静脉压力增大，血液反流至导管腔内，导管腔被血凝块或纤维蛋白堆积而造成堵管。

(4) 化学药物沉积堵塞导管，尤其是连续输注两种不相容的药物时，易形成沉积物而堵塞导管。

(5) 无损伤针移位，针尖脱出港体内腔。

（四）预防

(1) 规范冲封管操作，输注成分血、肠外营养液、造影剂或其他黏稠剂时，需加大冲管液量及增加冲管次数。

(2) 推荐使用无针密闭输液接头。

(3)妥善固定导管,避免出现扭结、缝线过紧、封管夹未开、无损伤针移位等情况。

(4)尽量减少导致静脉内压力增加的活动,对于有慢性咳嗽、便秘等导致胸腔压力增加者,封管液中肝素浓度可遵医嘱适量增加。

(五)处理措施

(1)首先排除无损伤针位置不当造成的假性梗阻。

(2)通过胸部 X 线摄片检查确认输液港位置。

(3)给予对症或者溶栓处理。

健康指导篇

第十五章 静脉输液健康教育

第一节 静脉输液健康教育概述

一、健康教育基本概念

健康是促进人的全面发展的必然要求,是经济社会发展的基础条件。人民健康是民族昌盛和国家富强的重要标志。普及健康科普知识,提升人民群众健康素养,推进健康中国战略实施,是医务工作者义不容辞的责任和担当。

健康教育是以医院为基本单位,以病人及其家属为教育对象,以促进病人健康为目的,有计划、有组织、有评价的健康教育活动。健康教育的目的是使病人了解相关疾病知识,树立健康意识,积极参与健康教育与健康促进规划的制订和实施,改变病人的不良行为,有利于疾病向着康复的方向发展。

医院健康教育的基本内容包含疾病防治、一般卫生知识的宣传教育、心理健康教育和行为干预。健康教育具有多渠道、多病种、全过程、全覆盖、广覆盖和广延伸六大特点,即渠道多样,线上、线下、新媒体、纸媒四位一体;健康教育病种较全,涵盖多种慢性病和常见病;健康教育包含疾病全过程,预防、治疗、急救、康复全覆盖;受益群体范围较全,涉及男女老幼;健康教育延伸到院外及社区。

二、静脉输液健康教育的目的和目标

公立医院是健康中国战略实施和健康中国行动推进过程的主阵地，医务工作者是健康教育与健康促进工作的主力军，做好健康教育与健康促进工作，倡导健康生活方式，传播科学健康知识，有助于进一步提高广大群众防病意识，提升健康素养水平，改善医疗卫生服务质量，增强病人的健康获得感，助推健康中国建设。

静脉输液健康教育的目的是：通过对病人进行系统化、完整性和全面性健康教育，提高其依从性，增加护患信任感，保障治疗效果。

静脉输液健康教育的目标包括：①消除病人不良心理，提高病人对静脉输液的接受性。②降低输液不良反应发生率，保障静脉输液安全。③降低医患纠纷发生率，提升病人满意度。

三、病人对静脉输液健康教育的需求

静脉输液作为一种迅速有效的补液给药方法，在多途径给药治疗中占有不容置疑的首要位置。为了达到最佳的疗效，需要护士在护理过程中尽可能提高及时性、准确性，减少盲目性，为病人提供优质的静脉输液护理服务。

输液安全与病人息息相关，多数病人对静脉输液常识缺少了解，有不同程度的焦虑、恐惧心理，需要护士提供静脉输液相关知识。

病人对输液健康教育内容的需求是多样化的。多数病人在治疗过程中希望知晓所用药物的名称、作用、副作用、不良反应、治疗结束后的观察要点，了解输液工具选择目的及日常活动注意事项等。

病人对输液健康教育形式的要求也是多样化的。因为住院病人的年龄、文化水平、心理素质等不同，所以输液过程中对健康教育的需求也有所差异，因此，要为病人提供系统的、个体化的、形式多样的健康教育方式。

第二节　静脉输液健康教育的内容和形式

一、静脉输液健康教育的内容

（一）一般的静脉输液健康教育

1. 静脉输液前健康教育

（1）输液前，选择合适的沟通方式和技巧，告知病人输液目的、药物相关副作用及不良反应，并评估环境是否适宜操作。

（2）询问病人的用药史、过敏史和家族史，告知病人部分药物用药前需做皮试。

（3）根据输液量、疗程、用药种类选择合适的输液工具和血管，向病人宣教选择的目的并评估血管。

2. 静脉输液时健康教育

（1）输液时，严格执行"三查八对"，遵循无菌原则。让病人了解配合的注意事项，做好沟通解释工作，缓解病人的恐惧心理。对明显抗拒者，避免催促，暂缓执行，在取得病人配合后再进行治疗，提高穿刺成功率。

（2）穿刺结束后，再次与病人共同核对身份及输注药物的信息，根据《静脉治疗护理技术操作规范》标准调节输液滴数，告知病人切勿随意调节滴数，以提高依从性和治疗效果。

（3）告知病人肢体活动的注意事项，妥善固定输液导管。指导病人及家属注意观察穿刺局部情况，若发现肿胀、疼痛等不适，应及时告知医护人员进行处理。

（4）若输液过程中出现心慌、胸闷等不适，应及时呼叫医护人员。

（5）输液期间，护士会定时巡视病房，发现问题及时解决。

（6）穿刺结束后，告知病人输注过程中，因药液进入血管，部分敏感者可能存在血管痉挛或疼痛的情况,这属于药物的正常刺激反应。

3. 静脉输液后健康教育

(1)输液结束后,协助病人按压穿刺部位 4~5 min。出现穿刺部位轻微红肿者,可及时使用双氯芬酸二乙胺乳胶剂外用涂抹,必要时遵医嘱采取硫酸镁湿敷。

(2)穿刺针眼未愈合前不能沾水,以免感染。

(二)输液不良反应的健康教育

1. 发热反应健康教育

(1)输液过程中,出现发冷、寒战、发热,轻者体温上升至 38 ℃左右,重者体温高达 41 ℃,并伴有头痛、恶心、呕吐、脉速加快等全身症状,多数经处理后可好转。

(2)相关处理措施:在输液过程中,发热反应一旦出现,症状较轻者应立即减慢输液速度,症状较重者停止输液,并及时通知医生,详细查找发热反应的原因;高热病人应给予物理降温,注意保暖;严密观察生命体征变化,必要时遵医嘱给予抗过敏药物或激素治疗。

2. 急性肺水肿健康教育

(1)输液过程中,突然出现呼吸困难、胸闷、咯粉红色泡沫样痰,严重时痰液可从口、鼻腔中涌出,听诊肺部布满湿啰音,心率快且节律不齐。

(2)相关处理措施:立即停止输液并迅速通知医生,进行紧急处理,同时安慰病人,以减轻其紧张心理;若病情允许,可协助病人取端坐位或坐位,双腿下垂,以减少下肢静脉回流,减轻心脏负担;给予高流量氧气吸入,一般为 6~8 L/min,同时,湿化瓶内加入 20%~30%乙醇溶液,以降低肺泡内泡沫表面的张力;遵医嘱给予镇静、平喘、强心、利尿和扩血管药物;必要时可进行四肢轮扎,用橡胶止血带或血压计袖带适当加压四肢,以阻断静脉血流,可有效减少回心血量,待症状缓解后,逐渐松解止血带。

3. 静脉炎健康教育

(1)输液过程中,出现局部静脉的疼痛、肿胀,可触及条索状静脉或有硬结,有压痛,周围皮肤充血、红肿,一般持续1~2周后逐渐消退,疼痛缓解,色素沉着,呈树枝状、条索状改变,严重时发生静脉闭塞。红肿型表现为沿静脉走向的区域出现皮温增高、肿胀、疼痛;血栓型表现为沿静脉走向局部呈现条索状静脉或硬结,有色素沉着和疼痛;坏死型表现为沿静脉走向疼痛持续、不能缓解,皮肤坏死发黑。

(2)相关处理措施:立即停止相应部位的静脉输液,拔除静脉导管,将患肢抬高并制动;局部用95%乙醇溶液或50%硫酸镁进行湿热敷,每日2次,每次20 min;超短波理疗,每日1次,每次15~20 min;中药治疗,可用如意金黄散加醋或茶叶水调成糊状,局部外敷,每日2次;如合并感染,遵医嘱给予抗生素治疗;安慰病人,消除其紧张情绪,为病人更换注射部位。

4. 空气栓塞健康教育

(1)输液过程中,出现胸部不适或胸骨后疼痛,呼吸困难和严重发绀,听诊心前区可闻及响亮的、持续的"水泡声"。

(2)相关处理措施:立即停止输液,通知医生,积极配合抢救;立即将病人置于左侧卧位,保持头低足高位,避免气体阻塞肺动脉入口;给予高流量氧气吸入,提高病人血氧浓度,纠正缺氧状态;有条件时可使用中心静脉导管抽出空气;严密观察病情变化,如有异常,应及时对症处理。

二、静脉输液健康教育的形式

(一)个别指导

责任护士在病人住院期间、手术前后、出院前等不同时期,根据病人的病情、心理状态等,采取一对一的方式进行针对性的健康教育。

（二）集体讲解

各科室根据各自专业特点定期开展健康大讲堂，有计划、有主题，针对住院病人和家属开展疾病预防、治疗及保健等方面的健康教育专题讲座。

（三）发放印刷资料

各科室结合专科特色，制作健康教育宣传手册、图文卡片、温馨提示卡等，将健康教育内容交给病人自己阅读。免费发放健康科普书籍，纸质书籍易于保存，中老年人更易于接受，做到"将科普带回家"。

（四）制作板报或宣传栏

各科室结合专科特色，制作静脉输液健康教育多元化科普板报或宣传栏。通过图文解读疾病知识等栏目，有效地宣传常见的健康知识和先进医疗技术，切实提升民众的健康素养。

（五）制作音像视频

各科室结合专科特色，制作形式多样的专科健康教育宣传视频，在病区或门诊播放。宣教视频能够节省护理人员实施健康宣教的时间，且能够增强病人的相关健康知识掌握程度。

（六）病人互动，现身说法

定期开展病友会，将人文关怀融入健康教育。病友会是开展健康教育的一种新模式，是拓展健康文化的新实践。把患有相同疾病的病人组织起来，为病人提供交流平台，针对性地开展健康教育。病人间的相互交流更容易被接受，不仅能提高病人对疾病防治的科学认知，而且可影响其家属和周围人群，共同维护和促进健康。

第十六章 输液工具健康教育

第一节 一次性静脉输液钢针健康教育

一、操作前健康教育

(1)输液前嘱病人排尿或排便,穿合适衣物,取舒适体位。

(2)告知病人一次性钢针只用于单次给药,不可留置,钢针针尖锋利,易于穿刺,病人感觉痛苦小,操作便捷。但也存在缺陷,如易刺破血管引起渗漏等。

(3)一次性钢针仅适用于输液时间在 4 h 以内的非发疱剂及非刺激性、pH 在 5.0~9.0 之间的等渗液体。

二、操作中健康教育

(1)在输液过程中,穿刺侧肢体应保持舒适体位,可适当活动,但避免剧烈活动,避免钢针刺破血管引起药物渗漏。

(2)若穿刺处出现红、肿、疼痛及不适,应及时向护士反映。

(3)向病人说明年龄、病情及药物性质是决定输液速度的主要因素,嘱病人不可自行随意调节输液速度,以免发生意外。

三、操作后健康教育

(1)输液过程中或输液结束后,若穿刺点局部肿胀,应立即拔除,及时进行局部处理。

(2)输液结束拔针后,用无菌棉签或小纱布按压穿刺点 3～5 min,压至穿刺点局部无渗血。不要揉擦穿刺点,以免发生皮下淤血。凝血功能障碍者可适当延长按压时间。

第二节　外周静脉留置针健康教育

一、操作前健康教育

(1)介绍外周静脉留置针操作的特点和目的,以便取得病人和家属的配合。

(2)评估血管,选择粗直、弹性好的静脉,避开关节等易活动部位。

(3)向病人讲解可能出现的一些并发症,如静脉炎、静脉血栓、穿刺部位感染、导管堵塞或滑脱等,护理人员可以根据有效护理来预防并发症的发生。

(4)嘱病人排空小便。

二、操作中健康教育

(1)告知病人根据穿刺部位选择合理体位,衣服松紧适宜。

(2)嘱病人握拳,穿刺侧手臂避免活动,暴露穿刺部位。

(3)嘱病人放松心情,穿刺时有轻度疼痛,可以深呼吸,以减轻疼痛。

(4)穿刺成功后,及时嘱病人松拳。

三、操作后健康教育

(1)静脉输液时将远端肢体抬高,以促进静脉回流,穿刺侧肢体上抬,与心脏平齐或高于心脏,以利于血液回流。睡眠时避免压迫穿刺部位。

(2)向病人讲解所用药物的作用及副作用,切勿自行调节输液滴速。

(3)不要随意拨弄肝素帽或正压接头,防止松脱,导致血液渗出或堵管。

(4)外周静脉留置针置管后,穿刺侧肢体在不输液时可正常活动,但应避免剧烈活动。适合做一些轻体力劳动和活动,如写字、吃饭、喝水等。

(5)输液间歇期,穿刺侧肢体不可长时间下垂,注意保护留置针,尽量避免血液回流造成留置针堵管,避免重体力劳动和运动,如提重物、打球、拧拖把等。

(6)穿衣服时,先穿留有留置针的肢体,再穿另一侧;脱衣服时,先脱没有留置针的肢体。穿脱衣服时,动作应轻柔,防止衣物勾住留置针,将留置针意外带出。

(7)保持穿刺部位清洁干燥,留置针留置期间可以洗澡,洗澡时用保鲜膜包裹好,避免穿刺点受潮感染,一旦穿刺部位受潮,应立即通知护士。

(8)留置期间若有任何不适,如穿刺部位红、肿、热、痛、瘙痒,导管脱出等,应及时通知护士处理。

(9)拔针后,告知病人拔针部位 24 h 内保持干燥,防止感染,观察局部有无渗血、渗液等,出现异常情况应及时告知护士。

第三节　中长导管健康教育

一、中长导管置管前健康教育

(1)向病人及家属解释什么是中长导管,以及中长导管的使用目的、优点、适应证、价格、可能发生的并发症等,使病人了解中长导管在治疗疾病中的意义。

(2)介绍操作的基本原理和方法。解释整个操作的流程以及治疗期间需要注意和配合的要点,以取得病人及家属的理解和配合。告知病人在病情及条件允许的情况下可以沐浴,换上清洁、宽松、棉质的衣服,排空大小便。告知病人穿刺前适量饮用温开水,听从医护人员的指导,积极配合。

(3)介绍病友相互认识、交流经验,消除顾虑情绪,提高病人置管的依从性。

(4)中长导管置管是一种侵入性操作,术前需签署知情同意书。

二、中长导管置管中健康教育

(1)操作过程中维持与病人的语言交流,缓解病人的紧张、焦虑情绪。指导病人采取正确的平卧位,穿刺侧需留出足够的操作空间,上臂外展,与躯干呈90°。

(2)暴露一侧上肢,以便更加准确地测量置管长度,进行体表定位。

(3)中长导管置管是一项严格的无菌操作技术,告知病人无菌区域建立后肢体不可随意活动。

(4)告知病人该操作是在局部麻醉下完成的,为了减轻穿刺时的疼痛感,采用2%利多卡因对穿刺点进行局部麻醉,基本做到无痛穿刺,可以在很大程度上缓解病人的紧张情绪,提高穿刺的成功率。

(5)穿刺过程中告知病人平静呼吸,避免活动穿刺侧肢体,以防止破坏无菌区域和影响医生操作。

三、中长导管置管后健康教育

(1)穿刺24 h内,为防止穿刺点出血,予以弹力绷带加压包扎,告知病人肢体胀痛、手臂水肿等通常是由包扎过紧引起的,可以调整绷带压力、改变体位或抬高上肢。在此期间,病人应加强对穿刺部位的观察,如穿刺肢体是否有肿胀、疼痛、发红,静脉呈条索样改变等,若出现这些症状,应立即通知医务人员,并配合进行即刻处理,避免静脉血栓的发生。

(2)置管后局部护理指导:为预防静脉炎,病人应该保持穿刺点皮肤的洁净,注意对局部皮肤的消毒。指导病人定期查看导管管腔是否发生弯曲、回血等情况,并检测穿刺点是否存在分泌物,叮嘱病人注意自身体温的变化,预防导管相关感染的发生,必要时接受抗感染治疗。

(3)告知病人及家属穿刺24 h内穿刺侧手臂应减少活动,24 h后可正常活动,但应避免负重、举高及外展动作,以防导管移位。

(4)在输液及睡眠时避免长时间压迫置管侧肢体,以免导致血流缓慢而发生静脉血栓。

(5)沐浴指导:向病人及家属演示沐浴时如何用保鲜膜保护贴膜,沐浴前用保鲜膜包裹穿刺点上下至少10 cm(输液接头必须被包裹住),沐浴后尽快用干毛巾擦干局部,同时检查敷料,若不慎弄湿,应及时换药。

(6)穿衣指导:平时衣袖不可过紧,穿衣时应先穿穿刺侧,脱衣时应后脱穿刺侧。取洗净的长筒丝袜一段套在上肢上,利用其光滑性,有利于穿脱衣服。

(7)告知病人坚持带管期间维护的重要性,向病人告知治疗间歇期维护的频次和时间,以提高病人的重视程度,并告知病人正确的臂围测量方法。

(8)突发意外断管的处理:告知病人一旦发生断管,应将导管残端牵拉固定在上臂,减少上肢活动,以免导管移位至体内,及时返院处理。

(9)拔管:治疗结束或由于其他原因需要拔管时,嘱病人拔管后用无菌敷料密闭24 h,防止感染,观察局部有无渗血、渗液等,出现特殊情况应立即告知医务人员。

第四节　经外周静脉穿刺的中心静脉导管健康教育

一、PICC置管前健康教育

(1)向病人及家属详细介绍PICC置管的目的、优点、适应证、价格以及可能发生的并发症和并发症的处理措施。

（2）向病人及家属讲解PICC置管操作的基本原理和方法，帮助其充分了解和接受PICC。

（3）告知病人及家属PICC操作和维护是由专职护士完成的，消除其疑虑，使病人及家属充分信任护士，并签署知情同意书。

（4）置管前让病人先洗澡，清洁皮肤，置管当天穿宽松开衫，在病情允许的情况下进食，以免置管时出现低血糖或晕针。

二、PICC置管中健康教育

（1）操作者应用简洁易懂的语言指导病人，使其达到最佳的配合程度。

（2）在操作过程中应与病人保持良好的语言交流，使其保持放松状态。

（3）告知病人在整个操作过程中如有心慌、胸闷等不适，应立即告知护士。

（4）置管过程中，告知病人过程顺利，置管结束后，充分肯定病人的有效配合，给予鼓励，使病人树立治疗信心。

三、PICC置管后健康教育

（1）置管当天，置管侧肢体应减少活动，24 h内不做弯肘活动，可轻轻做摸头、梳头等动作，以利于穿刺处的愈合，睡眠时抬高穿刺侧肢体，减少水肿。

（2）置管24 h后，置管侧上臂（穿刺口上方5 cm）沿静脉走向可行湿热敷，每天3次，每次30 min，连续敷1周，可预防机械性静脉炎的发生。

（3）置管次日进行握拳—松拳运动，以利于血液循环。

（4）置管后建议病人尽量穿宽松的开衫，避免穿紧身、套头的上衣，衣领和袖口不宜过紧，以防穿脱衣服时将导管扯出。穿衣服时先穿置管侧的手臂，脱衣服时先脱健侧手臂。

（5）留置PICC导管后，保持局部清洁干燥，不要擅自撕下贴膜。如果对透明敷料过敏而必须使用通透性更高的敷料或纱布,应相应缩短更换贴膜的时间,维护时使用抗过敏敷料。贴膜有卷边、破损、松动或贴膜下有汗液时,及时告知护士进行相应的处理。不要玩弄导管外露部分,若导管不慎脱出少许,禁止自行将导管送入体内。

(6)如果病人到外地或者其他医院就医,在输液或者维护时,应提醒操作者运用 10 mL 或 20 mL 注射器进行冲封管。

(7)治疗间歇期间对 PICC 导管进行每周维护,包括换敷料、换肝素帽、冲封管等。每次使用导管后应冲封管一次,以防血液回流堵塞管道;若有回血、渗液等不适情况,应及时告知护士进行处理。

(8)避免在置管侧上臂使用袖带式血压计测量血压。

第五节 中心静脉导管健康教育

一、CVC 置管前健康教育

(1)向病人及家属介绍中心静脉导管穿刺操作的特点和目的,取得他们的配合。

(2)签署知情同意书。

(3)嘱病人保持穿刺部位皮肤清洁干燥,穿棉质宽松的内衣,以方便操作。

(4)告知病人置管前需要做好的准备工作,如解决好大小便问题,适当暴露穿刺部位等。

(5)动态观察病人的心理反应,及时给予心理安慰和疏导,保证病人以最佳的心理状态接受治疗。

二、CVC 置管中健康教育

(1)告知病人根据穿刺部位选择合理体位,充分暴露穿刺部位。

(2)告知病人听从操作者的指导并积极配合,以确保穿刺顺利进行。

(3)告知病人不可随意活动身体,不可触摸无菌区域及无菌物品。

(4)询问病人有无不适,注意倾听病人主诉,如有心慌、胸闷、呼吸困难,听觉异常,局部出现红、肿、痛等,应及时予以相应处理。

三、CVC 置管后健康教育

(1)告知病人保持局部清洁干燥,不要擅自撕下敷料,敷料有卷曲、松动、汗液时,告知医护人员及时更换,避免置管部位污染。

(2)保持良好的个人卫生,勤洗澡,防止细菌在导管周围皮肤繁殖而引起感染。洗澡时用封闭式敷料将导管及肝素帽包裹好,避免胸部以上部位沐浴,避免浸湿敷料,一旦浸湿应立即更换。

(3)导管放置期间,颈部可做正常的左右扭头、上下点头等活动,但勿过度弯曲,以防止管道打折,影响液体顺利输入。

(4)告知病人及家属注意中心静脉导管体外留置的长度,在翻身移位时注意保护,防止管道滑脱,如不慎脱出,应立即按压穿刺点,并通知医务人员。

(5)若穿刺点有红、肿、热、发痒等局部反应,或肩颈部出现疼痛,应予以重视,并立即与医护人员联系。

(6)穿刺点有渗血、渗液时,及时告知医护人员更换敷料。

(7)病人体温大于 38 ℃时,立即报告医护人员进行对症处理,存在血流动力学感染时应立即拔管。

(8)不可随意调节输液滴注速度,严防液体走空,遇紧急情况时,先关闭输液开关,然后呼叫护理人员。

(9)定期维护:无菌透明敷料每 5~7 天更换一次,无菌纱布敷料每 2 天更换一次(注意:透明敷料下放置纱布敷料则视为纱布敷料,应每 2 天更换一次);出现渗血、出汗等,导致敷料潮湿、松脱、卷边或破损时,应立即更换。

第六节 植入式输液港健康教育

一、胸壁式输液港健康教育

（一）胸壁式输液港植入前健康教育

(1)向病人解释留置胸壁式输液港的目的、方法、置港过程及置港后的注意事项,取得病人和家属的配合。

(2)告知病人穿刺处皮肤应完整,无疤痕。避开关节等易活动部位。选择粗直、弹性好的静脉。

(3)告知病人置港前做好相关禁忌证的检查和评估,并签署知情同意书。

(4)告知病人将手术部位皮肤清洗干净,减少感染概率。

(5)告知病人操作前排空小便,保持情绪稳定,防止术中因紧张而排尿,增加手术感染概率。

(6)戴好口罩和一次性帽子,穿病员服。

（二）胸壁式输液港植入中健康教育

(1)嘱病人取平卧位,肩部垫高,头后仰,使颈部充分伸展,面部略转向对侧,暴露穿刺区域。

(2)消毒后告知病人严禁用手接触无菌区域。

(3)穿刺过程中放松肌肉,避免咳嗽、说话等活动,防止穿刺时损伤胸膜。

(4)穿刺时会有轻微疼痛,不可动弹,避免穿刺失败。

(5)如有呼吸困难、胸闷、疼痛剧烈等不适,应及时告知医护人员。

(三)胸壁式输液港植入后健康教育

(1)告知病人手术后24 h内减少活动,避免置港侧卧位,防止出血。

(2)告知病人手术后2 h局部给予冰敷,减少局部性水肿、出血等现象,冰敷时注意时间限制,避免冻伤。

(3)用弹力绷带加压包扎24 h,如感觉有局部发麻、肿胀等不适,应及时告知护士给予放松。

(4)置港后需行胸部X线摄片检查,了解输液港导管尖端的位置。

(5)治疗期间每周需要更换一次蝶翼针。

(6)带针期间洗澡仅可擦浴,不要淋浴和盆浴。

(7)带针期间避免剧烈运动,穿脱衣服时也要小心,以防蝶翼针脱出。

(8)拔针当日禁止洗澡,避免感染。

(9)居家期间切口处皮肤每日消毒,防止感染;如出现渗血、渗液,需随时换药。

(10)切口未愈合前勿过度活动,防止伤口裂开;伤口严禁沾水,防止伤口感染而导致伤口愈合延迟。

(11)10~14天后,如伤口完全愈合,可拆除缝线;如未完全愈合,需延迟拆线。

(12)避免撞击、摩擦港座,防止港座损坏及暴露。

(13)避免咳嗽、打喷嚏等增加胸腔内负压的动作,防止导管异位或移位。

(14)进食清淡、易消化饮食,少食油腻食物,多饮水,防止血栓形成。

(15)治疗间歇期每隔4周进行导管维护冲管一次,防止导管堵塞。

(16)局部如有红、肿、胀、痛等不适,应及时到医院就诊。

二、手臂式输液港健康教育

(一)手臂式输液港植入前健康教育

(1)向病人解释留置手臂式输液港的目的、方法、置港过程及置港后的注意事项,取得病人和家属的配合。

(2)告知病人穿刺处皮肤应完整,无疤痕。避开关节等易活动部位。选择粗直、弹性好的静脉。

(3)告知病人置港前做好相关禁忌证的检查和评估,并签署知情同意书。

(4)告知病人操作前排空小便,保持情绪稳定,防止术中因紧张而排尿,增加手术感染概率。

(5)将手术部位皮肤清洗干净,减少感染概率。

(6)戴好口罩和一次性帽子,穿病员服。

(二)手臂式输液港植入中健康教育

(1)告知病人取平卧位,手臂外展,与躯体呈 90°,面部略转向对侧,暴露穿刺区域。

(2)消毒后告知病人严禁用手接触无菌区域。

(3)穿刺过程中放松肌肉,避免咳嗽、说话等活动。

(4)穿刺时会有轻微疼痛,不可动弹,避免穿刺失败。

(5)如有疼痛剧烈、手麻等不适,应及时告知医护人员。

(三)手臂式输液港植入后健康教育

(1)手术后 24 h 内减少活动,避免置港侧卧位,防止出血。

(2)手术后 2 h 局部给予冰敷,减少局部性水肿、出血等现象,冰敷时注意时间限制,避免冻伤。

(3)用弹力绷带加压包扎 24 h,如感觉有局部发麻、肿胀等不适,应时告知护士给予放松。

(4)置港后需行胸部 X 线摄片检查,了解输液港导管尖端的位置。

(5)治疗期间每周需要更换一次蝶翼针。

(6)带针期间洗澡仅可擦浴,不要淋浴和盆浴。

(7)带针期间避免剧烈运动,穿脱衣服时也要小心,以防蝶翼针脱出。

(8)拔针当日禁止洗澡,避免感染。

(9)居家期间切口处皮肤每日进行消毒,如渗血、渗液较多,需随时换药。

(10)切口未愈合前勿过度活动,防止伤口裂开;伤口严禁沾水,防止伤口感染而导致伤口愈合延迟。

(11)10～14天后,如伤口完全愈合,可拆除缝线;如未完全愈合,需延迟拆线。

(12)避免撞击、摩擦港座,防止港座损坏及暴露。

(13)避免引体向上、举重等上肢活动度较大的体育锻炼。

(14)避免咳嗽、打喷嚏等增加胸腔内负压的动作,防止导管异位或移位。

(15)进食清淡、易消化饮食,少食油腻食物,多饮水,防止血栓形成。

(16)治疗间歇期每隔4周进行导管维护冲管一次,防止导管堵塞。

(17)局部如有红、肿、胀、痛等不适,应及时到医院就诊。

第十七章 输注方式健康教育

第一节 输液泵健康教育

一、输液泵操作前健康教育

(1)向病人及家属讲解使用输液泵的目的及方法,输液泵是机械或电子的输液控制装置,通过作用于输液导管达到控制输液速度的目的,是保证药物能够速度均匀、药量准确并且安全地进入体内的一种仪器。

(2)解释输注药物的名称、作用及不良反应,输注液体的量、滴速及所需时间,取得病人的配合。

(3)交代病人输注前需要做的准备工作,如输注前排尿或排便,穿病员服,取舒适体位,放松心情接受治疗。

(4)询问病人穿刺部位及输液导管情况,如有无红肿、疼痛等不适症状,输液管道流速是否正常。

(5)鼓励病人提问,并耐心解释,消除疑问。

二、输液泵操作中健康教育

(1)连接病人输液导管时,告知病人局部肢体制动,并及时与护士沟通穿刺点及局部肢体有无不适。

(2)在泵注过程中,若出现肢体肿胀及皮肤颜色、温度的变化,沿血管走向有条索状红线,或全身出现心慌、胸闷、寒战、发热、皮肤过敏等情况,应及时告知护士。

(3)嘱病人勿自行调节按键,保持机器的清洁完好,注意用电安全。

(4)嘱病人保持管道通畅,避免打折、受压。

三、输液泵操作后健康教育

(1)告知病人在护士不在场的情况下,一旦输液泵出现报警,应及时呼叫护士处理出现的问题。

(2)病人和家属不要随意搬动输液泵,防止输液泵电源线因牵拉而脱落。

(3)病人输液侧肢体不要剧烈活动,活动肢体及变换体位时,防止输液管道被牵拉脱出。

(4)告知病人输液泵内有蓄电池,病人若需如厕,可以请护士帮忙暂时拔掉电源线,返回后再重新插好。

(5)告知病人可协助观察用药效果及副作用。

第二节 微量注射泵健康教育

一、微量注射泵操作前健康教育

(1)向病人及家属讲解使用微量泵的目的及方法,微量泵可以将药液精准、微量、均匀、持续地泵入体内,方便、准确地控制和调节输液速度,能根据病情需要随时调整药物剂量,使药物在体内保持稳定的血药浓度。

(2)解释输注药物的名称、作用及不良反应,注射液体的量、滴速及所需时间,取得病人的配合。

(3)交代病人输注前需要做的准备工作,如输注前排尿或排便,穿病员服,取舒适体位,放松心情接受治疗。

(4)询问病人穿刺部位及输液导管情况,如有无红肿、疼痛等不适症状,输液管道流速是否正常。

(5)鼓励病人提问,并耐心解释,消除疑问。

二、微量注射泵操作中健康教育

(1)连接病人输液导管时,告知病人局部肢体制动,并及时与护士沟通穿刺点及局部肢体有无不适。

(2)输注过程中,若出现肢体肿胀及皮肤颜色、温度的变化,沿血管走向有条索状红线,或全身出现心慌、胸闷、寒战、发热等情况,应及时告知护士。

(3)嘱病人不要自行调节微量泵的按键,注意用电安全。

(4)嘱病人保持管道通畅,避免打折、受压。

三、微量注射泵操作后健康教育

(1)告知病人在护士不在场的情况下,一旦微量泵出现报警,应及时呼叫求助护士,以便及时处理出现的问题。

(2)病人和家属不要随意搬动微量泵,防止微量泵电源线因牵拉而脱落。

(3)输液侧肢体不要剧烈活动,活动肢体及变换体位时,防止输液管道被牵拉脱出。

(4)微量泵内有蓄电池,病人若需如厕,可以请护士帮忙暂时拔掉电源线,返回后再重新插好。

(5)告知病人治疗药物的相关作用及不良反应。

第十八章 特殊药物治疗健康教育

第一节 常用抗肿瘤药物输注健康教育

恶性肿瘤已成为威胁人类健康的主要疾病。近年来,肿瘤的外科治疗、介入治疗、药物治疗、放射治疗等均取得了显著的进步,但是各种抗肿瘤治疗会出现不同的不良反应,从事临床护理工作的护士须熟知各种药物的特点、治疗后可能发生的并发症,并做好病人的健康教育,将输液治疗给药规范化、精细化,以保证病人治疗全程的安全。抗肿瘤静脉用药治疗包括化学治疗、分子靶向治疗、免疫治疗等。

一、环磷酰胺

(一)药物相关知识

(1)环磷酰胺属于烷化剂,是细胞周期非特异性药物,主要用于急性或慢性淋巴性白血病、淋巴瘤、卵巢癌、小细胞肺癌、乳腺癌等的联合化疗或单剂治疗。

(2)已知对环磷酰胺及其代谢产物过敏的病人,严重的骨髓功能损害(骨髓抑制,特别是已使用细胞毒性药物治疗和/或放射治疗的病人)、膀胱炎、尿路阻塞、急性感染、怀孕和哺乳期病人禁用。

(二)输注及用药观察

(1)输注时间:100 mL 药液在 0.5 h 输注完。

（2）CHOP方案中，先输注长春新碱，6～8 h后再输注环磷酰胺，可增强抗癌疗效。

（3）告知病人此药可能对尿路有刺激性，可出现出血性或非出血性膀胱炎的并发症，输注环磷酰胺时，应鼓励病人多饮水，大剂量应用时应水化、利尿。

（三）用药后注意事项

（1）在输注此药后1～2周可能出现骨髓抑制，白细胞减少较血小板减少常见，多在2～3周恢复。指导病人做好个人口腔与会阴部清洁，并注意保暖，预防感染。

（2）大剂量环磷酰胺短时间应用可发生心脏毒性，包括充血性心衰竭、心肌梗死和心包炎。叮嘱病人如有胸闷、心慌、气促等不适，应及时告知医务人员。

（3）其他反应尚包括脱发、口腔炎、中毒性肝炎、皮肤色素沉着、月经紊乱、无精子或精子减少及肺纤维化等。

二、异环磷酰胺

（一）药物相关知识

（1）异环磷酰胺属于烷化剂，是细胞周期非特异性药物，主要用于治疗睾丸肿瘤、宫颈癌、乳腺癌、非小细胞肺癌、小细胞肺癌、软组织肉瘤（包括骨肉瘤和横纹肌肉瘤）、未分化网状细胞肉瘤、非霍奇金淋巴瘤、霍奇金淋巴瘤等。

（2）已知对异环磷酰胺高度过敏、严重骨髓抑制（特别是以前曾接受细胞毒性药物和/或放疗的病人）、感染、肾功能不全及/或尿路梗阻、膀胱炎、妊娠和哺乳期病人禁用。

（二）输注及用药观察

（1）此药输注时间为0.5～2 h。

(2)与多柔比星或表柔比星联合应用时,应放在其后输注。

(3)告知病人长期使用异环磷酰胺可致出血性膀胱炎,表现为排尿困难、尿频和尿痛,可在给药后几小时或几周内出现,通常在停药后几天内消失,在此期间嘱病人多饮水,并复查肾功能。为预防出血性膀胱炎,可采用美司钠进行保护,根据异环磷酰胺的血药浓度,护士需严格遵医嘱在输注异环磷酰胺的第 0 h、4 h、8 h 给药,维持美司钠的血药浓度。

(4)治疗期间,若出现膀胱炎伴镜下血尿或肉眼血尿,应终止给药,直至病人恢复。

(三)用药后注意事项

(1)骨髓抑制:白细胞减少较血小板减少常见,最低值在用药后1~2周出现,多在2~3周后恢复。告知病人一旦出现发热、白细胞减少,应预防性输注抗生素,并做好口腔卫生,定期监测血常规和肾功能。

(2)胃肠道不良反应:包括食欲减退、恶心及呕吐,一般停药后1~3天即可消失。

三、氟尿嘧啶

(一)药物相关知识

(1)氟尿嘧啶为抗代谢类细胞周期特异性药物,主要作用于 S 期。该药主要用于治疗消化道肿瘤,或较大剂量用于治疗绒毛膜上皮癌,亦常用于治疗乳腺癌、卵巢癌、肺癌、宫颈癌、膀胱癌及皮肤癌等。

(2)对本品有严重过敏者禁用,孕妇及哺乳期妇女禁用,伴发水痘或带状疱疹时禁用。

(二)输注及用药观察

(1)每次静脉滴注时间不得少于6~8 h;静脉滴注时,可用输液泵连续给药维持 24 h。

(2)携泵期间病人可正常擦洗肢体,但要注意穿刺点局部的防水,可用防水薄膜封盖穿刺点局部,并注意各接口的密封性;避免静脉连接接头的脱出,输液管道勿扭曲。嘱病人保持注射部位清洁,保持化疗泵通畅,指导病人保持化疗泵不低于心脏水平,建议将泵体放于病人穿刺侧肢体的上衣口袋内,或置于专用袋内挂在身上。

(3)使用该药时不宜同用阿司匹林类药物,以减少消化道出血。亚叶酸钙是其增敏剂,应先使用亚叶酸钙,再滴注氟尿嘧啶。

(三)用药后注意事项

(1)胃肠道不良反应常见,病人表现为恶心、食欲减退或呕吐,偶见口腔黏膜炎或溃疡、腹部不适或腹泻。

(2)骨髓抑制:告知病人血液检查的重要性,白细胞减少较常见,大多在疗程开始后2~3周内达最低点,在3~4周内恢复正常,血小板减少罕见。

(3)病人有脱发或注入药物的静脉出现上升性色素沉着。静脉滴注处药物外溢可引起局部疼痛、坏死或蜂窝织炎。

四、吉西他滨

(一)药物相关知识

(1)吉西他滨为抗代谢类细胞周期特异性药物,用于治疗局部晚期或已转移的非小细胞肺癌,局部晚期或已转移的胰腺癌。吉西他滨与紫杉醇可用于联合治疗经辅助/新辅助化疗后复发,不能切除的、局部复发或转移性乳腺癌。

(2)已知对吉西他滨高度过敏的病人禁用。

(二)输注及用药观察

(1)吉西他滨静脉滴注时间应小于30 min,延长输液时间和增加给药频率都可能增加毒性。

(2)与顺铂联合使用时,应先使用吉西他滨,再使用顺铂,可降低不良反应发生率。

(三)用药后注意事项

(1)吉西他滨可能引起骨髓功能抑制,应用后可出现白细胞减少、血小板减少和贫血。常规监测血常规,特别是中性粒细胞、血小板的计数。

(2)病人会出现恶心、胃部不适、腹泻、口腔炎、肝损伤、皮疹、瘙痒、脱发等症状。

(3)全身反应:流感样症状,发热、头痛、寒战、肌痛、乏力和厌食都是最常见的症状。

(4)吉西他滨化疗与放射治疗的时间间隔至少 4 周。

五、长春新碱

(一)药物相关知识

(1)长春新碱为植物碱类细胞周期特异性药物,主要用于治疗急性白血病、霍奇金淋巴瘤和恶性淋巴瘤,也用于治疗乳腺癌、支气管肺癌、软组织肉瘤、神经母细胞瘤等。

(2)下列情况下应慎用:有痛风病史、肝功能损害、感染、白细胞减少、神经肌肉疾病、尿酸盐性肾结石病史等,近期用过放射治疗或抗癌药治疗。

(二)输注及用药观察

(1)本药不能用于肌内、皮下或鞘内注射,注入静脉时避免日光直接照射。

(2)与 L-门冬酰胺酶联合使用时,先用长春新碱,12～24 h 后再使用 L-门冬酰胺酶,可降低毒性反应。

(3)可能因外渗而导致皮下组织损伤,告知病人在输注期间或输注后需报告任何出现的灼烧或局部刺激症状。

(三)用药后注意事项

(1)用药后会出现神经毒性和疲乏,告知病人如出现新发或恶化的周围神经病变症状,如刺痛、麻木、疼痛、足部或手部灼热感、足部或手部无力等,不要驾驶车辆或操作机器。

(2)接受硫酸长春新碱治疗的病人可能会出现便秘。告知病人通过富含大量纤维(水果和蔬菜)的饮食和充足的液体摄入,以及使用大便软化剂来避免便秘。

(3)该药有胚胎毒性,告知孕妇本产品对胎儿的潜在风险;用硫酸长春新碱治疗期间和末次给药后6个月内使用有效避孕措施,哺乳期女性病人在用硫酸长春新碱治疗期间和最后一次给药后1周内不要进行母乳喂养。

六、伊立替康

(一)药物相关知识

(1)伊立替康为植物碱类细胞周期特异性药物,用于转移性大肠癌的治疗,对于氟尿嘧啶化疗失败的病人,可作为二线治疗药物。

(2)有严重骨髓抑制、慢性肠炎、肠梗阻的病人禁用。

(二)输注及用药观察

(1)伊立替康的输注时间一般不超过90 min,嘱病人不要随意调节滴速。

(2)与顺铂联合使用时,先用顺铂,再用伊立替康。顺铂在伊立替康之前给药有较高的有效率;先给顺铂,可增加伊立替康活性代谢产物SN-38的清除率。

(三)用药后注意事项

(1)病人可能会出现迟发性腹泻,嘱病人不要惊慌,在使用本品 24 h 后出现腹泻,病人需立即通知医生进行治疗,或口服洛哌丁胺进行拮抗。洛哌丁胺首次 4 mg 口服,然后每 2 h 给 2 mg,直至病人腹泻停止后 12 h。由于有出现麻痹性肠梗阻的风险,因此,不建议病人在不出现腹泻症状时预防性给药。

(2)嘱病人当腹泻和发热同时存在或严重腹泻时应住院治疗。

(3)若病人出现出汗、腹部痉挛、流泪等急性胆碱能综合征,应及时告知医务人员进行处理。给予阿托品 0.25~1 mg 肌内注射进行拮抗。

(4)使用化疗药期间可能会出现眩晕,应谨慎驾驶,尤其是输注后 24 h 内。

(5)该药可引起骨髓抑制,表现为中性粒细胞减少,嘱病人定期复查血常规。

七、紫杉醇脂质体

(一)药物相关知识

(1)紫杉醇脂质体为植物碱类化疗药,用于卵巢癌的一线化疗,也可用于曾用过含多柔比星标准化疗的乳腺癌后续或复发病人的治疗,可与顺铂联合用于不能手术或放疗的非小细胞肺癌病人的一线化疗。

(2)对紫杉醇类过敏、中性粒细胞低于 1500 个/mm^3 的实体瘤病人禁用。

(二)输注及用药观察

(1)紫杉醇脂质体易发生过敏,表现为血管性水肿、全身性荨麻疹、面色潮红、胸闷、气喘、呼吸困难、大汗淋漓、低血压、心动过速等。嘱病人按时按量服用预防性药物,应用紫杉醇前 12 h 和 6 h 口服地塞米松 20 mg,或者 30 min 前口服苯海拉明 50 mg,以及在注射本品之前 30～60 min 给予静脉滴注西咪替丁 0.4 g,以防发生过敏。

(2) 该药只能用 5% 葡萄糖溶液溶解和稀释,使用该药时,前 15 min 宜缓慢滴注,每分钟 15 滴,无不适后再调整为每分钟 40 滴左右,输注时间应不少于 3 h。

(3) 与顺铂联合使用时,先用紫杉醇脂质体,再用顺铂;与多柔比星联合使用时,先用多柔比星,再用紫杉醇脂质体,以免增加药物毒性。

(4) 输注该药时,不能使用带过滤盘的精密过滤输液器。

(三) 用药后注意事项

(1) 该药有骨髓抑制作用,表现为中性粒细胞减少、贫血等,一般发生在用药后 8～10 日。嘱病人遵医嘱按时查验血常规。

(2) 神经毒性:表现为轻度麻木和感觉异常。

(3) 胃肠道不良反应:如恶心、呕吐、腹泻等,一般分为轻度和中度。

(4) 脱发:发生率为 80%。

八、多柔比星脂质体

(一) 药物相关知识

(1) 多柔比星属于抗生素类中的蒽环类化疗药,能诱导多种恶性肿瘤的缓解,包括急性白血病、淋巴瘤、软组织肉瘤(包括骨肉瘤)、儿童恶性肿瘤及成人实体瘤,尤其适用于乳腺癌和肺癌。

(2) 对本品及蒽环类过敏者禁用。严重器质性心脏病和心功能异常,明显的肝功能损害、严重心律失常、心肌功能不足,既往心肌梗死、既往蒽环类治疗已用到药物最大累积剂量者禁用。

(二) 输注及用药观察

(1) 该药只能用 5% 葡萄糖溶液溶解,配制好的药液如暂时不用,可在 2～8 ℃ 保存 24 h。

(2)输注时病人可能出现潮红、气短、面部水肿、低血压等。前 15 min 缓慢滴注,如果病人可以耐受且无反应,接下来的 15 min 内滴注速度可以加倍。如果仍能耐受,滴注可在接下来的 1 h 内完成,总滴注时间为 90 min。

(3)输注后第一次排尿可见尿液呈红色,嘱病人不必惊慌。

(三)用药后注意事项

(1)长期输注此药的病人可出现手足综合征,表现为手脚有红斑、脱皮、水肿等。

(2)可能出现不同程度的口腔炎和胃肠道反应,嘱病人进食清淡、易消化饮食,保持口腔清洁。

(3)嘱病人定期检查血常规和心功能,白细胞减少和心脏毒性是常见的不良反应。心脏毒性可表现为心慌、心动过速或过缓、心电图改变等。

(4)病人会产生不同程度的脱发,做好病人的心理护理,指导病人佩戴帽子、丝巾或假发套,告知病人停药后会重新生出头发。

九、博来霉素

(一)药物相关知识

(1)博来霉素属于抗生素类细胞周期非特异性药物,适用于治疗头颈部、食管、皮肤、宫颈、阴道、外阴和阴茎的鳞癌,霍奇金淋巴瘤及恶性淋巴瘤,睾丸癌及癌性胸腔积液等。

(2)严重肺部疾患、严重弥漫性肺纤维化、对本品或类似药物(培洛霉素)有过敏史、严重肾功能障碍、严重心脏疾病、水痘等病人及白细胞计数低于 2.5×10^9/L 者禁用。

(二)输注及用药观察

(1)该药须经肌内或静脉注射治疗,肌内注射应避开神经,局部可引起硬结,不宜在同一部位反复注射。指导病人在硬结处使用热毛巾热敷。

(2)近期患有水痘者,慎用此药。用药前应仔细询问近期有无水痘病史。

(三)用药后注意事项

(1)有 10%～23% 的用药病人可出现肺毒性,表现为呼吸困难、咳嗽、胸痛、肺部啰音等,导致非特异性肺炎和肺纤维化,甚至快速死于肺纤维化。

(2)皮肤毛发反应:可引起手指、脚趾、关节处皮肤肥厚和色素沉着,引起趾甲变色脱落、脱发。

十、顺铂

(一)药物相关知识

(1)顺铂是铂的金属络合物,其作用似于烷化剂,用于小细胞与非小细胞肺癌、睾丸癌、卵巢癌、宫颈癌、子宫内膜癌、前列腺癌、膀胱癌、黑色素瘤、肉瘤、头颈部肿瘤及各种鳞状上皮癌和恶性淋巴瘤的治疗。

(2)对顺铂和其他含铂制剂过敏者,骨髓机能减退、严重肾功能损害、水痘、带状疱疹、痛风、高尿酸血症等病人禁用。

(二)输注及用药观察

(1)用药前应仔细询问近期有无水痘、带状疱疹感染病史;痛风是否处于急性期。

(2)顺铂仅能静脉、动脉、腔内给药,顺铂有肾毒性,嘱病人在化疗前后多饮水,每日饮水量达 3000 mL。

(3)静脉滴注瓶应予以避光,并使用避光输液器。500 mL 输注时间为 1～2 h,每分钟 60～80 滴。

(4)该药与伊立替康联用时,在其前面使用。

(三)用药后注意事项

(1)嘱病人接受顺铂化疗后3个月才能接种病毒疫苗。

(2)顺铂对造血系统产生抑制作用,表现为骨髓抑制,白细胞和血小板计数下降,治疗前后嘱病人定期复查血常规和肝肾功能。

(3)病人可能出现耳鸣、听力下降等,嘱病人不必担心,多为可逆性。

(4)顺铂有强制的催吐作用,表现为恶心、呕吐、食欲减退等,常在用药后1～6 h出现,多为可逆性,嘱病人饮食清淡,补充水分和蛋白质。

十一、奥沙利铂

(一)药物相关知识

(1)奥沙利铂为第三代铂类化疗药,是细胞周期非特异性药物,用于治疗经过氟尿嘧啶治疗失败之后的结直肠癌转移病人,可单独或联合氟尿嘧啶使用。

(2)已知对奥沙利铂过敏者、哺乳期妇女禁用。

(二)输注及用药观察

(1)奥沙利铂必须使用5%葡萄糖溶液配制,输注时间大于2 h,糖尿病病人输注前后注意监测血糖。

(2)用药期间避免暴露在冷环境中,避免进食冷凉食物。

(3)用药时可能会发生静脉炎及输液侧手臂麻木、刺痛,告知病人尽量选择使用中心静脉导管,若发生药物外渗,外渗处局部皮肤禁止冷敷。

(三)用药后注意事项

(1)末梢神经炎为奥沙利铂主要的感觉神经病变,发生在给药的数小时或1～2天内,在14天内消退,进一步给药会频繁复发。暴露于低温或冰冷物体可加速或恶化这些症状,病人通常表现为手、脚、口周围或咽喉一过性感觉异常、感觉迟钝或减退，下颌痉挛、舌头感觉异常、构音困难、眼痛和胸部压迫感。嘱病人注意保暖，夏季避免吹空调、喝冷饮；冬季戴好帽子和手套，肢体在接触低温时遮盖裸露的皮肤，避免裸手接触金属门把手等。

(2)骨髓抑制：白细胞、血小板、红细胞等减少，在使用该药前后常规检查血常规。

(3)病人在使用奥沙利铂期间会产生消化道不良反应，如恶心、呕吐、腹泻等。

十二、曲妥珠单抗

(一)药物相关知识

(1)曲妥珠单抗是一种重组 DNA 衍生的人源化单克隆抗体，用于 Her2 阳性的乳腺癌、转移性乳腺癌、早期乳腺癌、转移性胃癌等的治疗。

(2)禁用于已知对曲妥珠单抗过敏或者对任何本品辅料过敏的病人，心脏风险增加的病人慎用本品(如高血压、冠状动脉疾病和舒张功能不全)。

(二)输注及用药观察

(1)不能使用5%葡萄糖溶液稀释，使用灭菌注射用水配制本药，配制后的浓度为 21 mg/mL，余药放在 2～8 ℃保存，并在 28 天内使用。

(2)使用曲妥珠单抗首次输注时间约为 90 min，如果病人在首次输注时耐受良好，后续输注时间可改为 30 min。

(3)使用曲妥珠单抗注射液时常见输注相关反应，包括一系列症状，表现为发热、寒战，偶尔会有恶心、呕吐、头疼、晕眩、呼吸困难、低血压等。用药前予以抗组胺药物或者皮质激素药物预防。

(三)用药后注意事项

(1)曲妥珠单抗可引起左心室功能不全、心律失常、高血压、心肌病和心源性死亡,发生率和严重程度在曲妥珠单抗合并蒽环类抗生素治疗的病人中最高,应密切监测病人的心脏功能。

(2)孕期妇女使用曲妥珠单抗会对胎儿造成伤害。应告知病人孕期使用曲妥珠单抗可能会对胎儿造成伤害,用药期间做好避孕措施。

(3)曲妥珠单抗用于转移性胃癌治疗中,最常见的不良反应有中性粒细胞减少症、腹泻、乏力、贫血、口腔炎、体重减轻、上呼吸道感染、发热、血小板减少症、黏膜炎症、鼻咽炎和味觉障碍等。

十三、贝伐珠单抗

(一)药物相关知识

(1)贝伐珠单抗是重组人源化单克隆抗体,能够抑制一种高度特异性的促血管内皮细胞生长因子,发挥抗血管生成作用从而抗肿瘤。该药用于治疗转移性结直肠癌、晚期、转移性或复发性非小细胞肺癌,复发性胶质母细胞瘤、肝细胞癌、上皮性卵巢癌、输卵管癌或原发性腹膜癌、宫颈癌等。

(2)贝伐珠单抗禁用于已知对下列物质过敏的病人:产品中的任何一种组分;中国仓鼠卵巢细胞产物或者其他重组人类或人源化抗体。另外,发生胃肠穿孔的病人禁用贝伐珠单抗。

(二)输注及用药观察

(1)贝伐珠单抗不能采用静脉推注和快速注射。

(2)不能将贝伐珠单抗输注液与葡萄糖同时输注或混合给药,一般采用生理盐水配制。

(3)首次静脉输注时间持续 90 min,若第一次耐受良好,则第二次输注时间可以缩短至 60 min,随后可以在 30 min 内完成。

(三)用药后注意事项

(1)使用贝伐珠单抗时,出现伤口愈合并发症、手术并发症以及胃肠道穿孔和胃肠道瘘的概率会增加。手术前至少停药 28 天。手术后至少 28 天内及伤口完全恢复之前不能使用贝伐珠单抗。

(2)使用贝伐珠单抗时,高血压的发生率为 42%,嘱病人定期检查血压情况。

(3)常见的不良反应有鼻出血、头痛、鼻炎、蛋白尿、味觉改变、皮肤干燥、直肠出血、流泪症、腰痛和剥脱性皮炎等。

十四、卡瑞利珠单抗

(一)药物相关知识

(1)卡瑞利珠单抗是一种人源化抗程序性死亡受体 1(programmed death-1,PD-1)单克隆抗体。PD-1 抑制剂可以阻断肿瘤细胞表面程序性死亡受体配体 1(programmed death-ligand 1,PD-L1)与 T 细胞表面 PD-1 的结合,恢复 T 细胞活性,发挥免疫功能,对肿瘤细胞发起攻击,用于经典型霍奇金淋巴瘤、晚期肝细胞癌、非小细胞肺癌的一线治疗,以及食管鳞癌、晚期鼻咽癌病人的治疗。

(2)对本药的活性成分和辅料有过敏反应的病人禁用。

(二)输注及用药观察

(1)输注宜在 30~60 min 内完成。不得采用静脉推注给药。

(2)当卡瑞利珠单抗联合化疗给药时,应首先给予卡瑞利珠单抗静脉滴注,间隔至少 30 min 后再给予化疗。

(3)病人用药后,需密切观察病人有无输液反应,出现寒战、发热、胸闷、低血压和低氧血症等时可减小滴速,在密切监测下可继续接受卡瑞利珠单抗治疗。

(三)用药后注意事项

(1)反应性毛细血管增生症是其特有的皮肤不良反应,多发生在体表皮肤,表现为鲜红色点状物,直径≤2 mm,随着用药次数增加,病变范围可逐渐增大。嘱病人避免抓挠或摩擦,易摩擦部位可用纱布保护,以避免出血,同时应联系医生,获得恰当的处理建议。

(2)有免疫相关性肺炎、肠炎、内分泌不良反应等,可出现咳嗽、咳痰、气短、呼吸困难和发热。避免吸烟和二手烟,多喝水,保持喉咙湿润,避免刺激喉咙,保持室内空气新鲜。如出现腹痛、腹泻、黏液便或血样便,嘱病人要注意饮食调理,选择营养丰富、易消化的清淡饮食。嘱病人定期检测促肾上腺皮质激素、甲状腺激素和血糖,密切随访。

十五、信迪利单抗

(一)药物相关知识

信迪利单抗是重组全人源抗 PD-1 单克隆抗体,通过结合 PD-1 并阻断其与 PD-L1 和 PD-L2 之间相互作用介导的免疫抑制反应,增强抗肿瘤免疫效应。该药用于治疗经典型霍奇金淋巴瘤、非小细胞肺癌(包括非鳞状非小细胞肺癌和鳞状非小细胞肺癌)、肝细胞癌、食管鳞癌、胃腺癌及胃食管交界处腺癌。

(二)输注及用药观察

(1)本品静脉输注时间应在 30~60 min 内。不得通过静脉推注给药,勿使用同一输液管道与其他药液同时输注。

(2)信迪利单抗联合化疗给药时,应首先给予信迪利单抗。联合贝伐珠单抗给药时,应首先给予信迪利单抗,间隔至少 5 min,建议当天给予贝伐珠单抗。

(3)病人用药后,需密切观察病人有无输液反应,出现寒战、发热、胸闷、瘙痒、皮疹、低血压和低氧血症等时可减小滴速。

(三)用药后注意事项

接受本品治疗的病人可能发生免疫相关性不良反应,包括免疫性皮炎、肺炎、肠炎、垂体炎、内分泌疾病等,嘱病人定期复查肝肾功能、甲状腺功能等。

第二节　血管活性药物输注健康教育

血管活性药物是指通过调节血管舒缩状态,改变血管功能和改善微循环血流灌注的一类药物。该类药物多用于休克、心脑血管疾病的紧急救治,在维持机体重要器官功能及治疗急危重症病人方面有着极其重要的作用,是急危重症病人维持稳定血流动力的常用药物之一。血管活性药物主要分为血管收缩药物和血管扩张药物两大类。血管收缩药物主要包括盐酸多巴胺、盐酸肾上腺素、盐酸异丙肾上腺素等,血管扩张药物主要包括硝普钠、硝酸甘油、尼卡地平等。

一、盐酸多巴胺

(一)药物相关知识

(1)盐酸多巴胺为儿茶酚胺类药物,可改善微循环,增强心肌收缩力,增快心率,升高血压,是抗休克、纠正心力衰竭等急危重病领域应用最广泛的血管活性药物。

(2)适用于心肌梗死、创伤、内毒素败血症、心脏手术、肾功能衰竭、心力衰竭等引起的休克综合征。

(3)嗜铬细胞瘤病人及心动过速者禁用。室性心律失常、闭塞性血管病、心肌梗死、动脉硬化和高血压病人慎用。

(二)输注及用药观察

(1)输注时需选择合适的注射部位,首选中心静脉,严禁在四肢末梢尤其是指(趾)小血管上或其他关节部位输液。

(2) 输注时需应用心电监护仪密切观察病人的尿量、血压和心率变化。

(3) 输注时观察病人是否出现过敏反应、眼内压升高及胃排空减慢。

(4) 药物浓度较高时易发生局部反应和药物外渗。输注过程中需随时观察病人穿刺部位皮肤的状态，当出现红、肿、热、痛等症状时，应立即停止输液，更换穿刺部位，抬高患肢，采取相应处理措施。

(5) 碱性液体可使盐酸多巴胺失活，需注意配伍禁忌。

(三) 用药后注意事项

(1) 少数病人用药后会出现恶心、呕吐症状，一般减慢输注速度或停药后，上述症状会好转。

(2) 嘱病人禁止私自调节输液速度。

(3) 嘱病人避免大幅度变更体位，如需翻身、起床或移动肢体等，应防止管道打折或管道脱落，保持输注管道通畅，若管道出现回血或堵塞等情况，应及时通知护理人员，不可私自处理。若使用微量注射泵，须将微量注射泵放置在高于穿刺部位的位置，避免回血。

二、盐酸肾上腺素

(一) 药物相关知识

(1) 盐酸肾上腺素可使心肌收缩力加强、心率加快、传导加速、心排量增加、心肌耗氧量增加，是治疗心搏骤停的首选药物。

(2) 适用于治疗因支气管痉挛所致严重呼吸困难及各种原因引起的心搏骤停。

(3) 高血压、器质性心脏病、冠状动脉疾病、糖尿病、甲状腺功能亢进、洋地黄中毒、外伤性及出血性休克、心源性哮喘等病人禁用。

(二) 输注及用药观察

(1) 输注时可能会出现心律失常，严重者可由于心室颤动而致死。

输注期间,需应用心电监护仪定时监测心率、血压变化,发生病情变化时需及时处理。

(2)输注时,若病人出现焦虑不安、面色苍白、出汗、四肢发冷、心悸、血压升高、尿潴留、支气管及肺水肿等全身反应,需立即采取处理措施。

(3)药物浓度较高时,易发生局部反应和药物外渗。输注过程中需随时观察病人穿刺部位皮肤的状态,当穿刺部位出现红、肿、热、痛等症状时,应立即采取相应处理措施。

(三)用药后注意事项

(1)病人用药后可能出现焦虑不安、出汗、四肢发冷、心悸、血压升高以及短时间血糖升高,停药后上述症状可消失,应做好病人的心理护理。

(2)病人长期使用盐酸肾上腺素会出现耐药性,一般停药数天后,耐药性会消失。

(3)嘱病人禁止私自调节输液速度。

(4)嘱病人避免大幅度变更体位,防止管道打折或管道脱落,保持输注管道通畅,若管道出现回血或堵塞等情况,应及时通知护理人员,不可私自处理。若使用微量注射泵,须将微量注射泵放置在高于穿刺部位的位置,避免回血。

三、盐酸异丙肾上腺素

(一)药物相关知识

(1)盐酸异丙肾上腺素可显著增加心肌收缩力,使心率加快、传导加速,同时使心输出量增加,收缩期和舒张期缩短,兴奋性提高;可舒张血管,降低外周阻力,减轻右心后负荷。

(2)适用于治疗支气管哮喘、房室传导阻滞、心搏骤停及抗休克。

(3)冠心病、心肌炎、甲状腺功能亢进及心率大于120次/分,小儿心率大于160次/分者,对盐酸异丙肾上腺素或产品中的其他成分过敏者,心动过速者,室性心律失常需要改善心肌收缩力者,以及心绞痛、心肌梗死、嗜铬细胞瘤和心房颤动病人禁忌使用。

(二)输注及用药观察

(1)输注期间,需使用心电监护仪密切监测病人的心率、血压变化。当病人出现心率增快、高血压、心律失常、心绞痛或心肌梗死加重、晕厥、头痛、震颤等反应时,需减量或停药,停药后继续观察病人的心率、血压变化。

(2)药物浓度较高时,易发生局部反应和药物外渗。输注过程中需随时观察病人穿刺部位皮肤的状态,当穿刺部位出现红、肿、热、痛等症状时,应立即采取相应处理措施。

(三)用药后注意事项

(1)用药后常见心悸、头痛、头晕、喉干、恶心、软弱无力及出汗等症状,嘱病人一旦出现上述症状,需立即告知医护人员,采取相应处理措施。

(2)嘱病人禁止私自调节输液速度。

(3)嘱病人避免大幅度变更体位,防止管道打折或管道脱落,保持输注管道通畅,若管道出现回血或堵塞等情况,应及时通知护理人员,不可私自处理。若使用微量注射泵,须将微量注射泵放置在高于穿刺部位的位置,避免回血。

四、硝普钠

(一)药物相关知识

(1)硝普钠能直接扩张小动脉和小静脉,减轻心脏前、后负荷,增加心排血量,迅速降低血压,起效极快(几秒内),1～2 min 作用即可消失。

(2)适用于高血压急症、高血压脑病、急性左侧心力衰竭、肺水肿、难治性心力衰竭、急性二尖瓣或主动脉瓣关闭不全、室间隔穿孔等的治疗。

(3)血容量不足未纠正者、严重肝肾功能不全者、甲状腺功能减退者、血小板明显减少或对本品过敏者、严重低血压及尿闭者慎用。

(二)输注及用药观察

(1)严格根据病情缓慢给药,以初始剂量 $0.1\ \mu g/(kg \cdot min)$ 持续输注,最大剂量为 $8\ \mu g/(kg \cdot min)$,用药时长不宜超过 72 h。

(2)硝普钠遇光易分解,需使用避光注射器静脉输注。

(3)输注时需密切观察病人的血压、心率及皮肤颜色变化,预防氰化物中毒。

(4)肾功能不全者用药后可出现呼吸困难、恶心、呕吐、肌肉抽搐、出汗、头痛及心悸等,需定期监测肾功能。

(5)药物浓度较高时,易发生局部反应和药物外渗。输注过程中需随时观察病人穿刺部位皮肤的状态,当穿刺部位出现红、肿、热、痛等症状时,应立即采取相应处理措施。

(三)用药后注意事项

(1)嘱病人出现恶心呕吐、视物模糊、眩晕头痛等氰化物中毒表现时,需立即告知医护人员,采取相应处理措施。

(2)用药后偶见过敏性皮疹,停药后即可消退。罕见皮肤光敏感,表现为皮肤石板蓝样色素沉着,与疗程及剂量有关,停药后经较长时间可消退。

(3)嘱病人输注期间禁止私自调节输液速度,防止因血压降低过快过剧而导致眩晕、头痛、大汗等不良反应的发生。

五、硝酸甘油

(一)药物相关知识

(1)硝酸甘油可松弛血管平滑肌,舒张全身血管,特别是扩张静脉系统的作用更显著,使得心脏前、后负荷降低,心肌耗氧量减少;扩张冠状血管和改善侧支循环,使心肌血流重新分布,增加缺血心肌的血供。

(2)适用于心绞痛、急性心肌梗死、心功能不全者和高血压急症。

(3)严重贫血、青光眼、颅内压过高及对硝酸甘油过敏者、心肌梗死早期、休克者禁忌使用。

（二）输注及用药观察

(1)硝酸甘油初始剂量为 $0.1\ \mu g/(kg \cdot min)$,可以逐渐增加到 $10\ \mu g/(kg \cdot min)$。使用过量、持续用药或有肝肾功能障碍的病人,会出现发绀、呕吐等不良反应。

(2)输注时需观察病人是否出现眩晕、虚弱、心悸等直立性低血压的表现,部分病人还会出现面颈部潮红。若出现上述症状,应遵医嘱减慢输注速度,停药后症状可缓解。

(3)输注期间需应用心电监护,监测血压变化。

(4)药物浓度较高时,易发生局部反应和药物外渗。输注过程中需随时观察病人穿刺部位皮肤的状态,当穿刺部位出现红、肿、热、痛等症状时,应立即采取相应处理措施。

（三）用药后注意事项

(1)嘱病人用药后若出现搏动性头痛、虚弱、心悸、面颈部皮肤潮红等症状,需立即告知医护人员,采取相应处理措施。

(2)嘱病人用药后一旦出现视力模糊等青光眼症状,应立即通知医护人员,予以停药、甘露醇脱水及应用降眼压药物。

六、尼卡地平

（一）药物相关知识

(1)尼卡地平主要扩张动脉血管,显著降低心室后负荷,但静脉扩张作用甚微。尼卡地平起效快,半衰期大约为 45 min,并且持续 4～6 min。

(2)用于治疗高血压、脑血管供血不足、冠状粥样硬化性心脏病、稳定型心绞痛和变异型心绞痛。

(3)颅内出血或尚未完全止血者、过敏者、青光眼者、重度主动脉瓣狭窄者以及孕妇、哺乳期妇女禁用。

(二)输注及用药观察

(1)输注期间,需应用心电监护仪持续监测病人的血压、心率变化,防止在降压过程中出现一过性心率加快、血压骤降。

(2)尼卡地平遇光易分解,需使用避光注射器静脉输注。

(3)用药过程中较常见脚肿、头晕、头痛、脸红,较少见心悸、心动过速、心绞痛加重,少见恶心、口干、便秘、乏力、皮疹等。

(4)用药过程中需定期监测病人肝肾功能。

(5)药物浓度较高时,易发生局部反应和药物外渗。输注过程中需随时观察病人穿刺部位皮肤的状态,当穿刺部位出现红、肿、热、痛等症状时,应立即采取相应处理措施。

(三)用药后注意事项

(1)嘱病人用药后若出现脚肿、头晕、头痛、心悸等症状,需立即告知医护人员,采取相应处理措施。

(2)嘱病人禁止私自调节输液速度。

(3)嘱病人避免大幅度变更体位,防止管道打折或管道脱落,保持输注管道通畅,若管道出现回血或堵塞等情况,应及时通知护理人员,不可私自处理。若使用微量注射泵,须将微量注射泵放置在高于穿刺部位的位置,避免回血。

第三节　肠外营养药物输注健康教育

肠外营养(parenteral nutrition, PN)是指通过胃肠道以外途径(即静脉途径)提供营养的方式。凡是需要营养支持,但又不能或不宜接受肠内营养(enteral nutrition, EN)者,均为肠外营养的适应证,具体包括:①1周以上不能进食或因胃肠道功能障碍而不能接受肠内营养者。②通过肠内营养无法达到机体需要的目标量时,应该补充肠外营养制剂。

肠外营养制剂由葡萄糖、脂肪乳剂、氨基酸、维生素、电解质及微量元素等基本营养素组成,可为病人提供每日所需的能量及各种营养物质,维持机体正常代谢。

一、氨基酸制剂

(一)药物相关知识

(1)氨基酸溶液是肠外营养配方中蛋白质的供给形式,临床常用的是平衡型氨基酸溶液,含13~20种氨基酸,包括所有心需氨基酸。

(2)适用于大手术后、严重创伤、大面积烧伤引起的严重氨基酸缺乏症、各种疾病引起的低蛋白血症、预防和治疗肝性脑病、肝病或肝性脑病急性期的静脉营养。

(3)严重肝肾功能不全、严重尿毒症病人和对氨基酸有代谢障碍的病人禁用。严重酸中毒、充血性心力衰竭病人慎用。

(二)输注及用药观察

(1)输注氨基酸制剂应选择病人较粗的血管或定期更换输液部位,防止静脉炎的发生,在条件允许的情况下,可选择中心静脉进行输注。

(2)嘱病人输注过程中不要随意调节输注速度,静脉输注速度不宜过快,老年人和危重病人尤其应注意。平衡型氨基酸输液和肝病用氨基酸输液以40滴/分为宜,肾病用氨基酸输液以15滴/分为宜,输注过快或过浓时,可产生呕吐、发热等不良反应。

（三）用药后注意事项

(1)用药后常见不良反应有恶心、呕吐、发热等,告知病人发生此类症状时应立即告知医护人员,及时进行处理。

(2)用药后应监测肝功能,肝功能明显异常时应慎用。

二、脂肪乳剂

（一）药物相关知识

(1)脂肪乳剂是肠外营养中理想的能源物质,可提供能量、生物合成碳原子及必需脂肪酸。临床上常用的脂肪乳剂有长链脂肪乳剂、中/长链脂肪乳剂、含橄榄油脂肪乳剂以及含鱼油脂肪乳剂等。

(2)适用于手术后营养失调、营养障碍或氮平衡失调、烧伤、长期昏迷不能或不宜使用鼻饲、肾功能损害、恶病质、必需脂肪酸缺乏或摄取不足的病人。

(3)严重凝血障碍、休克状态和虚脱状态、妊娠、急性血栓栓塞、伴有酸中毒和组织缺氧的严重败血状态、脂肪栓塞、急性心肌梗死、中风、酮症酸中毒性昏迷、糖尿病代谢失常和代谢不稳定状态的病人禁用。

（二）输注及用药观察

(1)输注速度不宜过快,如10%脂肪乳注射液500 mL的输注时间不少于5 h,滴注速度开始控制在每分钟10滴以内,如病人耐受良好,则20 min后增加到每分钟20滴。

(2)输注过程中可引起体温升高,偶见发冷、畏寒以及恶心、呕吐等,停药或对症处理后很快好转。

(3)对蛋、豆类过敏的病人，可能会对脂肪乳过敏，出现过敏反应，如皮疹、荨麻疹、腹泻等。

(三)用药后注意事项

(1)少数病人尽管输注速度正常，仍可能导致脂肪超载综合征，脂肪超载综合征表现为高脂血症、发热、脂肪浸润、脏器功能紊乱等，但一般只要停止输注，上述症状即可消退。

(2)长期使用的病人应定期测定肝功能、胆固醇、游离脂肪酸、血清甘油三酯、血小板计数等。

三、电解质制剂

(一)药物相关知识

(1)临床上较常用的电解质制剂有氯化钾注射液、氯化钠注射液、复合磷酸氢钾注射液、葡萄糖酸钙注射液、氯化钙注射液、硫酸镁注射液等。

(2)氯化钠注射液适用于治疗各种原因所致的失水、高渗性非酮症糖尿病昏迷(应用等渗或低渗氯化钠可纠正失水和高渗状态)、低氯性代谢性碱中毒等。氯化钾注射液适用于治疗各种原因引起的低钾血症，预防低钾血症以及洋地黄中毒引起的频发性、多源性早搏或快速心律失常。葡萄糖酸钙注射液适用于治疗钙缺乏,急性血钙过低、碱中毒及甲状旁腺功能低下所致的手足搐搦症,镁中毒时的解救等。硫酸镁注射液可作为抗惊厥药,常用于妊娠高血压,治疗先兆子痫和子痫,也用于治疗早产。

(3)高钾血症病人,急性肾功能不全、慢性肾功能不全者禁用氯化钾注射液;应用强心苷期间,高血钙症病人禁用含钙电解质制剂;心脏传导阻滞、心肌损伤、严重肾功能不全病人禁用硫酸镁注射液;对药物中任何成分过敏者禁用该药物。

（二）输注及用药观察

（1）输注氯化钾溶液过程中应注意预防静脉炎的发生，宜选择粗直的血管，并定期更换血管。葡萄糖酸钙注射液在静脉注射时如漏出血管外，可致注射部位皮肤发红、皮疹和疼痛，并可随后出现脱皮和组织坏死，若出现药液漏出血管外，应立即停止注射并告知责任护士，及时进行处理。

（2）输注氯化钾溶液时，应注意速度不宜过快，浓度不宜过高，见尿补钾，在补钾治疗过程中，嘱病人注意排尿情况，如果尿量少或长时间未解小便，应告知责任护士。

（3）输注氯化钠溶液过多、过快，可致水钠潴留，引起水肿、血压升高、心率加快、胸闷、呼吸困难，甚至急性左心衰竭。

（4）静脉注射葡萄糖酸钙注射液可有全身发热的现象，输注过快可出现呕吐、恶心、心律失常，甚至心跳停止等。

（三）用药后注意事项

（1）静脉注射葡萄糖酸钙注射液可能会导致高钙血症，早期可表现为便秘、嗜睡、持续头痛、食欲缺乏、口中有金属味、异常口干等，晚期征象表现为精神错乱、高血压、眼和皮肤对光敏感、恶心、呕吐、心律失常等。

（2）静脉注射硫酸镁注射液常引起潮红、出汗、口干等症状，快速静脉注射时可引起恶心、呕吐、心慌、头晕，个别出现眼球震颤，减慢注射速度，症状可消失。

（3）血钾过高，可导致心房和心室内传导阻滞、窦性停搏等。

（4）用药后应加强血电解质监测。

四、维生素及微量元素制剂

（一）药物相关知识

（1）维生素按其溶解性质不同，可分为脂溶性维生素和水溶性维生素两大类。脂溶性维生素包括维生素 A、维生素 D、维生素 E、维生素 K 共 4 种;水溶性维生素包括维生素 C、维生素 B_1、维生素 B_2、烟酸、维生素 B_6、泛酸、叶酸、维生素 B_{12} 和生物素等。

(2)微量元素可供应铬、铜、铁、锰、钼、硒、锌、氟和碘的正常每日需要量,用作多种氨基酸注射液和葡萄糖注射液的添加剂。

(3)维生素及微量元素摄入减少或需要量增加的病人都是维生素及微量元素制剂的适用人群。

(4)高钙血症、维生素 D 增多症、高磷血症伴肾性佝偻病者禁用维生素 D;对维生素过敏者禁用,过敏体质者慎用;严重肝脏疾患或肝功能不良者禁用维生素 K_1;肾功能不良及不耐果糖病人禁用微量元素注射液。

(二)输注及用药观察

(1)告知病人微量元素制剂的输注速度不宜过快,在配伍得到保证的前提下,将 10 mL 多种微量元素注射液加入 500~1000 mL 多种氨基酸或葡萄糖注射液中,静脉滴注时间为 6~8 h。

(2)维生素及微量元素制剂必须稀释后静脉滴注,配制后 24 h 内用完。

(3)告知病人输注微量元素注射液时可能引起注射部位疼痛及静脉炎,如有发生,应及时通知医务人员。

(三)用药后注意事项

(1)避免长期应用维生素 C,如长期使用,每日 2~3 g 可引起停药后坏血病;长期应用大量维生素 C 偶可引起尿酸盐、半胱氨酸盐或草酸盐结石;快速静脉注射维生素 C 可引起头晕、昏厥。

(2)用药后应加强微量元素监测,防止体内微量元素缺乏或过量的相关不良反应发生。

第四节　抗菌药物输注健康教育

抗菌药物一般是指具有杀菌或抑菌活性,用于预防和治疗细菌性感染的药物,包括抗生素和人工合成的抗菌药。抗生素是指由生物(包括微生物、植物和动物)在其生命活动中所产生的,能在低微浓度下有选择地抑制或影响其他生物的有机物质。

一、青霉素类

代表药物有青霉素、阿莫西林、氨苄西林、哌拉西林、美洛西林等。

(一)药物相关知识

(1)青霉素类药物有良好的杀菌作用;可快速达到有效血药浓度,起效速度快;对繁殖期的细菌作用强,对未处于繁殖期的细菌,以及人和动物毒性小。

(2)该类药物的缺点是不耐酸和酶,易产生耐药性,抗菌谱窄,容易引起过敏反应。

(3)适用于溶血性链球菌感染,如咽炎、扁桃体炎、丹毒、蜂窝织炎、猩红热等;肺炎链球菌感染,如肺炎、中耳炎、脑膜炎等;不产青霉素酶葡萄球菌感染;炭疽;梭状芽孢杆菌感染,如破伤风、气性坏疽等;梅毒;钩端螺旋体病;回归热;白喉等。可与氨基糖苷类药物联合用于治疗草绿色链球菌心内膜炎。

(二)输注及用药观察

(1)使用青霉素类药物前必须详细询问有无过敏史,用药前须做青霉素皮肤试验。

(2)过敏性休克一旦发生,必须就地抢救,立即注射肾上腺素,并给予吸氧、应用升压药等抗休克治疗。

(3)青霉素钾盐不可快速静脉注射。

(4)青霉素类药物在碱性溶液中易失活,在酸性葡萄糖溶液中不稳定,尽量用生理盐水配制滴注,且滴注时间不可过长。

(5)避免在极度饥饿时使用青霉素,以防空腹时机体对药物的耐受性降低,诱发晕针等不良反应。

(6)用药期间观察病人有无胸闷、气喘、皮肤瘙痒等异常症状,如有不适,应立即停止输注并及时告知医生。

(三)用药后注意事项

(1)注射完青霉素类药物后,至少需在医院观察 20 min,无不适感方可离开。

(2)可出现呕吐、腹泻等胃肠道症状,一般停药后可自愈,反应严重者需及时告知医护人员。

(3)使用青霉素类药物可出现肝功能异常,需定期检查肝功能。

(4)部分病人可出现中枢神经系统反应,表现为头晕,经对症治疗或改用其他药物后症状可消失。

二、头孢菌素类

代表药物有头孢拉定、头孢呋辛、头孢哌酮、头孢曲松、头孢唑肟等。

(一)药物相关知识

(1)头孢菌素类药物抗菌谱广,第一代、第二代对革兰氏阳性菌作用强,第三代、第四代增强了对革兰氏阴性菌的作用。药物在组织中分布广,能顺利透过血脑屏障的品种较多。

(2)适用于各种部位的细菌感染;耐酶、耐酸,适用于产酶菌株所致的感染;肾毒性作用下一代较上一代弱;安全性较好,副作用较少,过敏反应发生率较青霉素类药物低。

(3)适用于甲氧西林敏感金黄色葡萄球菌、肺炎链球菌、溶血性链球菌、流感嗜血杆菌等所致的呼吸道感染,骨与关节感染和皮肤软组织感染,败血症,尿路感染,心内膜炎,腹腔、盆腔感染,中枢神经系统感染,以及手术后切口感染的预防。

(二)输注及用药观察

(1)用药前必须详细询问病人先前有无对头孢菌素类、青霉素类或其他药物的过敏史。在用药过程中观察有无过敏反应,一旦发生过敏反应,必须立即停药。如发生过敏性休克,须立即就地抢救,并予以肾上腺素等相关治疗。

(2)头孢菌素类药物多数经肾脏排泄,用药期间需注意检测肾功能。

(3)头孢哌酮可导致低凝血酶原血症或出血,输注期间如发现病人有出血征象,可合用维生素 K 预防出血。

(4)药液配制后应尽快使用,输注时速度可稍快,以达到较高的血药浓度,抗菌作用更佳。

(三)用药后注意事项

(1)本类药物可引起戒酒硫样反应,用药期间及治疗结束 72 h 内应避免摄入含乙醇类饮品。

(2)使用头孢菌素类药物期间,可出现肾功能异常,需定期检查肾功能。

(3)观察有无皮疹、呕吐、腹泻、头晕等不良反应,严重者应告知医护人员及时处理。

三、氟喹诺酮类

代表药物有诺氟沙星、氧氟沙星、加替沙星、环丙沙星、莫西沙星等。

(一)药物相关知识

(1)氟喹诺酮类药物抗菌谱广,抗菌活性强,尤其对革兰氏阴性菌抗菌活性强。

(2)该类药物耐药发生率低;体内分布广,组织浓度高,可达有效抑菌或杀菌浓度;半衰期较长,用药次数少,使用方便;性能稳定,不良反应较少。

(3)适用于肺炎链球菌、金黄色葡萄球菌、铜绿假单胞菌以及支原体等所致的呼吸道感染;大肠杆菌、淋球菌、衣原体等所致的膀胱炎、肾盂肾炎和淋病性尿道炎;与甲硝唑等抗厌氧菌药物联合应用于腹腔感染、肝脓肿、细菌性痢疾、胆囊炎等;皮肤感染;细菌性结膜炎;骨髓炎。

(二)输注及用药观察

(1)输注过程中应注意避免滴速过快,以免引起静脉刺激症状或中枢神经系统反应。

(2)该类药物可引起结晶尿、血尿和管型尿,输注期间应维持适度的水化,以防止形成高浓度浓缩尿。

(3)该类药物可促进胰岛素分泌或促进肝糖原异生,从而改变人体对葡萄糖的双向调节,用药期间应加强血糖监测,谨防引起血糖异常。

(4)用药期间观察有无抽搐、癫痫、意识改变、视力损害等严重中枢神经系统不良反应,发现异常及时告知医生。肾功能减退病人应用本类药物时,需减量用药,以防发生药物在体内蓄积而引起的抽搐等中枢神经系统严重不良反应。

(三)用药后注意事项

(1)用药后不要暴露于阳光下,外出应做好防晒准备,以免引起光敏反应。偶可引起心电图 Q-T 间期延长等,用药期间应密切观察。

(2)制酸剂和含钙、铝、镁等金属离子的药物可减少该类药物的吸收,用药期间应避免使用。

四、氨基糖苷类

代表药物有链霉素、庆大霉素、卡那霉素、妥布霉素、阿米卡星等。

（一）药物相关知识

(1)氨基糖苷类药物水溶性好,性质稳定,在碱性环境中抗菌活性较强;口服不吸收,与血清蛋白结合率低,血中半衰期为2～3 h,但进入内耳淋巴液中半衰期为11～12 h,具有耳、肾毒性。

(2)该类药物属于药物浓度依赖性抗生素,其抗菌作用取决于峰浓度,具有抗生素后效应(post-antibiotic effect,PAE),对金黄色葡萄球菌、肺炎杆菌、绿脓杆菌的抗生素后效应达4～8 h,故一般每日只需使用1次。

(3)适用于中、重度肠杆菌科细菌等革兰氏阴性杆菌感染;中、重度铜绿假单胞菌感染,治疗此类感染常与其他抗生素联合应用;治疗严重葡萄球菌或肠球菌感染的联合用药。

（二）输注及用药观察

(1)用药期间应注意观察有无皮疹、发热等过敏反应,一旦发生过敏反应,必须立即停药。如发生过敏性休克,须立即就地抢救,并予以肾上腺素等相关治疗。

(2)该类药物与头孢菌素类和青霉素类混合可导致相互失活,如需联合应用,必须分开输注。

(3)该类药物易出现耐药性,一般不建议单一用药或长期输注。

(4)肾功能减退病人应用该类药物时,需减量给药,并进行血药浓度监测,调整给药方案,实现个体化给药。

（三）用药后注意事项

(1)该类药物具有肾毒性、耳毒性和神经肌肉阻滞作用,用药期间应监测肾功能,严密观察病人的听力及前庭功能,注意观察神经肌肉阻滞症状。一旦出现上述不良反应先兆,需及时告知医护人员。

(2)哺乳期病人用药期间需停止哺乳,待药物代谢完方可哺乳。

五、大环内酯类

代表药物有红霉素、阿奇霉素、克拉霉素、罗红霉素等。

(一)药物相关知识

(1)大环内酯类药物抗菌谱强,可增强对某些病原体的抗菌作用。阿奇霉素能增强对流感杆菌、淋球菌、卡他莫拉菌、弯曲菌的抗菌活性。克拉霉素对军团菌、肺炎衣原体、肺炎支原体的抗菌作用为红霉素的数倍。

(2)该类药物有良好的抗生素后效应;吸收好,对胃酸稳定;高细胞内浓度;半衰期延长;副反应少。

(3)适用于需氧革兰氏阳性球菌、需氧革兰氏阴性球菌、一部分厌氧菌、支原体、衣原体等,可用于治疗上述敏感菌导致的感染性疾病,如肺炎、咽炎、扁桃体炎、猩红热、蜂窝织炎、尿路感染、皮肤和软组织感染等,可缓解发热、咳嗽、咳痰、尿急、尿频、尿痛、皮肤红肿、疼痛等症状。

(二)输注及用药观察

(1)输注期间注意观察有无过敏反应,如皮疹、发热等,反应严重时应及时停药。

(2)部分药物易透过胎盘,如阿奇霉素、克拉霉素等,因此,孕妇和哺乳期妇女应谨慎使用,哺乳期病人用药期间应暂停哺乳。

(3)该类药物在碱性环境中抗菌活性较强,治疗尿路感染时常需碱化尿液。

(4)静脉输注可引起血栓性静脉炎,药液应稀释至 $0.1\% \sim 0.5\%$,且缓慢静脉滴注。

(5)阿奇霉素和克拉霉素输注期间可发生神经系统不良反应,如出现幻觉、烦躁、焦虑、头晕、失眠等,停药后症状逐渐减轻至消失。

(6)胃肠道反应明显者可口服蒙脱石散或用药时加用维生素 B_6,以减轻症状而不影响疗效。

(三)用药后注意事项

(1)用药期间需注意观察有无胃肠道反应、肝功能损害、耳毒性作用等,如有异常,需及时告知医护人员。

(2)哺乳期病人用药期间需停止哺乳,待药物代谢完方可哺乳。

六、磺胺类

代表药物有磺胺嘧啶、磺胺甲噁唑、柳氮磺吡啶、磺胺嘧啶银等。

(一)药物相关知识

(1)磺胺类药物抗菌谱广、价格低、使用方便,既可注射又可内服;吸收较迅速,能通过血脑屏障渗入脑脊液;化学性质稳定,不宜变质等。

(2)该类药物的缺点是不良反应较多,细菌易产生耐药性。

(3)全身应用时适用于大肠埃希菌等敏感肠杆菌科细菌引起的急性单纯性尿路感染;敏感流感嗜血杆菌、肺炎链球菌和其他链球菌所致的中耳炎,脑膜炎奈瑟球菌所致的脑膜炎。局部应用时主要用于预防或治疗Ⅱ、Ⅲ度烧伤继发创面细菌感染;亦可用于治疗结膜炎、沙眼及溃疡性结肠炎等。

(二)输注及用药观察

(1)磺胺类药物过敏反应常见,而且有的病人过敏反应比较严重,如引起剥脱性皮炎和大疱性表皮松解萎缩性皮炎等。因此,如发生过敏反应,应立即停药。

(2)首次输注剂量要加倍,使药物在血液中的浓度迅速达到有效值。

(3)磺胺类药物碱性强,宜深层肌内注射或缓慢静脉注射,忌与酸性药物配伍。

(4)用药期间应多饮水,维持充分尿量,以防结晶尿的发生,必要时可服用碱化尿液的药物,如碳酸氢钠。

(三)用药后注意事项

(1)该类药物可致粒细胞减少、血小板减少及再生障碍性贫血,用药期间应定期检查周围血象变化。

(2)该类药物可致肝脏及肾脏损害,用药期间需定期监测肝肾功能。

(3)细菌易对该类药物产生耐药性,用药期间不可自行减药或停药,严格遵医嘱按时按量使用。

第五节 碘对比剂输注健康教育

(一)药物相关知识

碘对比剂是以医学成像为目的,将某种特定物质引入人体内,改变机体局部组织影像对比度的物质,亦称为造影剂。

(二)输注及用药观察

(1)嘱病人仔细阅读碘对比剂使用知情同意书的内容,签署知情同意书。按照检查要求做好准备。

(2)从注射碘对比剂前 4~6 h 开始,持续到使用碘对比剂后 24 h,每小时口服清水 100 mL。不能经口饮水者,可通过静脉输注生理盐水。

(3)输注碘对比剂时,身体可有一过性全身发热、恶心、呕吐,一般药物注射完毕,这些反应会逐渐消失。如穿刺点有疼痛,应及时挥手示意医务人员停止扫描,检查穿刺点有无外渗。

(4)注射碘对比剂后,可能出现口干、口苦、口腔金属异味、全身发热、有尿意等。一般检查结束后,这些反应会逐渐消失,保持放松、配合医生即可。

(三)用药后注意事项

(1)观察:注射碘对比剂后在休息区观察 30 min,无不适方可离开。

(2)合理水化:使用碘对比剂后 24 h 内,每小时口服清水 100 mL。不能经口饮水者,可通过静脉输注生理盐水。

(3)正确按压针眼:用大拇指按压穿刺点 5～10 min,凝血功能异常者增加按压时长。

(4)有不良反应及时求助:若检查后出现皮疹、皮肤瘙痒、嗓子发痒、严重呕吐等症状,应及时告知医务人员。当院外出现不良反应,情况紧急时,应就近到医院诊治。

(5)碘对比剂外渗:因各种因素使注射部位出现碘对比剂外渗,出现皮下组织肿胀、疼痛、麻木感等时,应及时告知医务人员。

第六节　血制品输注健康教育

(一)输血相关知识

静脉输血是将血液或血制品通过静脉输入体内的方法。血制品是指经过加工处理的血液或其成分,包括全血、成分血及其他血制品。全血目前临床应用较少。成分血是指红细胞、血浆、血小板等,是通过分离全血中各种有效成分而制备成的,可一血多用。

(二)输注及输血观察

(1)取回的血应尽快输注,血液取回后,根据情况可在室温下放置 15～20 min,如不立即输注,应及时送回输血科保存。

(2)输注前要执行"三查八对",核对信息无误后才能开始输注。

(3)输血前测量体温,超过 38 ℃时,原则上非急救情况下不输血。

(4)根据医嘱执行输血前用药。

(5)输血通道应为单独通道,不得同时加入任何药物同时输注,输血前后用0.9%氯化钠溶液冲洗输血管道。

(6)输血时遵循先慢后快原则,前15 min约20滴/分,严密观察有无不良反应,15 min后再根据病情及年龄调整输注速度。

(7)紧急情况下可加压输血,输血时直接挤压血袋、卷压血袋或应用加压输血器等,加压输血时,护士必须在床旁守护。

(8)输血过程中加强巡视,观察有无发热、皮肤瘙痒、皮肤红斑等输血反应征象,发现异常及时处理。

(三)输血后注意事项

(1)输血记录:输血开始时记录核对信息、血制品种类和用量及输血前用药情况,输血15 min及输血结束时记录观察结果,观察有无输血反应等。

(2)输血反应:指在输血过程中或输血结束后28天内发生的不能用原发疾病解释的症状或体征,如非溶血性发热反应、过敏反应、溶血反应、急性肺损伤等。

(3)输血结束后,将输血器材毁形处理,血袋用专用容器保存24 h以上。

(4)输血结束后,对有输血不良反应的,按相关规范处理。

第十九章　输液通路延伸护理健康教育

第一节　经外周静脉穿刺的中心静脉导管居家护理健康教育

一、PICC 置管后常规护理健康教育

详见第十六章第四节中"三、PICC 置管后健康教育"。

二、PICC 置管后发生异常情况居家护理健康教育

1. 贴膜卷边、管道打折

居家过程中由于活动、出汗、洗澡等原因，贴膜发生松动、卷边，致使管道发生打折。病人不用紧张，先保护穿刺点，隔离外来微生物，再前往 PICC 门诊进行及时维护。

2. 导管正压接头意外脱落

日常居家期间，若导管接头意外脱落、污染，切不可直接连接污染接头。可使用清洁纱布包裹导管裸露端，再将导管反折，避免回血，妥善固定后，立即前往附近医疗机构进行处理。

3. 导管意外滑出

如果不慎受外力牵拉或固定不牢等而导致导管部分滑出体外，切不要盲目将滑出的管道送入体内。可以用清洁纱布将脱出的导管妥善保护固定好，立即到附近医疗机构，医务人员会根据具体情况进行处理。

4. 贴膜处皮肤瘙痒、皮疹

夏季病人出汗多，透明敷料透气性欠佳等，导致贴膜处局部皮肤受潮湿刺激，易发生瘙痒，甚至出现皮疹。建议居家期间合理调节室内温度，必要时适当增加换药频率，如果已出现严重皮疹情况，应立即前往医院，由专业护士遵医嘱使用抗过敏药物。

5. 穿刺点渗血

留置 PICC 当天有少许渗血，可以采取局部点状按压止血，若后期仍出现渗血现象，为避免发生感染，应前往医院检查凝血情况并进行处理。

6. 穿刺点红肿、疼痛

PICC 带管期间出现穿刺点红肿、疼痛，一般考虑伴有炎症发生，应加强换药；放松肢体，避免过度、剧烈的活动，做握拳、松拳运动可促进血液循环，加快血流速度，可能降低机械性静脉炎的发生。若红肿、疼痛情况仍存在，并有体温升高状况发生，应及时告知医护人员，寻求帮助。

7. 导管输液不畅

排除居家期间卧床时间较多，自主活动减少，进水量不足、代谢高、出汗多、体液流失大、输液连接器堵塞等因素后，仍存在输液速度不畅情况，可去往置管医院进行全面评估，必要时遵医嘱予以拔管。

8. 导管内异常回血

每次治疗结束后，护士都会对导管进行冲管和封管，一般不会出现血液回流的情况，如发现导管内异常回血，也不用太过担心，不要自行用生理盐水冲洗，而应及时到医院进行处理。

9. 置管侧肢体肿胀、疼痛

居家期间置管侧肢体存在肿胀感，按压肢体有紧绷感，测量臂围增大，可去往置管医院进行全面评估，必要时遵医嘱予以拔管。

10. 冲管时听到异响

当冲管时病人感觉耳后有流水样声音，应及时告知护士，听取医务人员建议进行必要检查,以确定导管位置。

11. 导管发生破损

要尽早积极干预,不要用力拉扯导管,保持原位,用无菌透明敷料固定后,及时去医院处理。

12. 导管发生断管

PICC 导管质地柔软,带管期间应注意保护,避免剧烈拉扯或用工具剪切,一般不易折断。发生断管时应保持冷静,减少活动。断端在体外时,立即将体外导管断端反折,并用胶布妥善固定,避免导管向体内滑动,及时去医院处理;如断端已经进入体内,切不可剧烈运动,在上臂处用止血带或布条扎紧,对体内断管可起到协助固定作用,避免导管越滑越深,并立即就医,寻求医疗帮助。

13. 拔管时机

(1)在没有出现并发症征兆下且在有效使用时间范围内,可安全拔除。

(2)治疗方案结束,病情较稳定,根据医嘱可考虑拔除。

(3)置管后,导管在体内留置时间达 1 年,需拔除。

(4)PICC 带管期间,如出现严重静脉炎、血栓、导管相关感染等并发症,经处理效果不理想者,亦有可能被迫中途拔管。

注意:以上均需在正规医院、由具备专业资质的护士进行拔管操作。

三、注意事项

1. 保管

妥善保管好 PICC 护理维护手册,按时维护,保持局部皮肤清洁干燥。

2. 观察

观察导管留置体外的长度,并注意穿刺点周围有无发红、疼痛、肿胀,有无渗液或渗血等,贴膜有无卷边、松动、潮湿状况,接头处受压皮肤有无受损,每天定时、定部位测量置管侧上臂围并记录。

3. 穿衣

衣袖不可过紧,可剪裁一段松紧适宜的清洁长丝袜,套在上肢导管外露部位,以利于穿脱衣服,并避免牵拉导管,不要长时间压迫置管侧手臂。

4. 卫生

携带此导管的病人可以淋浴,但应避免盆浴、泡浴和游泳。淋浴前,需将置管部位手臂连同导管外露部分加以保护,可应用塑料保鲜膜缠绕2~3圈进行包裹,再将保鲜膜的上下边缘用胶布贴紧,或佩戴松紧合适的 PICC 硅胶保护套,以防淋浴过程中进水;淋浴后,及时将保鲜膜或硅胶保护套取下,并检查贴膜内有无进水。

5. 活动

携带 PICC 病人可以从事一般性日常工作及家务劳动,如炒菜、进食、洗碗、刷牙、扫地、开车等;可以做适当的手臂运动,如活动腕关节、握拳、手指弹钢琴等。但须避免使用置管侧手臂提过重的物体,不用置管侧手臂做引体向上、托举哑铃等持重锻炼;避免游泳等会浸泡到穿刺区域的活动。

6. 处理

如发现伤口有红、肿、热、痛,手臂活动障碍,敷料污染、潮湿、翘起、脱落,导管脱出、折断或缩进,导管穿刺点有渗血、渗液,手臂出现肿胀,不明原因的发热等情况,应及时到医院进行处理。

第二节 植入式输液港居家护理健康教育

一、输液港植入后常规护理健康教育

详见第十六章第六节中"(三)胸壁式输液港植入后健康教育"和"(三)手臂式输液港植入后健康教育"。

二、输液港植入后发生异常情况居家护理健康教育

1. 港座翻转

港座翻转一般发生在植入后 1 个月内，上臂皮肤松弛，活动度大，发生港体翻转的概率会增加。病人置港后 1 个月内避免大幅度的活动，待囊袋切口完全愈合后方可逐步增加活动量。港体翻转一旦明确，应立即前往医院处理，减少进一步损失。

2. 输液港相关性感染

输液和维护时扎针消毒不严格，意外撕开敷料导致无损伤针眼处污染，或囊袋切口愈合不佳等，是输液港相关性感染发生的主要原因。病人出院时去除无损伤针后，居家期间切记 48 h 内保持穿刺点清洁干燥，不要碰生水，防止细菌从未愈合的针眼处蔓延至整个港座，导致输液港相关性感染。

3. 港座表面皮下组织变薄

可能的原因包括病人消瘦、皮下脂肪层薄、血运差、营养障碍以及排斥反应等。病人应加强营养，合理膳食，尤其是对肿瘤有饮食误区的病人，应丰富食物种类，避免因摄入不足而导致体重骤降。

4. 上肢或颈静脉血栓

一般表现为一侧肢体肿胀、疼痛和/或上肢和颈肩部静脉显露或曲张。指导病人带港侧肢体及早进行活动，日常生活中正常活动，做轻微的肢体锻炼，补充足够水分。手臂港病人应定期测量上臂围，发现异常及时就医，一旦发生血栓，抗凝治疗是基础治疗方法，必要时可进行溶栓处理。

5. 拔港时机

（1）出现感染、血栓、断管、港座翻转等并发症，保守治疗无效时，需考虑拔港。

（2）治疗未结束，使用正常，但病人强烈要求去除输液港，可遵循病人意愿取港。

（3）治疗结束后，经评估预计短期内无须静脉输液治疗，可考虑在无菌操作下移除输液港。

三、注意事项

1. 妥善保管维护手册

妥善保管好输液港护理维护手册，按要求定期维护并记录，避免带港相关并发症的发生。

2. 港座观察

观察港座局部及周围皮肤有无变薄、苍白、渗液及红、肿、胀、痛、热等现象，发现异常应及时就医。手臂港需定时、定部位测量置港侧肢体上臂围并记录。出现不明原因的发热等情况时，应及时到医院进行相应处理。

3. 日常生活

尽量着宽松内衣，保持局部皮肤清洁干燥，避免撞击和反复摩擦。可以从事一般性日常工作及家务劳动，手臂港病人应注意不要长时间压迫置港侧手臂，避免使用置港侧手臂提过重的物体，不用置港侧手臂做引体向上、托举哑铃等持重锻炼，避免游泳、打羽毛球等手臂大幅度活动的运动。

第二十章 健康教育案例

第一节 肿瘤科 PICC 化疗案例

束某,男,7 岁,系"髓母细胞瘤术后放疗 1 月余",门诊拟以"脑恶性肿瘤"收治入院。入院后,遵医嘱给予 EC 方案化疗(依托泊苷+卡铂)及抑酸护胃、护肝、甘露醇降颅内压等对症治疗。病人携带 PICC 1 根,责任护士在为病人输液时如何实施健康教育?

1. 评估病情

评估病人的神志、精神状态、配合程度、既往病史、心理和社会状况、治疗方案等,了解药物的性质、pH 及渗透压,需要进行静脉输液治疗的时长。

2. 评估输液工具

测量 PICC 导管外漏长度及穿刺侧臂围。评估穿刺点有无渗血、渗液,贴膜有无潮湿、卷边、破损、松动,导管有无回血、脱出或者进入体内,外露导管有无打折、破损,导管是否通畅等。

3. 评估局部皮肤

评估局部皮肤有无红、肿、热、痛等表现,有无全身发热反应等。

4. 健康教育

(1)输液前健康教育。

①进行静脉输液治疗前,责任护士需向病人及家属讲解输液的目

的,输入药物的名称、作用及不良反应,全天用药量,输液速度,输入液体所需要的时间,输液不良反应及处理方法等。

②保持病房干燥、整洁、安静、温湿度适宜,与病人友好沟通,以取得配合,输液期间监护人需在旁陪同照看,责任护士会按时巡视,观察病人情况。

③交代病人输液前需要做的准备工作,如酌情进食、解决好大小便问题、穿好病员服、取舒适卧位等。

④动态观察病人的心理反应,及时给予心理安慰和疏导,取得信任,保证病人以最佳的心理状态接受治疗。

(2)输液过程中健康教育。

①输液时,病人四肢放松,不可以剧烈活动,避免情绪激动,PICC置管侧肢体不可受压。

②在输液过程中,不得自行调节滴速,滴速太快,会引起急性心力衰竭或其他问题,滴速太慢也会影响治疗效果,禁止输液时举瓶离开病房。

③留意输液瓶中的液体量,快滴完(输液瓶中的针头快露出液面)时按铃呼叫,如护士未及时赶到,可将输液管调节器关掉,PICC导管尖端有防逆流瓣膜,不易回血,也不会导致空气栓塞。

④当输注化疗药物或刺激性药物时,责任护士会加强巡视,监护人不可离开,需注意观察PICC置管处有无疼痛、红肿、液体外渗等情况,观察液体滴入是否通畅,穿刺部位有无肿胀,患儿情绪是否稳定。

⑤化疗药物应用期间会引起食欲不佳、恶心、呕吐等症状,家属不用过于担心,大量饮水可减轻药物对消化道黏膜的刺激,减轻病人胃肠道反应,需鼓励病人多饮水。

⑥病人用药健康教育。依托泊苷和卡铂属于化疗药物,输注前几分钟速度需慢,观察有无输液反应。用药期间,医务人员会定期检查白细胞和血小板计数,测定肝肾功能。甘露醇作为一种高渗透压性脱水剂,常用于降低颅内压,减轻脑水肿症状,使用时,一般以快速静脉滴注为主。另外,甘露醇在低温情况下(环境温度<15 ℃时)会产生甘露醇微

粒,输注前护士会认真检查药物性状,确保甘露醇内无结晶,真正发挥其疗效。

⑦告知病人及家属在输注过程中如有任何不适,应及时按铃告知护士。

(3)输液后健康教育。

①输液结束后进行脉冲冲管和正压封管,使用 10～20 mL 生理盐水正压脉冲冲管,必要时(如活动导致回血时),使用 15～20 mL 生理盐水正压脉冲冲管后,用稀释的肝素液(10～50 U/mL 肝素盐水)正压封管,每次 2～5 mL。封管时,病人手臂需要放直、放平。

②洗澡时,家属需要用保鲜膜在病人置管部位缠绕 2～3 圈,包裹住穿刺点和导管的接头部分,两端用胶布固定,或佩戴 PICC 硅胶防水袖套。在淋浴时可举起置管侧手臂,以降低置管部位浸水的概率,避免盆浴。淋浴后及时取下保鲜膜或防水袖套,观察贴膜有无进水,如有异常,及时通知护士。

③留置导管期间,病人可以进行一般的日常活动,比如吃饭、写字、玩玩具等,适当活动可以促进置管侧手臂的血液循环。病人也可以做一些柔和的运动,如反复握拳等,但要避免手臂过度用力活动,如提重物、跳绳、打球等。

④穿刺部位需要保持清洁干燥,不可擅自揭下贴膜,衣服的袖口不宜过紧,建议病人尽量穿宽松的开胸衫衣,避免穿紧身、套头的上衣,防止穿脱衣服时将导管扯出。

⑤家属看护好病人,避免哭闹、大声尖叫,以免胸腔压力大导致血液回流堵塞导管,不可玩弄导管外漏部分,减少感染,若导管不慎滑出,不可自行将导管送入体内。

⑥化疗结束后给病人调节饮食。宜进食油腻少、易消化、刺激小、纤维素含量丰富的食物。

⑦在输液完成后,嘱病人不要突然起身或变更体位,以防意外发生。

⑧置管期间,保管好 PICC 护理维护手册,每周按时进行导管维护。

第二节 肿瘤科输液港化疗案例

王某,男,31岁,因"弥漫大B细胞淋巴瘤"入院化疗,在B超引导下行右侧贵要静脉上臂输液港植入术,采用可吸收缝线,术后1周治疗结束,病人出院,输液港使用无异常。第二疗程治疗开始,病人再次入院行抗肿瘤治疗,此次使用R-CHOP方案化疗。责任护士在为病人使用输液港输液时如何实施健康教育?

1. 评估病情

评估病人的病情、意识、配合程度、治疗方案及治疗周期。

2. 评估输液工具

评估输液港的类型和形状,触摸港座位置及上方的导管。

3. 评估局部皮肤

评估局部皮肤有无红肿、压痛、分泌物,并测量臂围。

4. 健康教育

(1)输液前健康教育。

①进行静脉输液治疗前,责任护士需向病人及家属讲解输液的目的,输入药物的名称、作用及不良反应,全天用药量,输液速度,输入液体所需要的时间,输液不良反应的处理方法等。

②向病人宣教使用输液港静脉输液的注意事项:输液港居家期间有无按时维护;输液港局部有无感觉异常;输液港无损伤针留置时间最长为7天,如果输液时长超过7天,需要重新穿刺无损伤针。

③交代病人输液前需要做好的准备工作,如解决好大小便问题、穿好病员服、适当暴露置港部位、取舒适卧位等。

④动态观察病人的心理反应,及时给予心理安慰和疏导,保证病人以最佳的心理状态接受治疗。

(2)输液过程中健康教育。

①将用物准备齐全,局部消毒输液港座周围皮肤,动作应轻柔。穿刺无损伤针时,告诉病人如何配合,用非主力手固定港座位置,主力手使用无损伤针穿刺港座中间,穿刺时嘱病人稍忍疼痛,配合穿刺。穿刺成功后妥善固定无损伤针。

②在输液过程中,不要自行调节滴速,滴速太快,会引起急性心力衰竭或其他问题,滴速太慢也会影响治疗效果。如果输液速度在输液过程中自行减慢,要警惕输液港堵管,在输注脂肪乳、血制品时,应每间隔 4 h 冲管一次,保持输液港输液通畅。

③注意输液瓶中的液体量,快滴完(输液瓶中的针头快露出液面)时按铃呼叫,如护士未及时赶到,可将输液管调节器关掉,等待工作人员来处理。

④如果在输液过程中出现心慌、憋气、寒战、发热、局部皮下血肿或组织水肿、皮肤过敏等情况,应先关闭调节器,马上按铃呼叫护士。

⑤输液过程中护士会经常巡视,输液港属于中心静脉导管,在输液的过程中,先选择生理盐水输注,确保无损伤针在港座内可以正常输液后,再更换化疗药物。如果在输液时感觉港座及导管周围有任何异常,应立即与医护人员联系。

(3)输液后健康教育。

①将延长管里残留药物注入静脉中,确保延长管里没有血液,但由于正常渗透压的作用,可能会有一些血液回流到无损伤针的延长管中;放置输液港座的肢体勿用力过度,防止血液回流到延长管,如果有较多回血,应联系工作人员再次冲封管,防止堵管。

②输液港穿刺侧手臂可适当活动,避免激烈运动、用力过度、肢体下垂或提重物。

③睡眠时,注意不要压迫输液港座。

④穿脱衣物时,不要将导管勾出,先穿带港座手臂,后脱带港座手臂。

⑤保持港座穿刺部位无损伤针及敷料清洁干燥,如贴膜有卷边现象,应告知护士进行处理。

⑥需要拔除无损伤针时,应首先使用预充式导管冲洗器或生理盐水脉冲式冲管,再采用 100 U/mL 肝素液封港,局部消毒港座周围皮肤,同样使用非主力手固定港座,主力手缓慢拔出无损伤针,指导病人拔出针头后,用大拇指按压针眼 3~4 min,按压至针眼局部无渗血为止。嘱病人保持港座局部清洁干燥,48 h 后方可洗澡。

⑦在输液完成后,嘱病人不要突然起身或变更体位,以防意外发生。

第三节　肠外营养药物输注案例

张某,男,64 岁,系"反复上腹部胀痛半年",胃镜示:胃黏膜下巨大隆起,腹部 CT 示:胃间质瘤。入院后予以积极完善相关检查,在全麻下行胃大部切除术。术后早期行全肠外营养,主要营养药物包括脂肪乳氨基酸(17)葡萄糖(11%)注射液、5%葡萄糖溶液、维生素 C、维生素 B_6、10%氯化钾等,经外周血管使用静脉留置针进行输注。责任护士在为病人经外周静脉留置针进行肠外营养输注时如何实施健康教育?

1. 评估病情

评估病人的病情、意识、配合程度、治疗方案、需要进行肠外营养治疗的时长等。

2. 评估输液工具

评估外周静脉留置针的型号及类型是否满足治疗需求、留置时长是否在要求范围内、冲管是否通畅、敷料是否平整无卷边等。

3. 评估局部皮肤

评估外周静脉留置针留置处局部皮肤有无红肿或破损、是否出现硬结、是否出现静脉炎、是否存在触痛现象等。

4. 健康教育

(1) 输液前健康教育。

①责任护士向病人及家属讲解本次输液的药物主要包括脂肪乳氨基酸(17)葡萄糖(11%)注射液、5%葡萄糖溶液、维生素C、维生素B_6、10%氯化钾等,药物的主要作用是为病人提供每日所需的能量及各种营养物质,维持机体正常代谢。输注过程中可能会出现恶心、呕吐、发热、脸部潮红、出汗、心率加快及静脉炎等不良反应。输注时应注意,不要随意调整输液速度,肠外营养液输注速度过快并超过机体代谢营养物质的速度时,病人可因发热、恶心、呕吐等而不耐受,若输注速度过慢,病人又可因长时间卧床而感觉不适;若病人出现上述不良反应,应立即告知责任护士或值班护士。

②向病人宣教本次肠外营养输注使用外周静脉留置针,使用外周静脉留置针时,应注意留置针留置期间穿刺侧手臂可适当活动,避免激烈运动、用力过度、肢体下垂或提重物;睡眠时,注意不要压迫穿刺的血管;穿脱衣物时,不要将导管勾出,先穿穿刺侧手臂,后脱穿刺侧手臂。若留置针脱出,应压迫穿刺点并及时告诉责任护士前来处理;保持穿刺部位清洁干燥,如贴膜有卷边现象,应告知责任护士进行处理。

③告知病人输液前需要做好的准备工作,如解决好大小便问题、穿好病员服、适当暴露外周留置针留置部位、取舒适卧位。

④动态观察病人的心理反应,及时给予心理安慰和疏导,尤其是肠外营养液脂肪乳氨基酸(17)葡萄糖(11%)注射液的输注时间较长,需要12~24 h,应向病人做好解释工作,告知肠外营养液输注过快可能导致的不良反应,取得病人的配合,保证病人以最佳的心理状态接受治疗。

(2) 输液过程中健康教育。

①使用外周留置针进行肠外营养输注及冲管时,可能会出现稍许胀痛,但是很快就会缓解,告知病人不要太紧张;如果需要重新穿刺外周静脉留置针,告诉病人如何配合,选择合适的静脉后,嘱病人握拳,穿刺时可能有轻微疼痛,嘱病人肢体制动。

②在输液过程中,责任护士会根据提供的葡萄糖、脂肪和氨基酸量,合理控制输液速度,嘱病人不要自行调节滴速。如脂肪乳氨基酸(17)葡萄糖(11%)注射液需要输注 12～24 h,中长链脂肪乳需要输注 4 h,平衡型氨基酸输液和肝病用氨基酸输液以 40 滴/分为宜,肾病用氨基酸输液以 15 滴/分为宜,以免快速输注时导致脸部潮红、出汗、高热和心率加快等,严重时甚至会引起急性心力衰竭。另外,氨基酸溶液的渗透压较高,含钾营养液对血管刺激性强,容易造成病人出现静脉炎。

③在肠外营养液滴注过程中,应密切关注乳剂外观变化,若脂肪乳氨基酸(17)葡萄糖(11%)注射液中含胰岛素,应每 1～2 h 轻轻晃动营养袋并混匀,以防低血糖(长时间静置时,胰岛素可能堆积,突然大量入血后可增加低血糖风险);若肠外营养液脂肪乳氨基酸(17)葡萄糖(11%)注射液的液面出现半透明乳化层,需马上摇匀,若析出黄色油滴,则出现不可逆油水分层,应马上停止滴注,并立即通知医务人员。

④若输注肠外营养液过程中出现静脉炎现象,应立即告知责任护士,一般经局部湿热敷、更换输液部位,或外涂可经皮吸收的具抗凝、消炎作用的软膏后,可逐步消退。

⑤输注肠外营养液过程中出现发热,多因输液过快引起,在输液结束后数小时、不经特殊处理可自行消退。对部分高热病人,可根据医嘱予以物理降温或服用退热药物。

(3)输液后健康教育。

①肠外营养液输注结束后,对病人进行封管,告知病人封管是用生理盐水将留置针管道里残留的药物打进静脉里,确保留置针装置里没有血液,但由于病人活动,可能会有一些血液回流到留置针管道中,如果有较多回血,应联系责任护士再次冲封管,防止堵管。

②肠外营养液输注结束后,也可能会发生发热反应,如出现发热,应立即告知责任护士。

③为了观察肠外营养治疗效果,责任护士会遵医嘱定期对病人进行营养指标方面的监测,如静脉采血等,嘱病人配合。

④如果病人有糖尿病,在肠外营养治疗期间,责任护士会对病人进行血糖监测,告知病人如果出现心慌、出冷汗、心悸等低血糖症状,应及时告知责任护士。

第四节　生物制剂(英夫利西单抗)治疗案例

朱某,男,36岁,系"间断腹痛腹胀8年,拟行第24次英夫利西单抗治疗",门诊拟以"小肠克罗恩病"收治入院。入院后,进行血常规、肝肾功能、C反应蛋白检查,结果无异常后,病人签署生物制剂治疗知情同意书,医嘱予0.9%氯化钠溶液250 mL＋英夫利西单抗300 mg静脉滴注st,予地塞米松5 mg静脉注射st。责任护士在为病人进行英夫利西单抗输注时,如何实施健康教育?

1. 评估病情

评估病人的既往病史、病情、意识、配合程度、生命体征、身高、体重、治疗周期及有无联合用药;查看病人实验室指标,如血常规、C反应蛋白及肝肾功能,评估病人近期有无感染;询问病人既往有无药物过敏史及疱疹发生史,排除生物制剂用药禁忌证。

2. 评估输液工具

根据病人病情、英夫利西单抗输液量及治疗时间,评估病人使用的输液工具为一次性输液钢针。

3. 评估局部皮肤

评估穿刺血管的位置、充盈程度、能否触及、弹性程度、外观直径、外观长度、外观皮肤颜色及穿刺部位皮肤有无红肿。

4. 健康教育

(1)输液前健康教育。

①责任护士向病人及家属讲解本次输液治疗的药物主要包括英夫

利西单抗和地塞米松。英夫利西单抗主要用于治疗自身免疫性疾病,如类风湿性关节炎、强直性脊柱炎、克罗恩病、银屑病等,属于单克隆抗体,通过调节细胞因子和免疫细胞达到治疗效果,有发热、寒战、瘙痒、荨麻疹等相关不良反应,用药前使用地塞米松 5 mg 静脉推注预防过敏反应。用药过程中实施心电监护,监测生命体征,用药后卧床观察 30 min。

②向病人及陪护人员宣教本次静脉输液使用一次性输液钢针进行穿刺,一次性输液钢针输液过程中应注意保持穿刺侧肢体制动。输液过程中出现液体输注速度减慢或不滴,穿刺局部出现疼痛、鼓包、瘙痒等时,应及时呼叫护士,告知病人开始输注速度会比较慢,切勿抬高输液肢体,防止回血堵塞针头。

③告知病人治疗时的注意事项,排空大小便,取舒适卧位等。

(2)输液过程中健康教育。

①皮肤消毒和穿刺一次性输液钢针时,告诉病人如何配合,穿刺时嘱病人握拳,通过深呼吸、转移注意力来缓解穿刺带来的疼痛。

②输液过程中,病人勿自行调节滴速,责任护士会根据药物性质调节滴速,初始滴速为 10 mL/h,第 1 个 15 min 后调为 20 mL/h,第 2 个 15 min 后调为 40 mL/h,第 3 个 15 min 后调为 80 mL/h,然后 30 min 后调为 150 mL/h,再 30 min 后维持 250 mL/h,直至药液输完。责任护士会密切监测病人生命体征,观察用药不良反应及病情。大多数输液不良反应症状轻微,一般只需减慢滴速或停止输注就可缓解。一旦发生中、重度输液不良反应,责任护士会遵医嘱立即停止输液,给予抗组胺药、糖皮质激素、吸氧等对症处理,休息 30 min 后,遵医嘱在生命体征平稳后按照首次治疗的要求重新输注。若再次发生严重的输液不良反应,则终止输液并评估病人用药的获益程度,考虑是否更换其他药物。

③全程观察病人精神状态与用药反应,倾听病人主诉,了解病人对药物相关知识的知晓程度。

(3)输液后健康教育。

①用药后告知病人穿刺处局部如出现皮肤红肿、疼痛发痒,切勿搔

抓,以免造成皮肤破溃继发感染;保持注射部位皮肤清洁,穿棉质宽松内衣;如出现发热、皮疹、呼吸困难等,应及时呼叫医护人员,若出院后出现上诉症状,应立即就诊。

②遵照医嘱规律、规范、按时用药,出院时准确登记输注周期、联系方式、下次输注时间等信息,护士定期进行回访。

③指导病人居家自我观察注意事项:观察有无腹痛腹泻、腹部包块等;避免油腻坚硬的食物,进食高热量、优质蛋白质、低脂少渣食物;坚持适当运动,调整睡眠质量,保持乐观情绪。

④使用英夫利西单抗会削弱人体免疫力,降低抵御疾病的能力,治疗期间出现任何感染症状时,应及时告知医生。接受英夫利西单抗治疗期间不得注射活性疫苗,用药后2~4周才可进行预防疫苗注射,必要时门诊就医。

第五节 血管活性药物输注案例

王某,女,72岁,系"间断性胸骨后疼痛1年余",门诊拟以"冠状动脉粥样硬化性心脏病、高血压"收治入院。入院后测血压160/100 mmHg,医嘱予以静脉缓慢输注硝酸甘油注射液降压扩管等对症治疗。责任护士在为病人输液时如何实施健康教育?

1. 评估病情

评估病人病情的严重程度、意识、配合程度、治疗方案,询问病人身高、体重及有无血管活性药物过敏史,有无青光眼病史。

2. 评估输液工具

根据药物的pH及渗透压选择合适的输液工具。

3. 评估局部皮肤

评估局部皮肤有无红肿,血管的位置、充盈程度、固定程度、能否触及、弹性程度、外观直径、外观长度、外观皮肤颜色等。

4. 健康教育

(1)输液前健康教育。

①进行静脉输液治疗前,责任护士向病人宣教此次输液的目的,输入药物的名称、作用、副作用、不良反应及相关注意事项等,取得病人和家属的配合。

②告知病人使用静脉留置针的必要性、优点及益处,评估和选择血管。

③告知病人硝酸甘油对血压、心率影响较大,以及心电监护监测生命体征的必要性。

④告知病人血管活性药物的特殊性,用微量注射泵输注的必要性,宣教硝酸甘油见光易分解,需避光输注。

⑤协助病人排空大小便,取舒适卧位。

⑥动态观察病人的心理反应,及时给予心理安慰和疏导,保证病人以最佳的心理状态接受治疗。

(2)输液过程中健康教育。

①穿刺时,宣教配合要点和缓解疼痛的方法。

②告知病人硝酸甘油输液速度控制的重要性,在输液过程中不要自行调节输注速度,以免影响治疗效果。

③病人在输液过程中如果出现头痛、心悸、视力模糊、面部潮红等不适症状,需立即呼叫医护人员。

④硝酸甘油为血管活性药物,对血管及局部皮肤的刺激性较强,告知病人输注过程中如果穿刺局部出现痛感、肿胀、发红等,要及时告知护士。

⑤病人在输液期间不能大幅度地变更体位,尽量卧床,如需要翻身、起床或移动肢体等,应保证动作缓慢,以防因体位改变而导致药物外渗或体位性低血压。

(3)输液后健康教育。

①留置针留置期间,穿刺侧手臂可适当活动,避免激烈运动、用力过度、肢体下垂或提重物。

②不要压迫穿刺的肢体。平时衣袖不可过紧，可以选择宽松的衣物；穿衣时应先穿穿刺侧肢体，脱衣时应后脱穿刺侧肢体，防止导管被勾出，一旦发现留置针滑脱，应立即告诉医护人员进行处理。

③保持穿刺部位清洁干燥，如贴膜有卷边现象，应及时告知护士进行消毒和更换贴膜。

④输液完成后，不要突然起身或变更体位，以防发生体位性低血压。输液后仍需定时监测血压和心率，如果出现心慌、头痛等不适症状，要立即告知护士。

第六节 静脉输血案例

王某，男，49岁，系"高空坠落撞击致脾破裂大出血30 min"而入院，入院时神志清楚，BP 75/50 mmHg，HR 130次/分，Hb 65 g/L，开通两路静脉通道，一路静脉通道快速输液，一路静脉通道遵医嘱输注B型去白细胞悬浮红细胞600 mL。责任护士在为病人输血时如何实施健康教育？

1. 评估病情

评估病人的意识，测量生命体征，注意末梢循环温度、尿量等，判断有无休克症状及体征；详细了解病人的输血史、过敏史、输血不良反应史等；评估病人的沟通、理解及配合能力，肢体活动情况，询问有无其他需求。

2. 评估输血工具

（1）血管通路装置：根据病人的年龄、病情、血管条件和输血目的选择合适类型的静脉通路装置。

（2）输血器：输血时使用专用输血器（170～260 μm），建议使用无针输液系统，如使用肝素帽，则需连接9号输液钢针或取下输液接头，输血后更换接头。

3. 评估局部皮肤

评估局部皮肤有无红肿、硬结、瘢痕、伤口等，评估既往乳腺手术史、静脉穿刺史、静脉损伤等情况。

4. 健康教育

(1)输血前健康教育。

①做好输血准备工作,如解决好大小便问题、穿好病员服等。

②测量体温,体温超过38 ℃时,非紧急情况下一般不宜输血。

③血制品不能与其他药物混用,需单独建立静脉通道,根据病人病情,选择合适型号的静脉留置针进行输注。

④根据医嘱使用预防输血反应的药物,如肌内注射异丙嗪注射液。

⑤动态观察病人的心理反应,及时给予心理安慰和疏导,保持病人及家属情绪稳定。

(2)输血过程中健康教育。

①使用在输液留置针输血时,选择管腔较大的留置针,暂停在输液体,规范消毒并连接无针输液接头(若使用肝素帽接头,则接9号输液钢针或去掉接头)和专用输血器,使用0.9%氯化钠溶液冲管后再输血。

②输血速度先慢后快,先观察15 min,无不适后再调整输血速度,病人及家属不得自行调节输血速度。

③每袋血制品输注前后用0.9%氯化钠溶液冲管,防止不同血制品之间发生不良反应。

(3)输血后健康教育。

①输注过程中注意穿刺侧肢体的活动度,防止输血器打折、脱落等。

②若出现血液输注不畅,穿刺点局部红肿、渗出或疼痛等不适,应立即通知护士。

③严密观察输血不良反应,有不适反应时立即通知护士。

④常见的输血不良反应有非溶血性发热反应、过敏反应等,多发生在输血后30 min内,输血前会预防性用药,输注过程中及输血后4 h内,注意观察有无体温升高、面部潮红、皮肤瘙痒、荨麻疹等不适症状。

⑤输血结束后,若续接输液,先用0.9%氯化钠溶液冲管,减少导管壁血细胞残留,再续接输液。

专科进展篇

第二十一章 专科静脉输液技术

第一节 新生儿静脉输液治疗技术

一、新生儿皮肤、血管生理解剖特点与静脉通路选择

(一)新生儿皮肤的不稳定性

真皮由胶原蛋白和弹性纤维组成。足月儿真皮比成人真皮薄,含有较多的水分。早产儿容易发生水肿,因为他们真皮内的胶原蛋白和弹性纤维少。由于血流和表皮灌注的改变,足月儿和早产儿可能因过度水肿而有发生皮肤坏死性损伤的危险。早产儿表皮和真皮之间的内聚力减少,因此,在去除早产儿皮肤表面黏性强的胶黏剂时,表皮与胶黏剂之间的黏性大于表皮与真皮之间的黏性,易造成表皮剥离。

(二)新生儿血管解剖与生理特点

新生儿血管与成人血管相比,动脉血管和毛细血管的管径相对宽,静脉血管的管径相对窄。新生儿动静脉内径比例为1∶1,而成年人为1∶2。因此,在给新生儿静脉输液时,应在满足治疗需要的情况下,尽量选择最细、最短的留置针导管。一般选用5.5号针头、24G~26G留置针比较适宜。

（三）新生儿静脉通路选择

新生儿主要血管通路局部解剖示意图如图21-1所示。

1. 头皮静脉

新生儿头皮静脉（scalp vein）表浅，皮下脂肪少，易于穿刺、固定和观察。头皮静脉分为颞浅静脉、耳后静脉、枕静脉、头皮正中静脉等。

2. 肢体静脉

新生儿皮肤角质层薄，肢体静脉（extremity vein）较头皮静脉粗直，有利于置管针的留置，包括手背静脉、贵要静脉、肘正中静脉、头静脉、足背静脉、大隐静脉等。

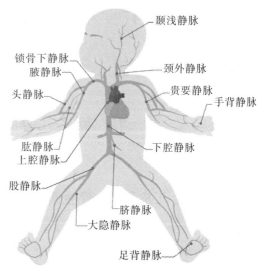

图21-1 新生儿主要血管通路局部解剖示意图

3. 腋静脉

解剖位置相对固定，体表投影相当于上肢外展90°，自锁骨中点至肘窝中央的连线上1/3即为腋静脉（axillary vein）。

4. 颈外静脉

颈外静脉（external jugular vein）是颈部最大的浅静脉，起于胸锁乳突肌前缘，平对下颌角，由下颌后静脉后支和耳后静脉及枕静脉汇合而成。去枕平卧，头偏向对侧90°，肩下垫小枕后仰15°～45°，取头低肩高位，充分暴露颈外静脉，选下颌角和锁骨上缘中点连线上1/3处为穿刺点。

5. 股静脉

股静脉（femoral vein）在股三角区，位于股鞘内，在腹股沟韧带下方紧靠股动脉内侧，如在髂前上棘和耻骨结节之间画一连线，股动脉走向和该线的中点相交，股静脉在股动脉的内侧0.5 cm处。

二、新生儿腋静脉置管技术

在血管神经束中,腋静脉位于腋动脉的前内侧,在背阔肌下缘处由肱静脉延续而来,至第1肋外侧缘处向上续于锁骨下静脉。

(一)适应证

(1)间歇性、连续性输液治疗。
(2)输液时间长、输液量多的患儿。
(3)输液、补充电解质及营养物质治疗。
(4)输全血或血制品的患儿。
(5)明确拒绝或不宜PICC等深静脉置管的患儿。

(二)禁忌证

(1)穿刺部位皮肤有严重感染的患儿。
(2)穿刺侧肢体存在骨折、臂丛神经损伤者。
(3)输注pH<5.0或>9.0的液体或药物。
(4)输注渗透压>600 mOsm/L的液体。

(三)操作流程

1. 评估

(1)评估患儿的病情、日龄、意识状态、静脉治疗方案等。
(2)评估穿刺侧肢体功能情况,评估穿刺静脉及皮肤情况。

2. 操作前准备

(1)护士准备:着装整洁,洗手,戴口罩和帽子。
(2)用物准备:①治疗车上层:免洗手消毒剂、护理记录单、0.1%碘伏、24G留置针、透明敷料、棉签、预充式导管冲洗器(5 mL)、弯盘、治疗盘、一次性治疗巾等。②治疗车下层:锐器盒、医疗垃圾桶和生活垃圾桶。

(3)患儿准备:患儿平卧,置于预热的辐射台上,更换尿不湿,适当镇痛。

(4)环境准备:整洁、安静、安全、光线充足、温湿度适宜。

3. 操作程序

(1)携用物至患儿床旁,洗手,双人核对患儿信息。

(2)再次洗手,打开留置针外包装,留置针接预充式导管冲洗器,一次性排气成功,备用。

(3)体位:患儿取平卧位,抬高肩部,铺治疗巾,头偏向对侧,暴露穿刺侧腋静脉。

(4)消毒皮肤:以穿刺点为中心,按照顺、逆时针方向螺旋式消毒穿刺部位皮肤2遍,消毒范围为8 cm×10 cm,待干,备透明敷料,并在透明敷料的贴纸上标注日期、时间和操作者姓名。

(5)穿刺置管:①再次双人核对患儿信息,去除针帽,转动针芯,检查穿刺鞘针是否光滑,排气。②穿刺:定位腋静脉后,助手协助固定患儿体位,并帮助按压腋静脉穿刺点上方,阻断腋静脉血流;操作者用左手绷紧穿刺点皮肤,右手拇指和食指持留置针针翼,在腋静脉下方0.5 cm处进针,进针时留置针与皮肤呈15°~30°角,见暗红色回血后压低角度5°~10°,再沿血管方向进入1~2 mm。左手保持原状不动,右手食指和中指向后撤针芯,同时拇指顶住Y形分叉处顺势向前将外套管推入血管内,预留2~3 mm。抽回血,判断是否在位通畅(腋静脉回血平缓、颜色暗红、无搏动;推注生理盐水时,穿刺侧末梢皮肤颜色正常),将导管完全送入血管内,冲管,退针芯。

(6)固定导管:以穿刺点为中心,无张力放置透明敷料,塑形。

(7)脉冲式封管后夹闭,备用。

(8)安置患儿:双人核对患儿信息,置于小床或暖箱,取舒适卧位,整理床单位。

(9)按垃圾分类处理用物。

(10)洗手、记录。

（四）注意事项

（1）腋静脉留置针留置期间，安置新生儿体位时避开穿刺侧。

（2）腋静脉与腋动脉常并行，防止穿刺时误入腋动脉，掌握动脉和静脉的区分要点，确定留置在腋静脉之内方可正常使用。

三、新生儿 PICC 置管操作规范

经外周静脉穿刺的中心静脉导管（PICC）置管是指经外周静脉穿刺，将一根由硅胶材料制成、标有刻度、能够放射显影的中心静脉导管插入静脉，并使其顶端位于上腔静脉或下腔静脉内的深静脉，可用于为患儿提供中期至长期的静脉输液治疗。新生儿常规选择管径为 1.9Fr 的 PICC 导管。

（一）适应证

（1）早产儿，尤其是极低出生体重儿。
（2）住院时间长。
（3）需要使用血管活性药物，以及一些强刺激的抗生素等。
（4）禁食时间长，需要胃肠外营养。

（二）禁忌证

（1）上腔静脉压迫综合征。
（2）穿刺部位有感染或破损。
（3）血液黏滞度高。
（4）有血栓病史。
（5）出血及凝血时间异常。

（三）外周穿刺部位的选择

可用于新生儿 PICC 置管的静脉中，属于浅静脉的有贵要静脉、头静

脉、肘正中静脉、耳后静脉、颞浅静脉、颈外静脉、大隐静脉等,属于深静脉的有腋静脉、股静脉、腘静脉等。

(四)PICC 尖端理想位置

PICC 尖端应该位于患儿的中心静脉内,包括上、下腔静脉内。PICC 尖端在患儿体内的最佳位置是:上腔静脉的中下 1/3 处 T4~T6 肋间,下腔静脉中上 1/3 处 T8~T10 肋间,上、下腔静脉与右心房交汇处上方,不能进入右心房或右心室。

(五)PICC 置入长度体表测量方法

(1)上肢穿刺:常用的方法为穿刺侧上肢外展,与躯体呈直角,测量从预穿刺点沿静脉走向至胸骨上凹的距离(测量预穿刺点至右胸锁关节并向下至第 3 肋间的长度)。

(2)下肢穿刺:测量从预穿刺点沿静脉经腹股沟至脐部,再加上脐部与剑突连线的距离。

(3)头部穿刺:测量从预穿刺点沿静脉经颈部至右胸骨旁线与第 2 肋间交点的距离。

(六)操作流程

1. 评估

(1)患儿评估:根据医嘱进行穿刺前宣教,征得患儿家长的同意并签字。

(2)评估患儿的病情是否稳定、凝血情况以及穿刺部位皮肤情况和静脉弹性、充盈度等。

2. 操作前准备

(1)护士准备:着装整洁,洗手,戴口罩和圆帽。

(2)用物准备:治疗车、棉签、0.1%碘伏、0.9%氯化钠溶液 250 mL、弹力绷带、透明敷料、10 mL 注射器、20 mL 注射器、无菌棉球、输液接头、延长管、PICC 穿刺包(内含 1.9 Fr PICC 导管)、可撕裂穿刺鞘、无菌治疗巾、无菌防水垫、孔巾、无菌换药碗、无菌剪刀、无菌镊子、无菌止血带、测量尺、无菌手术衣、一次性无粉无菌手套、无菌纱布等。

(3)患儿准备：患儿平卧，置于预热的辐射台上，清洁穿刺侧肢体，连接心电监护仪，更换纸尿裤，去除衣服，包裹身体，适当镇痛。

(4)环境准备：消毒后的单间安全、安静、清洁，无关人员回避。

3. 操作程序

(1)查对医嘱，核对患儿信息，洗手，戴口罩和帽子。

(2)血管选择：扎止血带，评估血管情况。优先选择上肢静脉，首选贵要静脉，次选肘正中静脉，将头静脉作为第三选择。新生儿下肢静脉亦可作为PICC穿刺的选择之一。

(3)测量置管长度：患儿平卧，将预穿刺上肢外展，与躯体呈90°，测量预穿刺点至右胸锁关节并向下至第3肋间的长度；测量穿刺侧肢体与对侧肢体的上下臂围。

(4)消毒皮肤：术者打开PICC穿刺包，戴无菌手套，将消毒剂倒入无菌换药碗，浸湿棉球。取无菌防水垫垫在患儿术肢下，助手戴无菌手套协助抬高上肢，用0.1%碘伏按照顺、逆、顺时针的顺序消毒皮肤3遍，消毒范围以穿刺点为中心至整个上肢。铺无菌大治疗单及孔巾，覆盖患儿身体，将消毒后的术肢置于无菌区内，充分暴露穿刺点，保证无菌屏障最大化。

(5)穿刺前准备：助手脱手套，打开PICC导管、穿刺鞘、输液接头及20 mL注射器外包装，将其放入无菌区内，协助术者抽取0.9%氯化钠溶液备用。助手穿无菌手术衣，戴无菌手套。检查导管的完整性，按预计长度修剪导管。

(6)穿刺置管：助手在预穿刺部位上方扎无菌止血带，保证静脉充盈。再次核对患儿信息，去除针帽，转动针芯，检查穿刺鞘针体是否光滑。以15°~30°角穿刺，见回血后降低穿刺角度再进针1~2 mm，使穿刺针尖端完全进入静脉。固定针芯，向前推进插管鞘，确保插管鞘送入静脉。术者用左手食指和拇指固定插管鞘，助手按压穿刺鞘前端止血并松开止血带。鞘下垫无菌纱布，撤出针芯，妥善固定。术者用无菌镊子将导管缓慢、匀速地送入静脉,助手缓慢推入0.9%氯化钠溶液,边推边送,导管送至肩部时,助手将患儿头转向穿刺侧,并将其下颌抵肩,防止导管误入颈内静脉。导管到达预定长度后,将患儿头恢复原位。按压穿刺鞘上端静脉,盖无菌纱布,退出并撕开穿刺鞘,将穿刺鞘移除。用0.9%氯化钠溶液注射器抽回血,并脉冲式冲管,确定导管是否通畅。连接输液接头,正压封管。

(7)固定导管:用0.9%氯化钠溶液纱布清洁穿刺点周围皮肤血迹,调整外露导管呈U形或S形。在圆盘上贴第一条胶布,在穿刺点上放置1 cm×1 cm的小纱布吸收渗血,无张力放置6 cm×7 cm无菌透明敷料,透明敷料下缘与导管圆盘下缘平齐。用第二条胶布在圆盘远侧蝶形交叉固定导管,用第三条胶布再固定圆盘。胶布上注明PICC穿刺日期、时间和术者姓名。

(8)操作后脱手套及无菌手术衣,手消毒,协助患儿取舒适体位,整理床单位,整理用物。

(9)定位:遵医嘱拍X线胸片确定导管尖端位置与走向(图21-2)。如导管位置不佳,应及时调整。

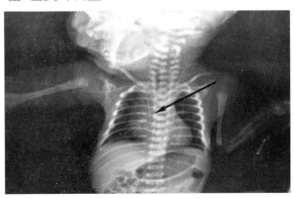

图21-2 新生儿PICC导管尖端X线定位

(10)记录:导管的型号、规格和批号;所穿刺的静脉、双侧臂围/腿围;置入导管的长度及外露长度;穿刺过程是否顺利、患儿有无不适等;X线胸片结果(导管尖端位置)。

四、新生儿脐静脉置管维护技术

脐静脉置管（umbilical vein catheterization，UVC）是将导管从脐静脉插入门静脉与右心房之间的下腔静脉段。利用新生儿出生后短时间内胎儿血液循环解剖通路未闭合的特点进行置管。脐静脉置管不能长期保留，留置时间建议为 7~10 天，一般不超过 14 天。

（一）适应证

(1) 新生儿复苏或危重症新生儿的抢救。
(2) 全胃肠外营养以及药物的输注。
(3) 新生儿换血、输血。
(4) 留取静脉血标本。
(5) 严重休克者监测中心静脉压。

（二）禁忌证

(1) 脐炎或者脐周皮肤病变。
(2) 脐膨出。
(3) 腹裂。
(4) 腹膜炎。
(5) 坏死性小肠结肠炎。
(6) 血管损伤。
(7) 下肢或者臀部有出血倾向。

（三）操作流程

1. 评估

(1) 评估病情、胎龄、日龄、出生体重、输液目的、输入药物等。
(2) 评估脐带情况，核对患儿信息。
(3) 评估脐静脉回血情况。
(4) 评估置管深度、置管日期等。

2. 操作前准备

（1）护士准备：洗手、戴口罩。

（2）用物准备：治疗盘（0.1％碘伏、无菌透明敷料、棉签、输液接头、10 mL注射器）、弯盘、无菌手套、隔离衣、0.9％氯化钠溶液、无菌巾或一次性换药包、10 mL预充式导管冲洗器、胶布、辐射台、剪刀、纱布、免洗手消毒剂、护理记录单等。

（3）患儿准备：视情况给予镇静，约束患儿。

（4）环境准备：光线充足，保证患儿舒适、安全。

3. 操作程序

（1）核对患儿床号、姓名，将患儿置于辐射台上，取平卧位，用25％糖水安抚患儿，用约束带适时约束。

（2）使用皮肤黏胶去除剂，以0°或180°从远端向脐带方向撕去敷料，消毒患儿脐带，从中心点螺旋式消毒，按顺、逆、顺时针方向消毒3次。

（3）穿隔离衣，戴手套。

（4）铺无菌台，铺治疗巾，上下各一块，助手将无菌物品（棉签、透明敷料、输液接头、10 mL注射器）放置在无菌台上。

（5）助手洗手、戴手套、穿隔离衣，协助扶持患儿。

（6）右手持镊子撕去贴膜进行内固定。

（7）检查导管置入长度与记录是否相符。

（8）再次消毒皮肤，从中心点螺旋式消毒，按逆、顺、逆时针方向消毒3次，消毒面积大于敷料面积，先消毒脐部，再进行管道消毒。

（9）固定：先用水胶体敷料无张力固定，再用透明敷料无张力覆盖导管，抚平。

（10）更换输液接头，检查回血情况，用10 mL注射器脉冲式正压冲管，标明穿刺时间、换药时间和换药者姓名。

（11）安置患儿，整理床单元。

（12）按垃圾分类处理用物。

（13）洗手、记录。

（四）注意事项

（1）新生儿使用多腔脐静脉导管可以减少外周静脉通路的需求,单腔脐静脉导管与多腔脐静脉导管在导管相关并发症(如感染、血栓、导管异位等)方面没有明显差异,导管的堵管发生率与多腔脐静脉导管使用率呈正相关。

（2）脐静脉导管尖端的位置应在下腔静脉与右心房交界处,膈肌以上 0.5～1.0 cm 下腔静脉内(图 21-3)。

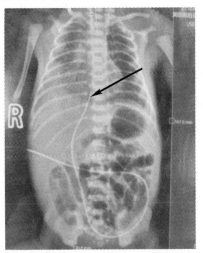

图 21-3　新生儿脐静脉导管尖端 X 线定位

第二节　烧伤科静脉输液治疗技术

一、烧伤病人皮肤、血管与输液特点

（一）烧伤病人皮肤与血管特点

严重烧伤病人大面积皮肤缺失,创面外周血管网受损,浅静脉被破坏,大量体液外渗,全身毛细血管痉挛,外周静脉塌陷,创面水肿,可选择静脉条件严重受限。

(二)烧伤病人输液特点

特重度烧伤病人初期易发生低血容量性休克,要快速、有效补液并进行血流动力学监测,中心静脉导管置管作为首选。但特重度烧伤病人难以避免经创面置管,且随着导管留置时间延长,导管相关性血流感染(CRBSI)的风险明显增加。有文献报道,国外烧伤病人导管相关性血流感染发生率达30%,国内报道结果为36.36%。病人进入感染期后,为减少导管相关性血流感染发生率,需尽早拔除中心静脉导管。

特重度烧伤病人感染期病程长,需要24 h连续输液,且常需输注白蛋白、氨基酸、脂肪乳、血浆、红细胞及氯化钾、氯化钙、浓氯化钠等高浓度、高刺激性药物。经外周静脉穿刺的中心静脉导管(PICC)及中长导管(MC)能满足病人输液需要,但烧伤病人应用PICC的相关研究文献显示,43例病人导管相关性血流感染发生率为16.2%。特重度烧伤病人的四肢体表皮肤缺损较多,PICC和MC的置管位置受限,加上经济条件限制,若选择PICC和MC,需要在条件允许情况下应用。

外周静脉留置针(peripheral venous catheter,PVC)穿刺具有导管相关性血流感染发生率低、并发症少、输液相对安全、经济成本低廉等诸多优点,对轻中度烧伤和特重度烧伤病人感染期及修复期静脉输液的实用性强,目前临床上广泛使用。

二、烧伤病人静脉输液操作技术

(一)烧伤病人静脉通路选择

1. 中心静脉导管(CVC)

中心静脉导管是重度及特重度烧伤病人早期抢救的重要通道,同时便于监测中心静脉压,观察病人血容量和心功能状况。通常选择经股静脉、锁骨下静脉和腋静脉穿刺置管。股静脉的解剖位置相对固定,血管粗直,血流速度快,能迅速缓解病人休克症状;锁骨下静脉置管舒适性较好、感染率低,但锁骨下静脉的解剖位置较深,穿刺失败率较高;腋静脉置管不易造成气胸,近年来临床应用较好。

2. 经外周静脉穿刺的中心静脉导管(PICC)

首选贵要静脉、肘正中静脉和头静脉。PICC适用于上肢穿刺部位有正常皮肤而病程较长的重度、特重度烧伤病人。

3. 经外周静脉置入中长导管(MC)

首选贵要静脉、头静脉、肱静脉和肘正中静脉。MC适用于上肢穿刺部位有正常皮肤且病程相对较短的中、重度烧伤病人。

4. 外周静脉留置针(PVC)

外周静脉留置针适用于病程短的轻、中度烧伤病人,也是四肢重度、特重度烧伤病人感染期和修复期的常用输液工具。

(1)轻、中度烧伤:首选四肢浅静脉。烧伤病人皮肤的完整性受损,扎止血带会造成二次伤害,且加重疼痛感。局部血管充盈较好,可采用无压脉带的方法进行穿刺。

(2)重度、特重度烧伤:四肢有烧伤的病人选择颈外静脉、头皮静脉和胸腹壁静脉进行穿刺。颈外静脉穿刺时,用指腹按压颈静脉三角,可使颈静脉充盈;头皮静脉和胸腹壁浅静脉穿刺要绷紧皮肤,尤其腹壁静脉穿刺时,要嘱病人屏气或深吸气。必要时,特重度烧伤病人会阴部血管也可选择,但输液过程中要严密观察,谨防药液外渗。

特重度烧伤病人大面积皮肤缺损,可选择外周静脉条件严重受限,且静脉治疗病程长,常输注高浓度、高刺激性药物,加上病人常伴高热、疼痛,血管通透性差,导致外周静脉留置针穿刺困难;同时,病人创面渗液和出汗多,易造成外周静脉留置针贴膜松动,为减少创面受压而频繁翻身,容易造成留置针受压、移位。因此,特重度烧伤病人存在外周静脉留置针穿刺难与固定难两方面棘手问题。

(二)中心静脉导管维护及外周静脉留置针的穿刺和固定

1. 中心静脉导管(CVC)维护

(1)固定:应用专用的无菌透明敷料妥善固定,经创面置管时,应用无菌纱布或含银敷料覆盖,用胶布固定。

(2)观察:每班对病人局部穿刺点进行评估观察,检查有无红肿、外渗及脓性分泌物等感染症状,定期进行血培养和穿刺点创面细菌培养。

(3)特殊情况处理:经烧伤创面置入中心静脉导管时,可选择具有杀菌性的 10 cm×10 cm 含银抗菌敷料覆盖穿刺点,再使用无菌纱布覆盖外层,用胶布妥善固定。

2. 外周静脉留置针(PVC)穿刺和固定

(1)外周静脉留置针对特重度烧伤病人困难血管的穿刺技巧。

穿刺前查找血管技巧:①根据解剖位置对血管进行查找。②做到"一看、二摸、三按、四推",以了解血管的走向、深浅、弹性和固定程度。③对于后期疤痕部位的较深处血管,在B超引导下进行精准定位。

穿刺技巧:①穿刺时机选择在医生为创面换药前预见性使用药物镇痛时,同时采用交谈、播放音乐等人性关怀,使病人充分放松。②穿刺时做到穿刺护士、助手护士、病人和家属四位一体,默契配合。要求穿刺护士注意力高度集中,助手护士协助抽回血,边抽回血边进针,做到慢而精准。③在穿刺胸腹壁表浅血管时,进针角度一定要小,以 10°~15°平行进针。④可在白班为 24 h 连续输液、输液量大而穿刺特别困难的特重度烧伤病人多预留 1 个留置针,这样在输注高渗性或刺激性药物时可轮换使用,减少药物对血管的刺激而保护血管,同时减少在夜间光线差、值班人员少、心理压力大等不利情况下穿刺,提高穿刺成功率,减轻病人痛苦,提高其对留置针的接受度和满意度。

(2)外周静脉留置针固定方法。

①采用泡沫敷料配合固定:先将泡沫敷料的中心剪开,打造一个可视窗,再将剪下来的材料垫于针柄处,用透明胶贴固定留置针,最后将敷

料窗口对准穿刺点贴于透明胶贴上,按 Y 形固定于泡沫敷料。用此种方法固定留置针既不易脱落,又具有良好的透气性。

②采用水胶体敷料配合固定:对于新生愈合的创面,先局部消毒,再以穿刺点为中心,用水胶体敷料无张力固定。

③创新使用手表式静脉留置针固定带(图 21-4)加强留置针外固定:先将留置针用贴膜常规固定,再用手表式静脉留置针固定带进行外固定。此法专为小儿或躁动不安的病人设计,既可以加强留置针外固定,又便于观察穿刺点局部情况,并且临床护士应用起来方便快捷,省时省力。

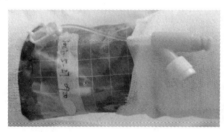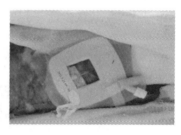

图 21-4 手表式静脉留置针固定带

(三)烧伤病人中心静脉导管并发导管相关性血流感染的预防处理

《严重烧伤病人深静脉置管操作和管理的全国专家共识(2020 版)》和美国感染病学会对导管相关性血流感染的定义为:带有血管内导管或者拔除血管内导管 48 h 内出现菌血症或真菌血症的病人,至少一次血培养阳性。

预防处理措施:①尽量避开经创面置入中心静脉导管,如果无法避免,应尽早去除。②中心静脉导管留置时间不宜过长,一般 1 周左右。③每班严密观察局部和全身情况,出现全身感染先兆时,要立即去除中心静脉导管,并进行血培养。④严格执行无菌操作,每日按时消毒,更换贴膜或无菌敷料。⑤对连续输液的病人,每 24 h 更换一次输液器、输液接头、三通管等输液附加装置。

第三节　影像科静脉输液护理技术

一、影像科病人血管与输液特点

(一)影像科病人血管特点

增强检查者大多数血管条件不佳,尤其是肿瘤放化疗病人,主要特点有皮下组织萎缩、动脉供血不足、静脉易受损或已受损、淋巴回流障碍等。

(二)影像科病人输液特点

CT增强检查时,使用高压注射器快速静脉注射碘对比剂,碘对比剂的高渗透压和高黏稠度均可影响静脉外渗的发生频率和严重程度。

二、影像科病人静脉通路选择

注射部位选择前臂和肘部,尽量避免在手、腕、足和脚踝处穿刺,外周静脉穿刺时,选择肘窝处粗直且弹性好的静脉,包括肘正中静脉、头静脉和贵要静脉。不推荐使用肱静脉。对于穿刺困难的病人,可使用血管可视化工具。

三、影像科病人静脉输液技术

(一)操作前准备

1. 环境准备

(1)保护病人隐私。
(2)保持环境清洁、温度适宜、光线明亮、适合操作。
(3)无关人员离开穿刺操作现场。

2. 用物准备

(1) 穿刺物品准备：治疗盘、碘伏、一次性治疗巾、止血带、棉签、18G～22G耐高压留置针、0.9%氯化钠注射液、无菌敷料、胶布、10 mL注射器、免洗手消毒剂、一次性使用医用橡胶检查手套等。

(2) 对比剂准备：非离子碘对比剂，加温至37 ℃。

(3) 急救物品准备：急救物品和药物完好率为100%。

3. 护士准备

着装整洁，规范洗手，戴口罩。

4. 病人准备

(1) 核对信息：仔细阅读病人的检查信息（包括姓名、性别、年龄、检查部位、检查设备等），根据病人的身高和体重计算体重指数。

(2) 评估病人：询问病人病史（如既往史、用药史、过敏史和现病史）及配合程度，筛选高危人群，填写筛查评估表；评估病人皮肤和血管条件。

(3) 健康宣教：为病人及家属解释检查目的、检查流程、所需时间、水化方式、注意事项以及输注对比剂后可能出现的正常现象（如口干、口苦、口腔金属异味、全身发热、有尿意等）及不良反应（如恶心、呕吐、皮疹等）。消除病人紧张情绪，提高病人检查配合程度。

(4) 取出异物：指导病人取出检查部位的金属或高密度伪影物品，必要时更换棉质衣裤，病人袖口须宽松。

(5) 知情同意：详细解释CT增强检查病人知情同意书的内容，指导病人及家属签署知情同意书。

(6) 询问病人是否如厕（泌尿系统或盆腔检查需充盈膀胱）。

5. 静脉穿刺

根据病人检查部位、体重、局部皮肤情况，选择粗直、弹性好的血管（首选前臂静脉、肘静脉，尽量避免使用手背及下肢血管）。头颈CT血管成像检查尽量选择右上臂静脉进行注射。穿刺成功后，嘱病人至指定等候区等待检查，交代注意事项。

(二)操作中准备

1. 再次核对

再次核对病人基本信息、检查部位、检查设备和检查方式。

2. 高压系统设备

确保高压管道完好,病人管道一人一针一管。

3. 病人沟通

指导病人根据检查部位采取合适体位,告知注意事项,如呼吸配合、避免咳嗽、可能出现的正常反应与不良反应,以及出现不适时的呼叫方式等,给予病人心理安慰。

4. 通道安全

(1)确认通道:先抽回血,再推注0.9%氯化钠注射液,确认管道通畅。

(2)严格排气:连接高压注射器管路,排气,确认高压管路无气泡后,连接病人静脉通路。

(3)充分试水:先手动试水,再高压试水。试水时将二指轻置于留置针上方,做到"一看、二摸、三感觉、四询问"。

(4)强化训练:技师强化训练病人检查中的配合要点。

(5)设置剂量与流速:技师根据病人检查部位、检查要求、体重指数和血管条件设置合理的剂量与流速。

(6)输注对比剂时,技师和护士动态观察病人肢体动作,及时发现有无局部或全身症状;严密观察碘对比剂进入人体后增强图像的动态变化和高压注射器曲线图变化,减少外渗发生。

(7)分离管道:检查结束后,询问病人情况,观察病人有无不适,先夹闭留置针封管夹,再断开高压注射器连接管。消毒螺旋口2次,更换肝素帽。

(8)指导休息:协助病人下检查床并指引其至观察区,指导病人休息30 min,如有不适,及时告知护士。

（三）检查后护理

1. 巡视观察

护士定时巡视，主动询问病人情况，及时发现不良反应。

2. 合理水化

指导病人进行合理水化，每小时不少于 100 mL 饮水量，促进碘对比剂排出，预防对比剂肾病。

3. 正确拔针

观察 30 min，若病人无不适，护士可将留置针拔出。嘱病人按压穿刺点及上方 5～10 min，无出血方可离开。如因治疗需要保留留置针，告知病人回病房后立即联系临床护士，根据需要进行进一步处理，务必注明穿刺时间及曾输注药物，提醒临床护士密切关注穿刺点及静脉走向情况，应在 24 h 内拔出留置针，避免发生静脉炎。

四、碘对比剂静脉外渗应急预案

1. 碘对比剂使用指南处理方案

多数损伤轻微，无须处理。嘱病人注意观察，如外渗加重，应及时就诊；对个别疼痛明显者，局部给予普通冷湿敷。

2. 临床经验处理方案

（1）冰敷：用纱布将冰袋包裹后敷在肿胀部位，每天 3 次，每次 15～30 min，局部应用冰敷会促进血管收缩，从而限制炎症，减轻疼痛，减少皮肤溃疡。

（2）中药疗法：包括使用如意金黄散、土豆、蜂蜜等对患处进行湿外敷。

（3）西药疗法：最常见的是 50% 硫酸镁湿敷、地塞米松联合生理盐水湿敷或磺胺嘧啶银外涂。相对而言，50% 硫酸镁湿敷是国内医务工作者较为常用的外渗处理方法，但其疗效和其他不良影响也引起过争议。近几年，有些医院开始尝试使用地塞米松联合生理盐水稀释后进行湿敷。

第四节 手术室静脉输液护理技术

手术病人对静脉补液的要求高于一般临床科室病人。在病人麻醉前,必须建立满意的静脉通道,该通道应具有流速快、易给药、可控性好、固定牢固等特点,并在达到维持有效血容量的同时,确保氧转运量、凝血功能和水电解质及酸碱平衡,并将血糖控制在正常范围。因此,术前常规建立1~2条静脉通道,必要时进行中心静脉置管。

(一)常用的静脉输液路径

(1)外周静脉路径:成人穿刺针一般选择18G~20G留置针,婴幼儿童穿刺针选用22G~24G留置针。

(2)中心静脉路径:主要为中心静脉导管(CVC)置管,由麻醉医生操作。穿刺部位以颈内静脉、股静脉、锁骨下静脉为主。

(二)手术室静脉输液通路的用途

(1)用于术中连续多次输注麻醉药物。

(2)用于输注血管活性药物,稳定生命体征。

(3)用于术中补液、输血等容量治疗。

(4)用于快速抢救。

(三)手术室静脉输液用物的特殊构成

(1)手术室静脉输液与病房输液区别较大,前者补液速度宜快,输液用物主要由输血器、大号留置针、加温的平衡液等构成。

(2)输液装置一律使用输血器,便于紧急情况下抢救给药和输血。

(3)由于术前禁饮禁食所致的液体缺失、麻醉导致的血管扩张、术中失血失液及第三间隙体液丢失,通过全面评估病人的年龄、病情、手术方式、血管情况等,优先选取较大型号的留置针,达到快速补液给药的目的,维持病人的生命体征。

(4)由于麻醉药物导致的体温调节障碍、手术操作导致的固有热量流失、受周围环境温度、术中冲洗液以及其他因素(如术前禁饮禁食、皮肤消毒、病人紧张等)的影响,术中快速输注的液体必须加温,以免造成病人术中低体温。

(四)手术室静脉通路选择的考量因素

(1)手术类型和手术体位。
(2)便于手术医生站位和操作。
(3)便于麻醉医生术中给药和观察。
(4)对流速的要求。
(5)病人的病情和血管条件。

(五)手术室静脉输液穿刺部位的选择

(1)穿刺部位优先选择前臂中粗直、弹性好的静脉血管,尽量避开关节部位,如手腕和肘关节(抢救及穿刺困难者除外),可选择腕关节上方>3 cm处或肘窝下方>2 cm处。

(2)原则上避免选择下肢静脉穿刺(头部手术、双上肢手术等除外)。

(六)手术室静脉输液的注意事项

(1)输液常规选用晶体溶液(平衡液),输液装置一律使用输血器,便于紧急情况下抢救给药和输血。输液速度先快后慢;术中由麻醉医生根据病情需要输注胶体溶液(羟乙基淀粉溶液等)。

(2)输液附加装置的使用会增加脱管的概率,因此应减少使用。对于确需使用三通阀的,应使用有螺纹接口的三通阀,并注意拧紧,避免松脱。

(3)优先选取管径粗、走向直、易于固定的血管,以便达到快速补液的目的。术中连续多次给麻醉药时,粗管径血管还可以减轻药物刺激。

(4) 术中输液上肢一般放置在托手板上，肩关节外展不超过 90°，妥善固定。因手术需要上肢无法外展时，保持上肢肘部微屈，掌心朝向身体侧，用布单包裹固定，同时给予必要的衬垫，避免压力性损伤。

(5) 麻醉诱导期要注意输液管道的保护。对于婴幼儿、躁动不安者，需要妥善固定，加强保护，防止管道脱落。

(6) 安置体位后，再次对输液管道进行检查，保持静脉输液管道通畅，防止扭曲、受压，确保手术过程顺利进行。如术中移动或更换体位，应对病人输液管道及衬垫、支撑物的放置情况进行重新评估，确保输液管路通畅在位。

(7) 手术结束，将病人从手术床搬到转运推床时，巡回护士应确认管路通畅且妥善固定，确保输注液体的剩余量可维持至目的地；转运过程中，避免推车速度过快、转弯过急，防止非计划性拔管，严格交接班。

第五节　急诊科静脉输液治疗技术

一、急诊病人输液特点

急诊病人根据病情常在担架、平车、抢救室、留观床或候诊椅等处进行输液，输液条件受限。部分急诊病人在接受输液治疗时尚未确诊，往往诊断和治疗过程同时进行，联合治疗使病人需要更加复杂的护理。多数急诊病人在输液期间需使用监护仪持续监测生命体征，护士在巡视中需加强对病人的病情观察，随时做好抢救准备，及时记录监护与抢救过程。

二、急诊病人静脉通路选择

(一) 休克病人

对于休克病人，首选较大静脉或中心静脉，迅速建立两条主要输液通道,快速补液,迅速纠正休克。如需两条以上静脉通道输液,可对周围浅静脉进行热敷(用 55~65 ℃湿毛巾热敷 5 min 左右),让穿刺部位组织温度升高,促使局部组织充血、扩张、血管充盈、恢复弹性,便于静脉穿刺成功。静脉穿刺困难时,应立即进行中心静脉穿刺置管。

（二）水肿病人

针对水肿病人,可采用双止血带捆扎法。首先选择好穿刺部位,按常规捆扎好第 1 根止血带,在穿刺部位消毒皮肤,做好穿刺前准备,然后在该肢体远端距离第 1 根止血带 15 cm 处,捆扎第 2 根止血带,约 1 min 后松开,此时穿刺部位静脉较先前充盈、清楚,且具有一定弹性,应立即定位穿刺,便于穿刺成功。此法不适用于肥胖、儿童及无力握拳的成年病人。

（三）创伤或急诊手术病人

应根据创伤或手术部位选择静脉穿刺路径。一般情况下,创伤或手术病人宜选择上肢静脉或颈静脉,这些静脉距心脏近,输入液体可快速进入心脏,保证重要器官的血液供应。上肢、颅脑、胸部手术宜选择下肢静脉。严重的腹部创伤病人因腹腔内有大量积血,腹压高,影响输入液体回心速度,不宜选择下肢静脉补液；另外,输入液体在回心途中经破裂血管流失,也降低了实际补液量。急诊创伤或严重创伤来不及深静脉穿刺而需要用药者,应选择 16~18 号留置针双腔或三腔管进行深静脉穿刺,如颈内静脉、股静脉和锁骨下静脉,穿刺操作简便,易保留,不易滑脱。为保证大量静脉输液输血,可连接三通开关,方便随时用药和监测中心静脉压,确保抢救生命的黄金时机。

三、急诊病人特殊输液技术——骨髓腔内输液

（一）概述

骨髓腔内输液技术是在紧急情况下以骨髓穿刺技术开放骨髓腔,通

过留置的穿刺针给药、输液、采集血标本的方法,能够在急救场景快速开展,具有迅速、安全、有效的特性,已被广泛应用于急危重症病人的救治。2005年美国心脏协会、欧洲复苏委员会、国际复苏联络委员会、美国急诊医师学会的治疗指南中均推荐:在急救的过程中,建立血管通路时应该尽早考虑使用骨髓腔内途径,如成人在外周静脉穿刺2次不成功,应马上建立骨髓腔内通路。常见的抢救状态下三种输液通路比较见表21-1。

表21-1 抢救状态下三种输液通路比较

指标	骨髓腔内输液	外周静脉穿刺	中心静脉置管
建立速度	1.2～1.5 min	2.5～30 min	8.0～15.6 min
难易程度	易	易:血流动力学稳定 难:血流动力学不稳定	难
输注品种	药物、血液	药物、血液	药物、血液
选择顺序	次之或首选	首选	最后

(二) 骨髓腔内输液技术的适应证和禁忌证

1. 适应证

任何疾病急需经血管通路进行补液治疗或药物治疗但无法建立常规静脉通路,均可采用骨髓腔内输液技术进行治疗,包括心搏骤停、休克、创伤、大面积烧伤、严重脱水、持续性癫痫、呼吸骤停、恶性心律失常等。

2. 禁忌证

(1) 绝对禁忌证:穿刺部位骨折、穿刺部位感染、穿刺部位骨的血供或回流受到明显影响、假肢。

(2) 相对禁忌证:成骨不全、严重骨质疏松、缺少足够的解剖标志、穿刺点48 h之内接受或尝试过建立骨内通路、穿刺部位烧伤、右向左心脏分流的病人。

(三) 骨髓腔内输液通路穿刺设备选择

1. 装置选择

(1) 建议使用商品化的骨髓腔内通路穿刺装置,如无法获得,也可选择其他带针芯的金属穿刺针。

(2)1岁以下的婴儿,建议采用手动穿刺针或电驱动装置。

(3)1岁及以上儿童和青少年,在条件允许时建议采用电驱动装置。

(4)在携重有限或环境恶劣,可能影响电驱动设备的情况下,建议采用冲击驱动装置。

各类型穿刺装置如图21-5所示。

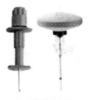 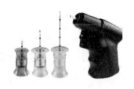

A. 手动装置　　　　　B. 冲击驱动装置　　　C. 电驱动装置及穿刺针

图21-5　各类型穿刺装置

2. 穿刺针选择

(1)电驱动装置:3～39 kg病人建议采用15 mm(粉色)穿刺针,40 kg及以上且皮下组织正常的病人采用25 mm(蓝色)穿刺针,40 kg及以上且皮下组织过多的病人采用45 mm(黄色)穿刺针。

(2)冲击驱动装置:15G穿刺针(蓝色套管)适合12岁以上的病人;18G穿刺针(红色套管)适合新生儿期至12岁的患儿。

(3)冲击驱动设备:用于手动加压将骨内导管(14G,长度为155 mm)插入12岁及以上病人的胸骨柄内6 mm处。

(4)手动穿刺针:目前仅用于1岁以下的婴儿,以及在无法获得其他装置的情况下成人骨皮质最薄弱的穿刺点。

注意:目前所有商品化设备的比较尚缺乏高质量的循证依据,应根据使用环境(如院前、院内、战场或野外探险)、使用人员(如医生、护士)、穿刺部位(如肱骨、胫骨、胸骨)和病人人群(儿童、成人)等因素作出合适的选择。

(四)骨髓腔内输液通路穿刺部位选择

1. 成人穿刺部位选择

(1)建议首选胫骨近端为穿刺点。

(2)对于需要更高流速或胫骨近端穿刺点不可用的情况,可选择胸骨或肱骨近端为穿刺点。

(3)在病人极度肥胖而解剖学标志不明显、定位困难的情况下,可选择胫骨远端进行穿刺。

(4)如果上述穿刺位点都无法快速建立,可选穿刺部位还包括锁骨、尺桡骨远端、髂骨、跟骨等。

2. 儿童穿刺部位选择

(1)年龄小于1岁的婴儿,推荐胫骨近端和股骨远端。

(2)1~12岁的儿童,推荐胫骨近端、胫骨或腓骨远端。

(3)12~18岁的青少年,推荐胫骨近端、胫骨或腓骨远端和胸骨。

(五)骨髓腔内输液技术的穿刺操作

以应用最多的胫骨穿刺为例,步骤如下:

(1)定位:伸直下肢,穿刺点位于髌骨下约3 cm(2指宽)和内侧约2 cm(1指宽)的胫骨平坦处(图21-6)。

(2)消毒:戴无菌手套,以穿刺点为中心由内向外对皮肤进行消毒,消毒2~3遍,消毒直径为15 cm,然后用孔巾覆盖。

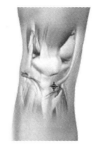

图21-6 胫骨近端定位

(3)穿刺:用左手拇指与食指固定穿刺部位,右手持传统的骨髓穿刺针或专业的骨髓腔内输液设备进行穿刺,使穿刺针垂直于骨面进针,达到骨髓腔,穿刺针在骨质内固定。

(4)回抽:拔除穿刺针针芯,外接注射器,回抽到骨髓即可确定位置正确。

(5)固定:将穿刺针与皮肤固定,防止松动或移位。

(6)冲管(必要时麻醉):用5~10 mL生理盐水冲洗骨髓腔内输液导管,以便输液顺畅。对于意识清醒、有疼痛感觉的病人,必要时给予利多卡因麻醉。通过骨髓腔内通路输入2%利多卡因40 mg,时间应大于2 min,然后用5~10 mL生理盐水冲洗骨髓腔内输液导管,之后再输入2%利多卡因20 mg,时间应大于1 min。若输液期间发生疼痛,随时重复给予利多卡因,如果通过骨髓腔内通路给予利多卡因无效,可考虑全身的疼痛控制。利多卡因过敏者禁忌使用。

(7)输液:连接输液管进行输液。

(8)拔除:骨髓腔内通路建议留置时间不超过24 h,特殊情况最长留置时间不超过96 h。拔除骨髓穿刺针,用无菌敷料覆盖并按压穿刺点,用胶布固定。

(六)骨髓腔内输液流速与加压输液

(1)快速扩充血容量需要输注晶体溶液或黏性药物时,可采用输液泵、加压袋或手动推注的方式加压输注。

(2)加压输液时,建议成人压力为300 mmHg,儿童压力为150 mmHg。

(3)骨髓腔内通路输液速度可以满足容量复苏需求,必要时可开通多组骨髓腔内通路。

(4)建议每次给药或输液前后,均应使用10~20 mL生理盐水冲洗骨内套管。

(七)骨髓腔内输液的并发症及处理

1. 液体外渗

液体外渗是骨髓腔内输液技术中最常见的并发症,多因穿刺过浅或过深、留置时间过长、导管脱出、在同一骨骼进行多次骨髓腔内置管等引起。一旦发现有液体外渗,应立即停止给药,拔出穿刺针。大量的液体外渗没有被及时察觉,会造成局部肌肉及皮下组织坏死,严重者可引起骨筋膜室综合征。因此,必须加强对穿刺点的监测,及时对早期液体外渗进行识别并正确处理,避免严重并发症的发生。

2. 感染

骨髓腔内通路置入后可能引发蜂窝织炎、局部脓肿、骨髓炎等感染。其中骨髓炎是较为严重的感染性并发症,穿刺针移位或留置时间过长、穿刺处污染、患有脓毒症等都可能是骨髓炎发生的危险因素。越早拔除骨髓腔内穿刺装置,感染风险发生率越低。因此,一旦发生感染,应尽早拔出穿刺针,给予充分抗感染治疗,必要时进行引流。

3. 其他

其他少见的并发症包括误入关节内、穿刺针断裂、骨折、脂肪栓塞等,并未发现骨髓腔内输液对骨内结构及成分产生明显影响。总之,为避免并发症的出现,应严格遵循无菌操作,严密监测穿刺部位,严格控制留置时间,一旦病人周围循环改善,就改用其他方式输液。

第六节 ICU 静脉输液护理技术

一、ICU 病人血管与输液特点

(一) ICU 病人血管特点

ICU 病人的组织、器官功能和机体代谢常处于失代偿状态,造成血管充盈度差、肢体水肿,影响静脉的可视程度。老年病人在 ICU 病人中占有一定比例,多伴有慢性病,同时,由于血管结构发生了变化,导致血管的脆性增加,血管壁硬化,管腔狭窄,易滑动,增加了穿刺的难度。此外,由于治疗需求,ICU 病人常需输注大量高渗性药物,容易引起局部静脉壁刺激及损伤,需反复穿刺。

（二）ICU 病人输液特点

ICU 是医院集中监护和救治重症病人的专业病房，负责危急重症病人的抢救和延续性生命支持等。静脉输液可使药液直接进入体内循环系统，起效迅速，在多途径治疗中的作用不可替代，也是抢救及治疗危重病人的首选疗法。ICU 病人病情危重、伴发疾病多，常需多种药物同时使用，如血管活性药物（盐酸多巴胺、重酒石酸去甲肾上腺素、重酒石酸间羟胺、硝普钠等）、镇静镇痛类药物（咪达唑仑、丙泊酚、右美托咪定、瑞芬太尼等）、脱水利尿剂（甘露醇、呋塞米、托拉塞米等）和其他高危险药品（50%葡萄糖注射液、10%氯化钾、10%葡萄糖酸钙等）。

ICU 病人静脉输液通常以三通并联输注的形式汇总成一路入中心静脉或外周静脉，这意味着在进入体内前，所有静脉药物以混合状态存在，因此，配伍安全成为临床药师和护士必须面对的问题。此外，ICU 病人还常因输液量大、输液流速快，存在高压输液、精准输液的需求。

二、ICU 病人静脉输液操作技术

（一）ICU 病人静脉通路选择

1. 创伤病人

创伤病人应避开受伤的肢体，不能在受伤肢体的远端输液，尽量远离受伤部位大静脉。若疑有骨盆骨折、腹部内脏出血损伤，则不能从下肢静脉输液，胸部以上的损伤宜选择下肢静脉输液。在没有排除胸部外伤的前提下，禁忌锁骨下静脉穿刺。此外，中心静脉通路优先选择先进行处置的胸腔一侧。当全身出冷汗时，尤其注意静脉通路的固定，可使用绷带局部加固。

2. 休克病人

大出血或失液者由于血容量减少，其静脉空虚扁瘪，进行此类静脉穿刺时要特别小心，应采取挑起进针法，即细心地把针头刺入血管肌层，将针放平,针头稍微挑起,使血管前后壁分离,使针尖与斜面滑入血管内有失阻感,即使无回血针也进入了血管,即可注射。

(二)ICU病人静脉输液安全管理

1. ICU病人多组输液安全管理

(1)掌握药物配伍禁忌,及时识别并处理。

1)对于不需严格限制液体输入量的病人,可在两组药物之间插输适量液体(0.9%氯化钠或5%葡萄糖注射液等),输入量以冲净输液管中前一组残留药物为宜。

2)当药液在输液管内产生配伍禁忌时,主要有以下两种处理方法:①立即关闭变速调节器,更换新输液管,重新排气,从输液通路接口处分离旧输液管,接新输液管。②立即关闭变速调节器,根据病人病情及配伍禁忌换输0.9%氯化钠或5%葡萄糖注射液,将输液管与输液通路接口处分离,冲管至管内液体澄清、无混浊、无沉淀,连接输液通路接口继续输液。

(2)排列静脉用药的给药顺序:①升压药、镇静镇痛药物优先给药。②甘露醇、呋塞米、白蛋白、抗生素等药物严格按医嘱规定的时间用药。③超过3种或有特殊药物时,建立静脉多通路,如输血或血制品、全胃肠外营养必须单一通路,独立输注。

(3)加强输液泵和微量泵使用的管理。

①护士应经正规培训且考核合格后方可使用输液泵和微量泵。微量泵输液过程中,调节速率后应及时启动开关确认,启动指示灯闪烁,使用多通道微量泵时,应确保各通道连接正常、畅通、固定牢固。微量泵应尽量固定在不易触碰到的输液架上。确保连接电源或电池电量足够。加强微量泵的保养,定期检查微量泵的功能,确保微量泵输入速率准确。

②不可过分依赖泵的报警功能,应加强巡视,观察参数设置有无更改、导管有无回血,避免延长管受压或折叠,保持输液通畅。

③对于输液速率<3 mL/h的静脉通路,可通过三通管缓慢静脉输注0.9%氯化钠或5%葡萄糖注射液,保持导管通畅。

④泵入血管活性药时,非医嘱要求,不可用"快进"键快推。输注血管活性药时,不可等泵报警时才更换,须提前配制。因为微量泵虽有警报装置,但其启动需要达到一定的时间和压力,在药物输入速率小的情况下等待时间更长,不能保证用药连续性。更换此类药物须先取下旧注射器,安装好新注射器,按下"开始"键,确保推注正常后再连接输液延长管。若先连接输液延长管再安装注射器,则安装过程中调整注射器位置时,可能会快速推进一定数量的药物。

2. ICU病人血管活性药物输液安全管理

详见健康指导篇第十八章第二节。

3. ICU转运病人静脉输液安全管理

ICU转运涉及医疗设备、管路、药物等多方面,具有难度高、不确定性和不可预见性等特点,静脉输液安全是其中重要环节。

(1)转运前静脉输液的安全管理。

①全面评估转运病人的病情:包括现病史、既往史等资料,特别关注病人有无心血管病史、过敏史等,以判断病人能否进行转运,对转运过程可能出现的情况,做到有预案、有计划、有准备。

②评估转运病人的用药情况:根据《急诊危重症患者院内转运共识——标准化分级转运方案》《中国重症患者转运指南(2010)(草案)》,Ⅰ级转运病人准备肾上腺素、多巴胺、胺碘酮、咪达唑仑、利多卡因、阿托品、生理盐水等;Ⅱ级转运病人准备肾上腺素、咪达唑仑、生理盐水等;Ⅲ级转运病人准备生理盐水。以上分级标准为推荐配备标准,各医院可根据自身实际情况按照推荐原则进行调整。如有因病情需要而不可间断的药物,必须携带有储备电源且电量充足的微量泵。

③评估转运病人静脉通路情况:若病人未置入CVC或PICC,则静脉通路宜选择留置针,确保穿刺局部无红肿渗出,并固定妥当。如病人需大量补液维持循环,应保证2～3路补液通道,并带好备用补液及封管液。

④物品准备:做好仪器、药品、氧气等的准备,并确保这些物品处于完好备用状态。

⑤转运人员要有较强的责任心、准确的判断力和应急处理问题的能力。动态组建转运团队,需安排至少1名医生陪同转运。做好病人及家属的沟通工作。

⑥联系接收科室或检查科室,做好相关准备。

(2)转运中静脉输液的安全管理:使病人处于安全舒适的转运体位,确保静脉输液及时有效进行,保持通畅,控制滴速,防扭曲受压,防脱出,如遇点滴不畅,应立即排查原因。查看穿刺局部是否有红肿渗出,管道是否扭曲受压。如携带微量泵,应观察微量泵运行情况及所用药物的效果。

(3)转运后静脉输液的安全管理:病人转运到位后,对病情状况、用药情况、皮肤颜色、静脉通路、各种管道和仪器等做好记录并交接班。规范急危重症病人的交接内容,与主管护理人员进行床头、口头和书面的交接,并在交接班单上签署转运护士和接诊护士的姓名,移交确认完毕后才可以离开。

第二十二章　静脉输液治疗进展

第一节　穿刺辅助技术进展

一、穿刺辅助技术概述

目前临床上出现了很多辅助外周静脉穿刺的技术和设备,以协助护士完成在面对小儿、老人、休克甚至无外界光源等特殊情况下的静脉穿刺,保证病人救治的及时性。美国静脉输液护理学会(INS)2021年版《输液治疗实践标准》强调:为保障病人安全,临床工作者应该具备使用置入血管通路装置可视化技术的能力。

二、血管可视化技术

(一)超声成像

超声成像(ultrasonic imaging)又称超声检查法,超声波属于机械波,由物体机械振动产生,以纵波的形式在弹性介质内传播。超声成像的原理是:利用超声波的物理特性(如反射、散射、折射、衍射和多普勒效应等)与人体组织器官的声学特性相互作用而产生的信息,并将其接收、放大和处理后形成图像。超声成像具有动态、实时、全程、无辐射等特点,可以提供目标血管的大小、位置、相对距离等信息,被誉为"看得见的听诊器",超声成像如图22-1所示。

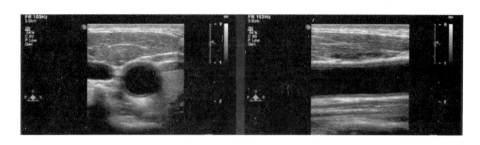

图 22-1 超声成像

超声引导外周静脉穿刺置管能够有效建立血管通路、减少并发症,但在外周静脉穿刺中,该设备体积比较大,图像显示在外接的屏幕上,医护人员需要一边观察屏幕上的图像,一边执行静脉穿刺,整个过程需要技术娴熟的医护人员保持高度专注来完成。另外,由于穿刺针是金属的,成像效果比较差,医护人员很难找到针尖的精确位置,这也给穿刺带来了困难。也有一些研究机构研发了手持式超声成像装置,该装置体积小巧,方便携带,无外接的屏幕,如图 22-2 所示。该装置成像后,将图像进行小幅放大后投影到病人被穿刺部位的上方,医护人员无须观察外接屏幕,只需要专注于眼前被穿刺的部位。手持式超声成像装置只能显示很窄的一个截面的图像,很容易会出现针尖不在视野内的情况。该装置检测精度较低,能检测的静脉直径不小于 5 mm。由于受到超声设备使用移动便携性、费用以及对操作人员技术要求的限制,超声成像装置并不是首要的辅助工具。

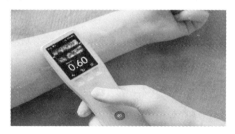

图 22-2 手持式超声成像装置

(二)近红外光成像

近红外光(near infrared,NIR)成像的原理是:利用血液里的脱氧血红蛋白对近红外光的吸收比其他组织强的特点,首先向皮肤表面投射特定波长的近红外光,由光敏元器件采集皮肤红外图像,感知反射的近红外光强弱,再经过一系列数字图像处理,形成二维平面上的血管分布轮廓图。

基于近红外光技术研发的血管可视设备分为反射式成像仪和透射式成像仪两种。摄像头通过捕捉从手背上反射回来的红外线成像,对原图进行图像增强和二值化等处理,再通过投影设备将处理好的图像投射回手背原位置。目前,这一类血管显像仪已成为市场上的主流血管成像产品,且生产技术发展相对成熟,形态、大小各有不同。静脉血管显像仪如图 22-3 所示。

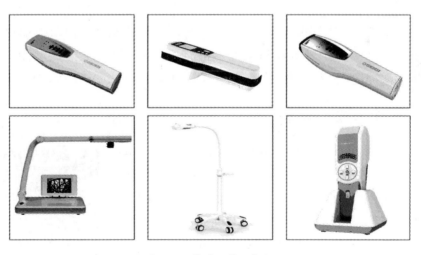

图 22-3 静脉血管显像仪

国内学者李平、李谦等经过临床试验研究也均提出,红外静脉血管显像仪在肿瘤病人、老年人、儿童、水肿病人中使用,甚至在夜间无外界光源情况下使用,也能够有效保证一次性穿刺成功率,但对于深部静脉或有色皮肤病人静脉显像效果欠缺。

(三) 红外三维立体成像

目前,红外技术血管图像的识别及其处理主要包括位置和血管直径两个信息,其目的是突出血管的轮廓,便于穿刺,但对于皮下血管深度数据没有具体显示。2015年日本学者Yusuke Morita提出采用混合立体自动聚焦方法来检测血管的三维位置,2021年赵会梦等也提出基于近红外光的无创浅静脉三维定位研究,这类三维立体成像技术的研究能够提供更多的可视化静脉信息,满足临床新的静脉穿刺需求,也为今后静脉穿刺辅助装置的研发提供了新的方向。但目前此类技术产品的生产和研究尚不成熟,有待进一步开发以及开展更多的临床试验研究。

第二节 输液辅助装置新产品

近年来,为提高静脉输液的效率、安全性和便利性,许多国内外学者以及医疗机构研究了多种类型的输液辅助装置,包括个人数字助理、新型输液监护仪、输液报警器、输液加温器、新型输液泵、新型输液器等。

一、个人数字助理

个人数字助理(personal digital assistant,PDA)是一种便携式电子产品,具有体积小、功能多、方便携带等优点,是移动护理信息系统的重要载体。随着信息技术的发展,PDA能实现多种功能,如录入生命体征、扫描条形码/二维码核对病人身份、查看检验报告、护理巡视等,因其具有实用性、可靠性和安全性等优势,且有助于提高工作效率、护理质量及病人满意度,延伸护理管理的深度和广度,已广泛应用于国内外医院。个人数字助理如图22-4所示。

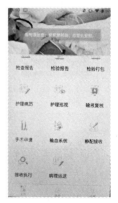

图22-4 个人数字助理

二、新型输液监护仪

新型输液监护仪分为输液监控模块、温度监控模块、报警模块、通信模块以及人机交互模块,拥有温度监控、输液速度及剩余输液量监控、报警等功能。输液监控模块采用红外线脉冲计数法进行测量,可以完成输液速度以及剩余输液量的监控。温度监控模块选用温度传感器和加热器对温度进行监控。报警模块利用前置功率放大器完成报警监控。通信模块利用串口通信完成数据的传输。人机交互模块可实现键盘的输入控制和LCD数据显示。

三、输液报警器

输液报警器(infusion alarm device)是一种在达到输液预设值或输液临近结束时,通过发出声光报警来提醒医护人员及时处理的输液附加装置。目前输液报警器在我国儿科、门急诊、ICU等科室应用较多,主要使用人群为特殊治疗或特殊用药病人、无家属陪伴的输液病人以及输注液体较多的病人等。输液报警器的使用能帮助护士及时识别输液治疗结束及输液过程中的异常状态,减少针头阻塞、液体滴空次数等,降低针头回血发生率,提高输液工作效率及安全性,提升护理服务质量。

四、输液加温器

静脉输液时,药液温度过低会引起局部疼痛、肢体发凉、周身畏寒、局部痉挛、术后炎症等一系列不良反应。输液加温器(infusion warmer)可提升药液温度,减少病人发生输液不良反应的潜在因素。直线式智能静脉输液加温器由电源电压转换电路、单片机控制电路、温度检测电路、加热控制电路、加热电路、LED显示电路、声光报警电路等组成,利用红外热辐射原理,适当隔空传热,可降低输液管与药液温差,控制加热频率和幅度,实现温度精确控制,保证输液出口端温度恒定并在许可范围,恒温效果较好,设有过热保护声光报警电路,提高了安全性。

五、新型输液泵

新型智能输液泵的核心是一根凸轮轴,凸轮轴上有多个凸轮,这些凸轮的运动相差一定相位,每个凸轮与一个泵片(滑块)相连。围绕泵机构的是以 8 位微处理器为核心的步进电机驱动单元、检测单元、人机交互单元和智能电池单元。这种半挤压式输液泵并不像常规蠕动泵那样在挤压的极限位置将输液管完全压扁,因此可以更长时间、更好地利用和维持输液管的弹性,而且对输液管的弹性特性不敏感。输液工作时,由步进电机带动凸轮轴转动,使泵片按照一定顺序和运动规律上下往复运动,挤压弹性输液管,进而使输液管中的液体以一定的速度定向流动。这种泵凸轮轴的转速与液体流速基本呈线性关系。因此,控制凸轮轴的转速就可以精确控制输液的流速。

超磁致伸缩驱动输液泵驱动装置的核心为超磁致伸缩材料,它能在毫秒级的时间内实现位移和力的输出,且输出力大、微位移可控精度高、响应速度快。该装置的主要工作原理是:通过改变磁场的大小来控制超磁致伸缩棒的轴向伸长量,通过活塞以及传动轴来控制注射器的注射速度和给药量。通电线圈中通入激励电流产生磁场,控制超磁致伸缩棒的输出力与位移。超磁致伸缩棒向右推出活塞,通过泵腔内部的液体流动推出传动轴,从而带动注射器,实现输液过程。输液完成后,关闭驱动线圈中的电流,超磁致伸缩棒恢复原长,活塞在弹簧装置的作用下复位,整个输液流程结束。

六、新型输液器

新型输液器包括精密输液器、新型防回血输液器等类型。

精密输液器是一种选用双层过滤介质结构的输液器,可以滤除药液中的不溶性微粒,滤掉直径大于 5 μm 的不溶性微粒,滤除率大于 95%,可有效提高静脉输液的纯度。精密输液器终端滤膜为核孔滤膜,不会产生异物脱落,使过滤器自身污染得到有效控制。精密输液器可有效地减少各种输液中微粒对血管内皮细胞的刺激,减轻和预防微粒危害。同时,精密输液器过滤滤膜不产生药液吸附,具有非常好的化学和生物稳定性。因此,常规采用精密输液器是输注药物最理想、最有效、最安全的输液方式。

新型防回血输液器包括输液钢针、防回流管、伞状活塞、莫菲滴管和输液瓶,经输液管串联而成,莫菲滴管下方的输液管上设有调速开关。防回流管的直径大于输液管,用硬质、透明塑料制成,可防止在使用中变形。其内部置有一个可上下移动的轻而硬的塑料,制成伞状活塞,其上端为尖状,插在输液管内,起导向作用,下端开有四个缺口,便于液体通过。在正常状态下,伞状活塞静置于防回流管内,液体由输液瓶输出,通过莫菲滴管、防回流管,再经输液钢针输入体内。当遇有压力,静脉血管收缩,血液回流时,回流的血液进入防回流管,伞状活塞受回流血液的冲击而上升,其上端尖头插入输液管道内,由于活塞为伞状,具有一定的锥度,从而将输液管道堵塞住,进而阻止血液进一步回流,最终达到防止血液大量回流的目的。

第三节 中长导管置入技术进展

一、中长导管置入技术概述

中长导管又称为中线导管(midline catheter,MC),在20世纪50年代首次应用于国外临床,用于需要进行1周以上静脉治疗的病人,因材质硬、并发症多而限制了其使用。20世纪80年代,中长导管的最初设计得到改良,引入了可撕裂穿刺鞘,并发症发生率也大大降低。随着输液工具的不断发展,外周静脉置入的中长导管在临床中的应用日益广泛。中长导管作为外周静脉输液工具,长20~30 cm,可从肘窝处上下两横指常规穿刺或采用超声引导技术从上臂置入贵要静脉、头静脉或肱静脉内,导管尖端位于或接近腋窝,也可到达腋静脉胸段或锁骨下静脉。与外周静脉留置针、经外周静脉穿刺的中心静脉导管、中心静脉导管和输液港相比,中长导管具有穿刺速度快、穿刺成功率高、安全性较高、维护成本较低等优势,为病人提供了一种经济、安全的静脉输液方式。

为确保病人安全,临床护士在置入中长导管前,必须明确中长导管的适应证和禁忌证。一方面,需要对中长导管预计治疗时间做好评估,2017年欧洲PICC和中长导管使用标准中指出,中长导管如果使用适当,可以使用数月。2021年美国静脉输液护理学会(INS)指南建议,应根据药物性质和预期治疗时长(5～14天)选择导管。另一方面,中长导管能够输注的药物也是人们关注的问题,抗生素、补液和镇痛药等外周静脉耐受良好的药物可用中长导管输注。连续的发疱剂治疗、肠外营养液、极端pH或渗透压的液体避免用中长导管输注。当病人有血栓病史、高凝状态、肢体静脉血流减少或终末期肾病需要保护静脉时,避免使用中长导管。

随着超声引导技术、增强可视化技术、近红外技术和导管尖端定位技术在中长导管置入过程中的应用,中长导管置入技术也日趋完善。

二、改良塞丁格技术置管在中长导管中的应用

塞丁格技术是一种用小口径针头进入目标血管并将其扩张到导管所需尺寸的微创技术,主要应用于置管术中,其在PICC置管中的应用已超过20余年,并应用于锁骨下静脉导管及中心静脉导管置管术中。塞丁格技术最初由瑞典医生塞丁格发明,并一直沿用至今。改良塞丁格技术(针上引导鞘技术)则是使用被引导鞘覆盖的针通过穿刺针送入导丝,保留导丝,将带鞘的扩张器沿导丝送入,拔出导丝及扩张器,通过可撕裂置管鞘置入导管。对不宜触摸的静脉,改良塞丁格技术能提高穿刺成功率,同时减轻对血管的创伤。由于不断有新的材料和器材被添加和改良,如扩张器、导丝等,使用塞丁格技术行血管穿刺已经变得越来越安全。美国静脉输液护理学会(INS)2021年版《输液治疗实践标准》提出,

采用塞丁格技术或改良塞丁格技术置管,可以提高穿刺成功率,同时减少并发症。Scoppettuolo 等在对 76 例接受超声引导置入中长导管的病人分析中发现,使用塞丁格技术置入中长导管,置管成功率为 100%,且没有发现并发症。国内学者研究发现,超声引导下改良塞丁格技术在中长导管置管中能够减少穿刺点出血,节省操作时间,降低置管费用,且不会引起静脉炎风险的增加,值得临床应用与推广。

三、INS 指南在中长导管中的应用

2021 年美国静脉输液护理学会(INS)指南建议,用于胃肠外营养、渗透压>900 mOsm/L 的补液治疗时,中长导管尖端应位于腋静脉胸段或锁骨下静脉。同时实践建议,置管前测量臂围并记录基线数据,置管结束后定期比较基线数据,以预防导管相关性深静脉血栓(catheter-associated deep vein thrombosis,CA-DVT)发生。间歇性输注已知刺激物和发疱剂时,由于静脉炎或外渗风险增加,应加强导管部位监测。

第四节　PICC 穿刺技术进展

经外周静脉穿刺的中心静脉导管(PICC)穿刺技术是指经上肢的贵要静脉、肘正中静脉、头静脉穿刺置管,新生儿和儿童还可以选择头颈部和下肢的大隐静脉穿刺置管,导管尖端位于上腔静脉下 1/3 处或上腔静脉和右心房连接处的中心静脉导管穿刺置入技术。我国从 20 世纪 90 年代开始引进使用 PICC 穿刺技术,目前该技术已在临床上广泛推广,主要目的是保护外周静脉、避免反复穿刺引起的痛苦、输入高营养物质及刺激性药液等。2006 年美国《输液治疗实践标准》中正式明确了 PICC 穿刺技术的标准操作方法,并形成了 PICC 置入方法和导管维护的一系列标准及管理规范。PICC 穿刺技术发展至今已相当成熟,相关产品不断更新,使用范围也在不断拓宽,PICC 穿刺技术的发展主要经历了三个阶段。

一、传统 PICC 置管技术（套管法）

传统的置管技术主要是以外周静脉为穿刺点，使用穿刺鞘（中间为穿刺针，外套置管鞘）通过肉眼观察或手指触摸穿刺置入导管的方法。传统的 PICC 穿刺技术多选择肘正中静脉、头静脉和肘关节下的贵要静脉，进针角度为 15°～30°，没有进针辅助装置，穿刺过程中看不见针，穿刺操作依靠护士长期的穿刺经验，成功率仅为 65%～74%，静脉炎等并发症的发生率较高。因此，传统的穿刺方法已被淘汰。

二、微插管鞘技术

微插管鞘技术（modified Seldinger technique，MST）也称塞丁格技术，是指经皮穿刺并用导丝交换方式置入各种导管的技术。该技术是 1953 年由瑞典放射科医生塞丁格发明的，目前已取代了传统 PICC 置管技术。初始的塞丁格技术以带针芯的穿刺针经皮肤、皮下组织穿透血管前后壁，容易导致血肿，1974 年出现了改良塞丁格技术，利用套管针或小号针头静脉穿刺，通过套管或穿刺针送入导丝，拔出套管或穿刺针，再用手术刀片扩张皮肤后将插管鞘组件（带有扩张器的插管鞘）沿导丝送入静脉血管，撤出导丝和扩张器，经插管鞘置入导管。微插管鞘技术在 PICC 置管中的运用经历以下几种方法。

（一）盲穿法

不借助任何仪器，在肉眼观察或手触摸下用改良塞丁格技术穿刺血管置入 PICC。由于各种条件的限制，超声引导下的穿刺技术还没有普及时，对于血管细的病人，盲穿法可增加穿刺成功率。该方法与传统置管技术一样，仍然是在不可视的情况下进行置管。

（二）超声引导法

超声引导法是临床最常用的穿刺法。近年来，由于微插管鞘技术具有创伤小、容易掌握、成功率高等特点,在临床上得到广泛应用,但是对于长期静脉输液病人的疑难血管,仍然存在一次置管成功率低的问题。肘上静脉较粗直,血流速度快,不受肘部屈伸的影响,且多项研究均发现,以肱静脉或贵要静脉为穿刺点,置管相关并发症少,病人也更为舒适。但是肱静脉或贵要静脉位置较深,仅通过视、触血管难以定位。超声引导下PICC置管技术使可视情况下置管成为可能,极大提高了置管成功率,显著降低了置管相关并发症的发生率,可提高病人满意度,保证穿刺的精准性。

(三)超声联合心电图定位法

超声技术可于术中帮助操作者判断有无颈内静脉、腋静脉等的尖端异位,在术中可实现导管尖端在外周静脉内的定位。但是可能受病人骨骼组织的遮挡、体质肥胖病人颈粗、超声探头操作空间受限等因素的干扰,在术中并不能保证完全发现尖端异位,且不能判断导管尖端位置过深或过浅的问题,受到一定的限制。而腔内心电图(intracavitary electrocardiogram,IC-ECG)定位技术能实现即时判断异位并可以及时调整异位,即可实现术中实时定位。腔内心电图定位技术是利用PICC的支撑导丝和血液导电性,引导出腔内心电图,以导丝作为探测电极,探入上腔静脉近心端获取右心房P波,根据P波波形的变化,来指导导管尖端位置的一种定位技术。超声可用于最佳穿刺点定位,心电图可用于导管尖端定位。国内外在利用心电图技术置管并完成定位方面开展了广泛的研究,均成功实现了在床旁术中实时定位并调整异位的操作,减少了术后尖端异位发生的概率。

三、隧道式穿刺法

隧道式PICC是近年来国内外较为前沿的新型PICC穿刺技术,它是在超声引导下改良塞丁格技术基础上的一次改进。隧道式PICC是在常规置入PICC的基础上,在穿刺部位增加一条皮下隧道,通过隧道针引出导管,并将导管出口转移到更适宜、更有利的位置的一种置管方法。隧道式 PICC 的显著优势在于增加部分大直径静脉(如颈静脉和股静脉)穿刺的可行性,增加置管成功率。而且由于血管穿刺点与导管出口通过隧道相通,皮下隧道本身就形成一道防止污染的屏障,能有效防止外界因素引起的感染。此外,隧道式 PICC 可在不适合选择传统 PICC 的穿刺位置进行置管,如腋静脉、股静脉、锁骨下静脉、颈内静脉等。对于一些因静脉条件或其他因素所限,常规 PICC 置入困难或置入后导管相关并发症发生风险过高的病人,隧道式 PICC 置管技术的应用解决了这一临床难题。目前为止,隧道式 PICC 可分为一针式和两针式的留置方式,可以根据病人的血管条件、部位、病情以及体质等灵活选择。

(一)两针式皮下隧道

两针式皮下隧道法即先在静脉穿刺点穿刺成功送入导丝后,选择距静脉穿刺点远心端 3~5 cm 处作为皮肤穿刺点,用引导针自皮肤穿刺点皮下潜行至静脉穿刺点穿出皮肤,将导丝通过引导针向远心端方向牵出,然后用塞丁格技术置入 PICC 导管。采用两针式皮下穿刺技术进行 PICC 导管的置入,可以降低导管相关血流感染及导管堵塞的发生率,但两针式皮下穿刺技术需要进行 2 次穿刺,术式复杂,而且容易增加病人的痛苦。

(二)一针式皮下隧道

一针式皮下隧道法即直接从皮肤穿刺点进行穿刺,在皮下形成隧道后再从静脉点穿刺入血管,对操作技术要求更高。Matthew 等在 2017 年首次提出了一针式皮下隧道技术,并提出皮下隧道方法可以有效降低导管相关血流感染发生率和导管移位发生率。国内 PICC 专家团队正在学习了解并积极推广这一新的置管方式,目前部分医院已逐步开展相关研究,但尚未全面普及。该方法在应用范围、方式选择、操作经验上还需要不断改进和完善。

第五节 下肢 PICC 置入技术进展

一、下肢 PICC 置管适应证

各类原因导致的上腔静脉压迫综合征、双侧乳腺癌根治术后、肾衰竭需血液透析、双上肢外伤的病人,致使上腔静脉输液通路受限,输液时通常使用下肢静脉。在排除局部放疗、血管解剖异常、局部感染和血栓的情况下,可行下肢 PICC 置管。

二、下肢 PICC 置管静脉选择

下肢 PICC 置管是经股静脉或大隐静脉穿刺,导管尖端位于下腔静脉的置管技术。虽然大隐静脉无动脉伴随,易于穿刺,但其走向过长,分叉多,管径小,容易发生异位,因此,多选用经大腿中段的股静脉进行穿刺。左侧股静脉行至左髂总静脉与下腔静脉几乎呈直角汇合,易造成送管困难;左髂总静脉在汇合处受到右髂动脉的长期压迫及其搏动所产生的机械作用,产生 Cockett 综合征,如有导管经过,会加重症状和导管相关性血栓。而右侧髂总静脉几乎呈直线与下腔静脉连续,便于送管,因此,首选右侧大腿中段股静脉进行下肢 PICC 穿刺置管。

三、下肢 PICC 体表定位测量方法

下肢 PICC 体表定位测量方法是:从股静脉穿刺点至腹股沟中点再至脐部再到剑突的总距离为预置管长度。置管后需行胸部 X 线摄片确认导管尖端位置,确保导管尖端位于下腔静脉。2021 版 INS 指南指出,经股静脉放置 PICC,导管尖端应在下腔静脉并超过膈肌水平。

四、下肢 PICC 置管与定位技术进展

（一）超声斜轴平面引导技术在股静脉 PICC 置管中的应用

下肢 PICC 穿刺部位多位于右侧大腿中段股静脉，位置较深，越靠近大腿中段，股静脉和股动脉的重叠部分越多，常用的超声短轴平面引导穿刺的可操作平面窄，容易误伤动脉，使得穿刺难度增加。项小燕等将超声斜轴平面法应用于经大腿中段股静脉 PICC 穿刺。斜轴平面法结合了短轴平面法和长轴平面法的优点，具备短轴方法提供的解剖结构的可视化和长轴方法提供的针尖全程可视化优势。具体方法为：先采用短轴平面法，将超声探头横向置于体外标记点附近，获得股静脉和股动脉的短轴切面图像，使探头中点对准股静脉中心点位置，然后将超声探头逆时针旋转 60°，获得股静脉的斜轴平面图像，可同时见到股静脉和股动脉，在靠近穿刺者侧探头端中心正前方约 0.5 cm 处进针，根据血管深度调整穿刺角度。采用斜轴平面法使穿刺针、静脉及周围组织结构的相对位置清晰可见，可提高穿刺成功率，避免误伤动脉、损伤神经等而引起并发症。

（二）隧道式置管技术在下肢 PICC 置管中的应用

隧道式 PICC 是近年来国内外较为前沿的新型 PICC 穿刺技术，而隧道式经股静脉 PICC 置管是经腹股沟部位穿刺股静脉置入 PICC，再将导管经皮下隧道穿行，使导管的皮肤出口迁移至大腿中段的置管方法。此置管方法操作简单，能有效减少穿刺点渗血，从而减少置管初期维护次数，减轻护士工作量，降低维护费用。隧道式 PICC 在穿刺部位增加一条皮下隧道，导管在隧道中穿行，皮肤组织的收缩及结缔组织的包裹可对导管起到固定作用，导管不易脱出。隧道式经股静脉留置 PICC 的穿刺点位于腹股沟下 1~2 cm 处，导管在血管内行走至下腔静脉的长度较短，可减少静脉血栓的形成。同时，将导管出口下移到大腿中段，更利于固定，方便维护，也可提高病人带管的舒适度，降低导管相关性感染的发生率。

(三)腔内心电图在下腔静脉 PICC 尖端定位中的应用

通过腔内心电图 P 波变化来判断导管尖端位置的腔内心电图(IC-ECG)定位技术在上腔静脉 PICC 置管中已普遍运用。腔内心电图在置管时可以经济、高效、简单、安全地实时评估导管尖端位置,操作便捷,可在床旁操作,准确度高,同时避免病人与医护人员暴露于放射线中。

图 22-5 为典型的 P 波形态与导管头端位置对应图。图 A:导管头端进入上腔静脉时,P 波逐渐增高;图 B:导管头端到达上腔静脉与右心房交界处时,P 波正向最高;图 C:导管头端进入右心房后,开始出现负向 P 波;图 D:导管头端进入右心房中部,出现双向 P 波;图 E:导管头端进入右心房下部,P 波倒置为负向 P 波。经股静脉置入下腔静脉 PICC 过程中,导管未进入下腔静脉或进入下腔静脉,P 波没有变化;继续送入导管,出现倒置 P 波,此时导管至下腔静脉入右心房下部;缓慢送管至出现双向 P 波,此时导管位于右心房中部;回撤导管,至双向 P 波消失,继续回撤至 P 波消失,此处为导管尖端最佳位置,即下腔静脉与右心房交界处。此时胸部 X 线摄片会显示导管尖端位于下腔静脉且高于膈肌水平。

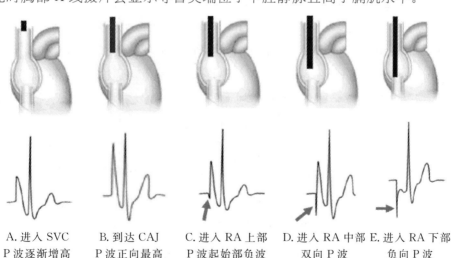

A. 进入 SVC
P 波逐渐增高

B. 到达 CAJ
P 波正向最高

C. 进入 RA 上部
P 波起始部负波
P 波逐渐下降

D. 进入 RA 中部
双向 P 波

E. 进入 RA 下部
负向 P 波

图 22-5 典型的 P 波形态与导管头端位置对应图

五、下肢 PICC 置管相关性静脉血栓的预防进展

导管相关性血栓(catheter-related thrombosis,CRT)是下肢 PICC 置管病人常见的并发症。导管相关性血栓的发生将延误病人治疗,增加病人住院费用,一旦血栓脱落,可导致肺栓塞发生,可能威胁病人的生命,给病人带来身心双重负担。因此,下肢 PICC 置管后血栓的预防尤为重要。

下肢 PICC 置管后,每日应观察下肢皮肤颜色、温度、有无肿胀、有无压痛、足背动脉搏动有无异常以及有无下肢浅静脉怒张等侧支循环形成的表现。每日正确测量并记录肢体围度,大腿在髌骨上缘 15 cm 处测量,小腿在髌骨下缘 10 cm 处测量,测量的腿围值相差大于 2 cm 视为异常。开展预防血栓相关的健康教育,如病人卧床期间抬高下肢,被动按摩下肢以促进血液回流;指导每日进行踝泵运动、股四头肌收缩和下肢屈伸活动;指导建立良好的生活方式,控制体重,进食低脂、多纤维素、富含维生素的食物,在病情允许的情况下多饮水,每日饮水量大于 2000 mL,保持大便通畅。

对于血栓形成高风险的病人,在基本预防的基础上,给予物理预防,如使用足底静脉泵(plantar vein pump,VFP)、间歇充气加压装置(intermittent pneumatic compression,IPC)、梯度压力弹力袜(graduated compression stockings,GCS)等,并遵医嘱使用抗凝药物。吴赟等研究发现,双下肢抬高联合 IPC 措施有利于防止下肢血流淤滞,降低下肢 PICC 置管后深静脉血栓的发生率。具体措施为:输液前将双下肢抬高,与上身呈 30°夹角(30°夹角可最大程度增加股总静脉峰流速),输液结束后恢复体位,同时每天进行 2 次 IPC 治疗,每次 2 h。陈抒婕等则建议给予最大角度踝泵运动模式,踝泵运动角度越大,下肢 PICC 置管后深静脉血栓发生率越低,非计划拔管发生率越低,导管留置时间越长。

六、关注下肢 PICC 置管病人的负性心理

因下肢 PICC 置管部位的特殊性,穿刺时要脱去内裤以充分消毒穿

刺部位,不可避免地暴露隐私部位,病人可能有紧张、恐惧、羞涩、尴尬等负性心理。护士在置管时应保护病人隐私,在治疗室进行操作,没有条件时应用屏风和隔帘进行遮挡。置管时可采用聊天、听音乐等方法营造轻松氛围,缓解病人的负性心理。置管成功后,将导管连接输液辅助装置,固定于大腿中部,使用时方便操作,无须频繁暴露隐私部位。

第六节 输液港植入技术进展

一、输液港植入技术概述

完全植入式静脉输液港(totally implantable venous access port, TIVAP)是一种完全植入皮下的,可长期留置于病人体内的输液装置。美国安德森癌症中心于1982年首次使用外科技术将 TIVAP 由头静脉植入中心静脉,我国于1998年引进 TIVAP。随着 TIVAP 不断发展及其具有众多优点,该技术逐渐被国内许多医院接受并应用。TIVAP 由中心静脉导管和注射座组成,其中导管尖端到达上腔静脉与右心房交界处,导管尾部与注射座相连,整个装置完全位于皮下;注射座港体的材质主要是钛合金或聚缩醛树脂,注射座顶部为硅胶穿刺隔膜,具有自动愈合功能。

临床上常用的 TIVAP 包括胸壁植入式输液港、上臂植入式输液港和股静脉植入式输液港。胸壁植入式输液港的主要穿刺点多选在颈内静脉、锁骨下静脉等血管。上臂植入式输液港的穿刺点多选在腋静脉、头静脉、贵要静脉等血管。下肢植入式输液港多选择位置较浅的股静脉进行置管。其中,上臂植入式输液港因注射座埋植于上臂内侧,具有操作简单方便,无须建立过长的皮下隧道,置管成功率高,血管穿刺风险低,无导管夹闭综合征、血胸、气胸并发症等优点。同时,研究显示,手臂外周静脉组病人的满意度和生活质量要明显优于锁骨下静脉和颈静脉组病人,输液港底座安置于前胸壁处的病人在佩戴胸罩、驾驶车辆使用安全带或者习惯俯身睡觉时经常感到不适。美国静脉输液护理学会在2016年版《输液治疗实践标准》中指出,上臂植入式输液港可作为胸壁植入式输液港的替代选择。但双侧乳腺癌根治、上肢静脉血栓形成、肾衰竭需血液透析、双上肢外伤以及由于各种原因导致的上腔静脉压迫,致使上腔静脉输液通路受限的病人,则优先选择下肢植入式输液港。

TIVAP具有穿刺少、保护静脉血管、减轻病人痛苦、留置时间长、外形美观等优点,适用于需长期反复输注腐蚀性或刺激性药物,长期肠外营养支持,长期间歇输血、输液治疗,难以建立周围静脉通路,频繁采血,推注造影剂(耐高压)的病人,尤其适用于需要长期、反复治疗的肿瘤化疗病人。TIVAP的使用也伴有不可忽视的并发症,如导管移位、断裂和血栓等,其使用禁忌证包括:对导管成分过敏;存在严重凝血功能障碍和血栓病史;静脉回流异常;全身或手术部位局部感染、菌血症和败血症;置入部位曾做过或将做放疗等。

超声引导、各种穿刺技术和导管尖端定位技术在输液港植入过程中的应用,极大地提高了输液港的置管成功率,同时也降低了导管植入相关并发症的发生率。钛合金、陶瓷、高分子材料等不同材质的TIVAP给临床带来多样化的选择。

二、超声探头移动引导血管穿刺法在输液港置管中的应用

静脉输液港植入术的关键点在于成功穿刺目标静脉及准确定位导管头端。穿刺目标静脉时,如术中定位不准确,可能导致穿刺失败、误伤周围血管和组织等,而超声可明确观察肌肉等标识,且可实时显示穿刺点邻近组织,有助于减少术中损伤,提高穿刺成功率,但因受病人血管条件、疾病状态、置管人员技术等因素限制,穿刺失败仍时有发生。有学者利用超声探头移动引导血管穿刺法进行手臂式输液港置管,取得了良好效果。穿刺步骤如下:先用超声探头明确目标血管位置并做标记;穿刺针斜面在超声探头正后方0.5～1.0 cm处约以30°角迅速刺入皮肤后停

止进针;待移动探头到达进针点附近开始观察超声图像,直至屏幕中出现高亮的针尖影;向标记点移动探头,待屏幕中针尖高亮影消失后,再调整穿刺针角度缓慢进针;仔细观察超声图像,见针尖高亮影位于屏幕中后,继续向标记点处移动探头;如此循环,直至针尖高亮影接近靶血管外径后,调整针尖,拟与血管圆心方向重合,轻推穿刺针至针尖高亮影位于血管平面正中,穿刺针尾见回血后送入导丝,完成置管。此方法能够提高血管穿刺及导丝送入成功率,并缩短置管时间,减少疼痛。

三、各种穿刺路径在输液港置管中的应用

TIVAP穿刺入路静脉主要包括锁骨下静脉、颈内静脉、颈外静脉等。选择血管时要注意避开解剖变异部位,局部有感染、放疗、怀疑转移或安装有其他血管内设备(如透析导管、起搏器)等情况时,应谨慎评估植入部位。

(1)锁骨下静脉入路:局部麻醉成功后,在超声引导下用穿刺针在病人锁骨下方中外1/3交界处进行穿刺,进入锁骨下静脉,并在导丝的指引下将导管放入血管。经定位确认导管到位后,于右侧胸壁建立皮下隧道和囊袋,固定好输液港的注射座后,将导管与注射座进行连接,完成操作。

(2)颈内静脉入路:采取利多卡因局部麻醉成功后,自病人右斜角肌三角顶点颈内动脉外侧0.5 cm处进行穿刺,针尖方向指向同侧乳头,成功穿刺进入颈内静脉后,在导丝引导下置入导管,到达预定位置后,再在锁骨下窝建立皮下隧道(隧道跨越锁骨上方)和囊袋。

(3)颈外静脉入路:局部麻醉成功后,沿病人颈外静脉与胸锁乳突肌交界处做横行皮肤切口,分开皮下组织,找到颈外静脉。在静脉远端、近端下方各穿过一根丝线,远心端结扎,近心端提起,在两线之间将静脉前壁斜行剪开一个小口,插入导管,结扎丝线,固定导管。在同侧上胸壁锁骨下窝处做一个恰能容纳泵体的囊袋,植入输液泵,将输液港导管经皮下隧道与囊袋中输液港进行连接。

(4)上臂静脉入路:由一名取得PICC置管资质的护士选择病人右上臂的贵要静脉、肱静脉或头静脉,通过改良塞丁格技术,在超声引导下穿刺,将导管留置到位后,由一名医师以穿刺点为中心横行切开皮肤约3 cm,游离皮下组织造一囊袋,连接导管与输液港底座后,将输液港底座埋植在囊袋内,缝合切口,无须建立皮下隧道。

(5)腋静脉入路:在病人锁骨中外1/3交点下方4～5 cm处进行局部麻醉,针尖指向胸锁乳突肌锁骨头与锁骨上缘相交点外1 cm,针与胸壁呈45°角,向锁骨中点方向进针,成功穿刺进入腋静脉后,在导丝引导下将导管送入预定血管位置,建立囊袋以固定输液港的注射座,将导管与注射座进行连接,完成操作。

(6)肝/门静脉入路:行原发性肝癌癌肿根治性切除后解剖胃网膜右静脉,剪开血管壁约1/2,将预先充满肝素盐水的导管插入门静脉,并妥善固定导管,导管的另一端穿过腹壁切口至皮下与港体相连,最后将港体固定于腹壁切口旁3～5 cm处的皮下深层,埋藏部位尽量靠近肋弓,并且位于切口左侧,以便于后续穿刺。

(7)股静脉入路:当病人上身的中心静脉路径无法使用时,最常用的方式是经腹股沟处大隐静脉或超声引导下经股静脉插管至下腔静脉。

四、INS指南在输液港置管中的应用

2021年版INS指南建议,单独使用生理盐水可能与肝素具有一样的效果,都可以保持导管通畅。但在临床工作中,封管液也应根据病人的情况进行个体化选择,如病人带管期间曾出现过血栓或纤维蛋白鞘等并发症,应选择生理盐水加肝素液封管,以降低并发症的发生率。尽管目前使用的冲封管液体不尽相同,但普遍认为,为防止导管堵塞,经化疗、输血、采血和胃肠外营养后都必须冲管,且脉冲式正压是预防导管堵塞的关键。具体方法为:冲管液总量为10 mL,每次1 mL,分10次冲管,每次冲管间隔0.4 s,因为研究发现,两次冲管动作间隔时间在0.4 s时清除率最高。

第七节　中心静脉血管通路装置尖端定位技术进展

一、中心静脉血管通路装置尖端定位技术概述

中心静脉血管通路装置包括 PICC、非隧道式 CVC、隧道式 CVC、植入式输液港等。导管尖端位置会随体位改变、肢体活动、呼吸等因素而移动,也会受胸腔内压力改变及生长发育因素的影响而变化。当置入相关导管尖端位置过浅时,易并发血栓;当置入相关导管尖端位置过深时,导管尖端进入心房,与右心房壁接触摩擦,导致心内膜坏死穿孔,可能损害心肌和瓣膜,出现心律失常等并发症,或由于输注高渗液体导致内膜损伤坏死而穿孔,严重者危及病人的生命。因此,在放置中心静脉血管通路装置时,导管尖端应位于上腔静脉与右心房连接处(CAJ)或上腔静脉下 1/3 段,X 线显示导管尖端最佳位置位于 T6～T7。另外,输液港包括静脉导管和供穿刺的输液港底座,是一种完全埋植于皮下的植入式输液通路。因植入输液港时需要制作囊袋,缝合手术切口,因此,必须在术中进行准确的导管尖端定位,避免术后打开切口调整导管尖端位置。在建立中心静脉血管通路,进行导管尖端定位时,应综合考虑影响因素,避免导管移动或异位所致并发症发生,为保证带管期间导管尖端位于正常范围,导管尖端定位技术尤为重要。

中心静脉血管通路装置尖端定位主要通过体外测量法、胸部 X 线、超声心动图、数字减影血管造影(digital subtraction angiography,DSA)、腔内心电图、电磁导航尖端定位系统进行辅助。其中,胸部 X 线是导管尖端定位的常用方法,X 线胸片定位需要病人移至放射科拍摄,对于活动受限、搬运困难等的危重症病人需要床边摄片,X 线复查尖端位置不能在术中实时定位,存在一定滞后性;DSA 可实现实时引导,如置入 PICC 尖端位置的准确率高,若病人经 X 线验证异位后,可以考虑直接在 DSA 下进行异位导管调整。但 DSA 费用高,且有辐射暴露,不适用于孕妇及危重症病人。腔内心电图(IC-ECG)定位技术主要是根据腔内心电

图 P 波波形的变化来指示导管尖端位置的一种定位技术。其定位成功的前提是获得稳定、清晰的心电图波形。在实施操作前，应识别病人有无心脏疾病（如房颤、埋植心脏起搏器等可能影响 P 波改变）、右位心及永存左上腔静脉等情况。心电图受多种因素干扰，可能会出现不稳定、不清晰的心电图波形，包括基线漂移、粗波，甚至出现无法辨识的波形等。但无 P 波变化的病人仍需行 X 线检查定位。

中华护理学会团体标准《PICC 尖端心腔内电图定位技术》推荐操作者在 P 波达到最高振幅后，为了更好地确定最佳导管尖端位置，可继续送管，导管尖端进入右心房，使 P 波呈负正双相或变低，回撤导管至最高振幅再回撤 0.5~1.0 cm，定位更准确。

近年来，电磁导航尖端定位系统技术已在国外发达国家相继开展，并获得了良好评价。电磁导航尖端定位系统需要在腔内三维计算机图形（3-dimensional computer graphics，3CG）定位技术的基础上实施，其 Y 形传感器包含三轴磁性传感器微芯片，可提供磁场信息，用于三角测量磁性尖端相应的传感器三维位置和方向校准，有利于精准定位导管尖端进入上腔静脉，再通过该系统的腔内心电图定位技术确认导管尖端位置。腔内 3CG 技术定位时，导管尖端到达最佳位置时 P 波变为绿色，无须操作者根据临床经验判断导管尖端是否到达最佳位置。病人心电图变化不明显时或者对于临床经验不足的专科护士，3CG 定位技术的适用性更好。英国国家卫生与临床优化研究所推荐 3CG 定位技术应用于临床成年病人，可替代 X 线检查。

二、腔内心电图定位技术

腔内心电图定位技术是中心静脉血管通路装置操作的一部分，以 PICC 置管为例，操作使用的主要物品除常规穿刺物品外，还需要心电监护仪或 PICC 穿刺监护仪或心电导联超声一体机，ECG 转换器及导联线，超声引导套件，电极片及无菌鳄鱼夹、导联线等。穿刺置管前，助手先测量臂围及预置管长度，再连接 ECG 转换器及导联线，粘贴电极片，观察 P 波，记录体表心电图。操作者在无菌状态下穿刺置管，将导管送入体内20 cm时,导管末端安装肝素帽,将抽有生理盐水的10 mL注射器针头1/2插入肝素帽,或者使用盐水柱。腔内心电图定位技术在PICC尖端定位,建立生理盐水柱。操作者将输液器与PICC支撑导丝尾端的厄尔接头进行连接,通过重力滴注生理盐水(高度60～100 cm,滴速20滴/分左右)形成的自然垂降生理盐水柱引导腔内ECG行PICC尖端实时定位。操作者将ECG导联线一端连接针头外露的终末端,助手将ECG导联线两端连接ECG转换器。递送导管的同时观察腔内心电图的变化,以调整导管尖端位置。导管尖端经过上腔静脉到右心房区域时,腔内心电图会出现P波特征性改变,包括双峰P波(M型切迹)、双向P波、P波振幅改变和高尖P波。导管尖端进入上腔静脉后,P波振幅逐渐高尖;导管尖端位于上腔静脉与右心房的连接处时,P波为QRS波振幅的50%～80%。继续送管,P波振幅降低,和/或呈负正双向。回撤导管至P波最大振幅后再回撤0.5～1.0 cm,确定导管位置,描记心电图,并记录导管置入长度。心电图P波在上腔静脉及右心房的特征性表现如图22-6和图22-7所示。

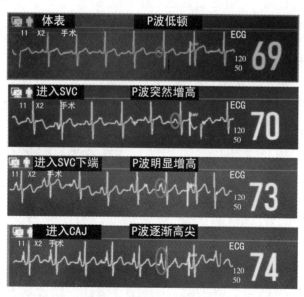

图22-6 心电图P波在上腔静脉的特征性表现

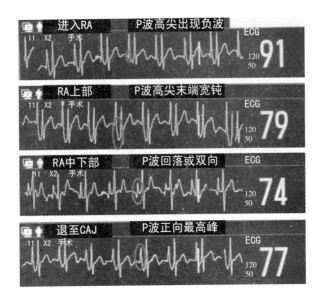

图 22-7　心电图 P 波在右心房的特征性表现

如果心电图波形不稳定,可向导管内推注生理盐水,腔内心电图即可呈现特征性 P 波形态,在置管过程中根据特征性 P 波形态的变化判断导管尖端位置。

三、电磁导航导管尖端定位技术

电磁导航导管尖端定位系统(图 22-8)由具有磁性的尖端导航系统和基于腔内心电图的尖端定位系统组成。3CG 尖端定位系统(tip confirmation system,TCS)一体机可以直观、清晰、快速地判断导管尖端是否到达最佳位置。

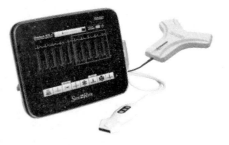

图 22-8　电磁导航导管尖端定位系统

在腔内心电图定位技术的基础上,连接 3CG 尖端定位系统,沿胸骨将 Y 形传感器平稳居中置于病人胸前区(胸骨上切迹下方,第 4 肋水平上方),将翼片组件滑动安装到传感器上。连接电极与导联线,黑色电极置于病人右锁骨中线第 1 肋间(锁骨下),红色电极置于病人左腋中线外侧(低于脐水平线)。Y 形传感器与导线连接如图 22-9 所示。

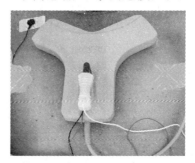

图 22-9　Y 形传感器与导线连接

观察记录心电图,确认 P 波可识别。操作者在无菌状态下穿刺置管,当导管送入体内 20 cm 时,在导管末端安装肝素帽,将注射器针头插入肝素帽约 1/2 长度。操作者连接鳄鱼夹 1 端与翼片组件,通过无菌大治疗单触摸 Y 形传感器的翼片组件,将鳄鱼夹放在翼片组件的底部并推送连接端至完全到位,用鳄鱼夹 2 端夹住注射器针头外露的中末端。在递送导管的同时观察 P 波变化,导管尖端进入上腔静脉后,P 波振幅逐渐升高;导管尖端位于上腔静脉与右心房的连接处时,P 波变为绿色,停止送管,保存心电图,记录导管置入长度。术后行胸部 X 线检查,确定导管尖端位置。

第八节　静脉输液并发症护理措施进展

(一)外周中心静脉导管淋巴液渗漏护理措施进展

外周中心静脉导管淋巴液渗漏与反复穿刺、扩皮口过大、暴力送管、操作者技术不熟练、置管位置过于接近肘窝位置等有关。相关护理措施进展如下:

(1)护士经过统一培训,掌握开窗换药方法,严格按照操作流程进行换药。

（2）医护协作，充分评估病人病情，改善原发病因。重点关注病人置管侧肢体局部皮肤情况、淋巴液渗漏发现时间和持续时间，了解病人的凝血功能、血小板计数、白细胞计数、血浆胶体渗透压、肝肾功能等，询问病人是否使用过抗凝药物和血管活性药物。积极改善原发病因，减少淋巴液渗漏。

（3）实施开窗换药，具体方法如下：①准备专用换药包、无菌剪刀或刀片、纱布等。②协助病人取合适体位，置管手臂外展，暴露并合理摆放穿刺侧肢体，评估导管及穿刺周围皮肤，消毒穿刺周围皮肤及导管，自然待干。③使用无菌剪刀或刀片将换药包中的透明敷料中间剪裁出一个直径小于1 cm的小孔，以穿刺点为中心将透明敷料贴上，按照常规方法妥善固定导管，大量渗液可从小孔处流出。④取一块10 cm×10 cm的无菌纱布，对折后覆盖于穿刺点部位，避开内层透明敷料，用胶布固定，外层采用弹力绷带缠绕，局部压迫穿刺点。此方法通过纱布可以有效吸收穿刺点周围的渗液，根据渗液量的多少，换药时只需要每日或隔日更换透明敷料外的无菌纱布即可，纱布敷料常规48 h更换一次。内层透明贴膜无特殊情况可每周更换一次。单独更换无菌纱布时，使用0.5%碘伏消毒穿刺点。⑤详细登记开窗换药记录表。

（4）按期进行随访：动态观察淋巴液渗漏情况，适时解答疑问，及时向病人讲解穿刺点渗液的相关知识。通过视频宣教和现场指导等方式，让病人及家属掌握自主换药方法，动态评估病人出院后每天换下来的外层纱布情况，实时掌握淋巴液渗漏情况，并给出相应建议和改进措施。

（二）导管相关性感染护理措施进展

导管相关性感染包括导管出口部位感染和导管相关性血流感染。导管相关性血流感染是指带有血管内导管或者拔除血管内导管48 h内的病人出现菌血症或真菌血症，并伴有发热（>38 ℃）、寒战或低血压等感染表现，除血管内导管外没有其他明确的感染源。实验室微生物学检查显示：外周静脉血培养细菌或真菌阳性，或者从导管段和外周血中培养出相同种类、相同药敏结果的致病菌。导管相关性局部感染表现为导管局部皮肤或周围组织出现红肿、硬结、流脓，直径在 2 cm 以内，无伴随的血液感染。相关护理措施进展如下：

(1) 换药。具体换药步骤为：①用生理盐水棉球轻轻擦洗，正常皮肤用 75% 乙醇溶液擦洗 3 遍以上，将油脂和污垢洗净，再用 0.5% 葡萄糖酸氯己定溶液常规消毒，待干；涂氢化可的松乳膏，直径大于 1 cm。②固定方法：采用局部敷料开窗法，选择无菌纱布 4 层，将其中 2 层在无菌操作下沿中线剪开 1/2，以穿刺点为中心覆盖在皮肤上，将外露导管拉出，以 C 形放在无菌纱布上，再在上面覆盖 2 层无菌纱布，将 2 张透明敷料沿中线剪开，将纱布四周与皮肤粘贴固定，延长管向上用透明胶布固定于纱布上，24~48 h 换药一次。

(2) 采用中医外治法。①黄柏湿敷：将 10 g 黄柏加入 100 mL 蒸馏水中，配制成黄色水溶液，现配现用，蘸湿无菌纱布后，敷于患处，并用保鲜膜包裹，2 h 更换一次。②大黄芒硝外敷：药物由冰片、大黄和芒硝复合而成，敷于患处，每天 2 次，每次敷 4 h。③金黄膏外敷：金黄膏组方中含大黄、黄柏、姜黄、生南星、苍术、天花粉、陈皮、白芷等。将金黄膏均匀摊涂于纱布上，敷于患处及超过周边皮肤 1~2 cm 的范围，每天 2 次，每次敷 0.5~2 h。

(3) 预防用水胶体敷料：将水胶体敷料粘贴在静脉输注局部，促进局部血液循环、组织再生和创面愈合。

(4) 中医康复操。①单手握拳运动：病人双手臂垂直于身体，吸气时双手用力握紧，呼气时双手缓慢松开。②交叉双手握拳运动：交叉双手紧握，呼气时手臂向外伸直，紧握、收回。③互搓双手运动：手心与手掌相对互搓。④握臂运动：相互紧握对侧的手臂，从手腕直至手肘。⑤穴位按摩：按摩手三里、合谷、外关、内关等穴位，直至出现酸、麻、胀、痛感，以得气为度，每个穴位按摩 5~10 min，每日按摩 3 次，轮流交替。治疗周期为 15 日。

(三)医用黏胶相关性皮肤损伤护理措施进展

医用黏胶相关性皮肤损伤(medical adhesive related skin injury,MARSI)与反复使用和移除医用黏胶产品有关。常见的医用黏胶相关性皮肤损伤有机械性损伤、接触性皮炎、潮湿相关性皮肤损伤和毛囊炎等。相关护理措施进展如下:

(1)疼痛管理:操作者在操作时应把疼痛感降至最低。例如,如果病人正在使用止痛剂,可以在移除装置之前给药。重视心理社会因素对病人疼痛的影响。

(2)皮肤护理:给病人提供简单的皮肤护理指导。对于置入中心静脉导管的病人,每周维护导管一次。

(3)黏合剂去除剂:医疗黏合剂去除剂可以帮助去除黏合剂和残留物,最大限度地减少不适和皮肤损伤。沿着毛发生长的方向移除胶布,保持胶布平行于皮肤,同时将其轻缓拉离皮肤。

(四)导管堵塞护理措施进展

导管堵塞表现为抽不到回血、给药时输注困难、有阻力感、输液速度减慢或停止。相关护理措施进展如下:

首选尿激酶作为溶栓剂进行溶栓。常见溶栓方法有3种,包括三通负压溶栓法、注射器负压吸引法和经肝素帽注入法。

(1)三通负压溶栓法:将尿激酶100 000 U和生理盐水20 mL配制成尿激酶溶栓稀释液,用20 mL注射器抽取10 mL尿激酶稀释液,与三通侧端相连,注射器与导管保持90°,另用空的20 mL注射器与导管保持180°相连。先关闭三通侧门,抽吸空注射器,使外周静脉导管达到负压状态,快速打开侧门,在负压作用下,尿激酶稀释液被吸入外周静脉导管内,作用15~30 min,再循环操作,直至导管溶通。

(2)注射器负压吸引法:导管尾端连接尿激酶注射器,回抽注射器活塞约 5 mL,尿激酶因导管内负压而被吸入少量,重复 10 次,间隔 20 min,继续重复上述动作,直至导管相通。

(3)经肝素帽注入法:将尿激酶 20 000 U 和生理盐水 1 mL 配制成尿激酶稀释液,然后用 1 mL 注射器抽取稀释液。用 20 mL 注射器抽取生理盐水 2 mL,连接 7 号输液钢针,排气后,插入肝素帽内回抽至 18 mL,使管腔内形成负压,立即用止血钳夹住输液钢针,把抽好尿激酶溶液的 1 mL 注射器插入肝素帽内,利用负压作用自动吸入导管内 0.1~0.3 mL,然后拔出注射器,套上针套。用棉签蘸取碘伏消毒左手拇指和食指指腹,将导管放于两指腹之间,从导管接口处开始轻轻揉搓至穿刺点 1 cm 处。揉搓导管可使尿激酶与血液充分接触并将血栓揉碎易于抽出,停留 10~15 min 后放开止血钳抽吸,抽出鲜红色血液并且无阻力表示通畅,继续抽出鲜红色全血约 3 mL 并弃去。若回血断续或仅混有少量暗红色血水抽出,可重复操作数次,直至顺利疏通为止。取下肝素帽,消毒导管接头,然后用生理盐水 20 mL 脉冲式冲洗导管,可重复冲洗至管腔彻底干净透亮、无挂壁现象,换用 10 mL 注射器抽取肝素盐水(浓度为 100 U/mL)4~5 mL,插入新肝素帽排气后,连接导管接头正压封管。

(五)导管异位护理措施进展

导管异位的发生与静脉选择、局部血管变异、静脉瓣情况及置管者手法有关。导管异位的判定方法:置管后即拍胸片确定导管尖端位置,导管尖端的理想位置是上腔静脉与右心房交汇处,胸部 X 线片示导管尖端定位在第 6~7 后肋(T6~T7)处为导管到位标准,过浅(<T6)或过深(>T8),或导管在非上腔静脉处,均视为导管异位。

导管异位分为原发性异位和继发性异位。原发性异位通常在置管 24 h 内 X 线胸片第一次定位时被发现并调整;继发性异位指导管留置或使用期间尖端发生异位,包括未调整或调整不到位的导管异位。相关护理措施进展如下:

(1) 导管误入颈内静脉的复位：病人取床头抬高30°～45°卧位，操作者退出导管15～20 cm，使导管尖端位于锁骨下静脉区，嘱病人自行或由助手协助将头尽量转向操作者，并向下贴近胸壁以压迫颈内静脉，操作者边送管边推注生理盐水，依靠重力作用促进导管向下行进；对于不能很好配合或不能较久保持该体位的病人，助手协助其向上移动穿刺侧手臂，尽量使手臂与颈部的夹角小于30°，同样采用边送管边推注生理盐水的方法；而对于病情较重、不适合或无法屈颈的病人，可采用B超探头压迫、阻断颈内静脉的方法，即让病人头偏向对侧，助手用B超探头贴近锁骨上缘，下压同侧颈内静脉入口，观察并确定颈内静脉已处于受压迫和阻断状态，采用边缓慢送管边推注生理盐水的方法进行复位。在重新送管过程中，用B超及时查看颈内静脉有无导管影和水流影，从而判断导管是否再次异位进入颈内静脉。经颈内静脉阻断法连续2次送管不成功者，可采用呼吸配合联合前端导丝撤出法。病人取平卧位，操作者退出导管15～20 cm，助手指导病人做深呼吸，置管者在胸腹部明显抬起时匀速送管，在胸腹部下降时停止送管。

(2) 导管误入锁骨下静脉折返回腋静脉的重新复位：去枕，病人取床头抬高30°～45°卧位，让病人头偏向操作者，助手将B超探头置于锁骨下，探头与锁骨平行。操作者在严格无菌操作下先将导丝撤出3～5 cm，导管重新退出约15 cm，导管末端呈向心方向位于锁骨下静脉时，将病人置管侧肢体上抬，与锁骨下静脉呈一直线。操作者边送管边脉冲式推注生理盐水，同时配合呼吸法，观察锁骨下静脉有无重叠或交叉的强回声，如出现强回声，继续拔出导管重试，如无异常，则缓慢送管至预测长度。

(六) 外周中心静脉导管体内断管护理措施进展

导管断裂是外周中心静脉导管置管后的最严重并发症，断裂的导管如未及时发现或处理，易随血流进入心脏，有可能发生肺动脉栓塞、心律失常等严重后果，危及病人的生命。相关护理措施进展如下：

早期识别导管破损或断裂的征兆,创建导管安全留置评估表。留管期间,至少每周评估一次,若发现输注时病人有局部胀痛,伴或不伴有液体自穿刺点溢出,溢出液体与输注液体的颜色相符,应高度怀疑体内导管破裂。一旦出现以上情况,应引起重视,行透视、血管造影等检查,评估导管的完整性。发生体内断管后,应立即在置管侧肢体近腋下处扎紧止血带,取头低左侧卧位,防止断裂的导管漂移至肺动脉,引起肺栓塞。扎紧的止血带须每隔 20～30 min 放松一次,每次放松 30 s,扎止血带时间最长不超过 1 h,以免发生血管危象。严密观察有无胸闷、胸痛、气促等不适,监测病人置管侧肢体末梢循环状况,并予以记录。护送病人行 X 线检查,确定残留导管位置。在局部麻醉下行静脉切开取异物术,在 DSA 下行经皮血管腔内异物取出术,将导管取出。

动脉穿刺置管
技术进展

参考文献

[1] 李小寒,尚少梅.基础护理学[M].6版.北京:人民卫生出版社,2017.

[2] 吴玉芬,杨巧芳.静脉输液治疗专科护士培训教材[M].北京:人民卫生出版社,2018.

[3] 方莉娜,赵越.静脉治疗护理技术[M].上海:复旦大学出版社,2021.

[4] 吴玉芬,陈利芬.静脉输液并发症预防及处理指引[M].北京:人民卫生出版社,2016.

[5] 陈利芬,徐朝艳.静脉治疗专科护理手册(基础篇)[M].广州:中山大学出版社,2019.

[6] 么莉,吴欣娟.《静脉治疗护理技术操作规范》及《护理分级》应用指南[M].北京:人民卫生出版社,2017.

[7] 范玲.新生儿护理规范[M].北京:人民卫生出版社,2019.

[8] 滕培敏,张寅,王玉梅.Power PICC应用于大面积烧伤患者休克期的护理[J].上海护理,2018,18(8):51-55.

[9] 顾莺,袁洁,胡静,等.3种敷贴在儿科中心静脉维护中的效果与成本比较[J].中华护理杂志,2013,48(6):510-513.

[10] 中华护理学会内科专业委员会.含碘对比剂静脉外渗护理管理实践指南[J].中华护理杂志,2021,56(7):1008.

[11] 中华护理学会手术室护理专业委员会.手术室护理实践指南[M].北京:人民卫生出版社,2022.

[12] 中国医药教育协会急诊医学专业委员会,中华医学会北京心血管病学分会青年委员会.中国骨髓腔内输液通路临床应用专家共识[J].中国急救医学,2019,39(7):620-624.

[13] 朱建英,钱火红.静脉输液技术与临床实践[M].北京:人民军医出版社,2015.

[14] 李乐之.静脉治疗护士临床工作手册[M].北京:人民卫生出版社,2018.

[15] 金丽芬,彭皓,谢琼.重症监护专科护士临床实践指导手册[M].昆明:云南科技出版社,2015.

[16] 唐丽丹,王林晓,苏丹,等.ICU患者并联输注多种药物致静脉导管堵塞的体外药物配伍研究[J].中国医院药学杂志,2022,42(24):2687-2690.

[17] 江莹,黎万汇,陈莹莹,等.经外周静脉输注血管活性药物风险管理范围的综述[J].中华护理杂志,2021,56(7):1105-1110.

[18] 急诊危重症患者院内转运共识专家组.急诊危重症患者院内转运共识——标准化分级转运方案[J].中国急救医学,2017,37(6):481-485.

[19] 郝伟远,陈玉堂,林婧,等.DSA引导下改良股静脉植入输液港术式在恶性肿瘤患者中的应用[J].介入放射学杂志,2021,30(8):780-783.

[20] Gorski L A, Hadaway L, Hagle M E, et al. Infusion therapy standards of practice[J]. Journal of Infusion Nursing, 2021,44(suppl 1):S1-S224.

[21] 李春燕.美国INS2016版《输液治疗实践标准》要点解读[J].中国护理管理,2017,17(2):150-153.

[22] 李平,胡玉洁,李菲,等.静脉穿刺引导装置的制作及应用[J].中华护理杂志,2018,53(10):1269-1271.

[23] 乔爱珍,苏迅,韩立存.外周中心静脉导管技术与管理[M].郑州:河南科学技术出版社,2021.

[24] 喻文龙,胡德荣.PICC穿刺治疗实现"三级跳"[N].健康报,2022-11-24(007).

[25] 王艾君,郑杏,许小芬,等.一针式皮下隧道法在经外周穿刺中心静脉置管中的应用[J].中华护理杂志,2019,54(11):1707-1711.

[26] 顾婕,钱火红,任凭,等.2021年美国输液护理学会《输液治疗实践标准》中血管通路装置的置入与维护解读[J].护理研究,2023,37(3):377-381.

[27] 项小燕,朱薇,钦晓英,等.超声斜轴平面引导技术在成人股静脉PICC置管的应用[J].护理学杂志,2022,37(7):48-50.

[28] 张海军,邹英华.多普勒超声腔内心电一体化引导建立和维护中心血管通路专家共识[J].中国介入影像与治疗学,2020,17(4):193-197.

[29] 吴赟,陈凤侠,王宇霞,等.双下肢抬高联合IPC在预防肺癌患者股静脉PICC置管下肢DVT形成的效果[J].重庆医学,2020,49(14):2363-2367.

[30] 陈抒婕,张京慧,候剑媚,等.不同模式踝泵运动预防肺癌患者股静脉PICC置管导管相关性血栓的效果[J].中华现代护理杂志,2022,28(12):1547-1551.

[31] Goltz J P, Petritsch B, Kirchner J, et al. Percutaneous image-guided implantation of totally implantable venous access ports in the forearm or the chest? A patients' point of view[J]. Supportive Care in Cancer, 2013, 21(2): 505-510.

[32] 岳朝丽,孙莉,徐海萍,等.超声探头移动引导血管穿刺在手臂输液港置管中的应用[J].中华护理杂志,2020,55(11):1697-1701.

[33] Yamagishi T, Ashida H, Igarashi T, et al. Clinical impact of the Sherlock 3CG® Tip Confirmation System for peripherally inserted central catheters[J]. Journal of International Medical Research, 2018, 46(12): 5176-5182.

[34] 中华护理学会静脉输液治疗专业委员会.静脉导管常见并发症临床护理实践指南[J].中华现代护理杂志,2022,28(18):2381-2395.

[35] 沈永红,陆静波.中医外治法防治输液性静脉炎的护理进展[J].全科护理,2015,13(32):3215-3218.

[36] 王童语,林琴,李旭英,等.PICC维护时导管相关性血流感染预防措施应用现状调查[J].护理学杂志,2023,38(3):49-53.

[37] 孔梦娜.PICC导管脱出的原因及护理管理措施的研究进展[J].中国卫生产业,2020,17(4):196-198.

[38] 张波,桂莉.急危重症护理学[M].4版.北京:人民卫生出版社,2017.

[39] 白冰,田园,于春华.超声引导下桡动脉穿刺置管研究进展[J].中国医学科学院学报,2022,44(2):332-337.